U0867642

国家古籍出版

专项经费资助项目

100种珍本古医籍校注集成

本草纲目拾遗

清·赵学敏 撰
刘从明 校注

中医古籍出版社
Publishing House of Ancient Chinese Medical Books

图书在版编目（CIP）数据

本草纲目拾遗 /（清）赵学敏撰；刘从明校注 .—北京：中医古籍出版社，2017.6（2022.1 重印）
（100 种珍本古医籍校注集成）
ISBN978-7-5152-1302-6

Ⅰ . ①本… Ⅱ . ①赵…②刘… Ⅲ . ①《本草纲目拾遗》–研究Ⅳ . ① R281.3

中国版本图书馆 CIP 数据核字（2016）第 176171 号

100 种珍本古医籍校注集成
本草纲目拾遗
清 · 赵学敏 撰
刘从明 校注

责任编辑 赵东升
封面设计 陈 娟
出版发行 中医古籍出版社
社 址 北京市东城区东直门内南小街 16 号（100700）
电 话 010-64089446（总编室）010-64002949（发行部）
网 址 www.zhongyiguji.com.cn
印 刷 廊坊市鸿煊印刷有限公司
开 本 850mm×1168mm 1/32
印 张 16.125
字 数 380 千字
版 次 2017 年 6 月第 1 版 2022 年 1 月第 2 次印刷
书 号 ISBN 978-7-5152-1302-6
定 价 66.00 元

《100种珍本古医籍校注集成》专家委员会

主　任　曹洪欣

副主任　刘从明　郑　蓉

委　员　（按姓氏笔画为序）

马继兴　王玉兴　王者悦　王振国

朱建平　伊广谦　刘宏岩　刘国正

刘保延　李经纬　邱德文　余瀛鳌

郑金生　孟庆云　郝恩恩　黄龙祥

黄璐琦　常　暖　梁　峻　梁菊生

蒋力生　裘　俭　潘桂娟　薛清录

《100种珍本古医籍校注集成》编委会

主　　任　房书亭

主　　编　刘从明

副 主 编　郑　蓉　杜杰慧　郝恩恩

编　　委　（按姓氏笔画为序）

于　峥　王小岗　王洪武　王　梅
王惠君　朱力平　刘恩顺　刘　婷
许　霞　孙志波　杨　健　李成龙
李志庸　李艳艳　李德杏　吴炳银
邱　功　张效霞　张　磊　陈　曦
庞连晶　郑　玲　赵东升　贾小凡
贾萧荣　徐小鹏　黄　涛　黄　鑫
曹　瑛　阚湘苓

序　一

中医药是中华民族的瑰宝，在我国各族人民长期的生产生活实践和与疾病作斗争中逐步形成并不断丰富发展，为中华民族的繁衍昌盛做出了重要贡献。作为中国特色医药卫生体系的重要组成部分，至今仍在维护人民健康中发挥着独特作用。中医药天地一体、天人合一、天地人和、和而不同的思想基础，整体观、系统论、辨证论治的指导原则，以人为本、大医精诚的核心价值，不仅贯穿于中医药对生命、健康和疾病的认知理论和防病治病、养生康复的临床实践，而且深刻地体现了中华民族的认知方式、价值取向和审美情趣，具有超前性和先进性。随着健康观念变化和医学模式转变，中医药越来越显示出其宝贵价值、独特优势和旺盛的生命力。

中医药古籍作为保存和传播中医药宝贵遗产的知识载体，记载了几千年来医药学家防病治病的临床经验、方药研究成果和医学理论体系，是不可再生的珍贵资源，是中医药学继承、发展、创新的源泉，具有重要的历史、文化和科学价值。但是由于种种原因，中医药古籍的保护、整理与利用状况令人担忧。这些珍贵的典籍有的流失海外，国内已不存；有的尘封闭锁，不为人所知所用；有的由于多年的自然侵蚀和保管条件缺乏而面临绝本的危险。抢救和保护好这些珍贵的历史文化遗产已刻不容缓。

国家十分重视中医药古籍的保护、整理和利用。《国务院关于扶持和促进中医药事业发展的若干意见》明确指出，要做好中医药继承工作，开展中医药古籍普查登记，建立综合信息数据库和珍贵古籍名录，加强整理、出版、研究和利用，为做好中医药古籍保护、整理和利用工作指明了方向。近年来，国家中医药管理局系统组织开展了中医药古籍文献整理研究。中国中医科学院在抢救珍贵的中医药孤本、善本古籍方面开展了大量工作，中医古籍出版社先后影印出版了大型系列古籍丛书、珍本医书、经典名著等，在中医古籍整理研究及出版方面积累了丰富的经验。此次，中医古籍出版社确立“100种珍本古医籍整理出版”项目，组织全国权威的中医药文献专家，成立专门的选编工作委员会，多方面充分论证，重点筛选出学术价值、文献价值、版本价值较高的100种亟待抢救的濒危版本进行校勘整理和出版，对于保护中医药古籍，传承祖先医学财富，更好地为中医药临床、科研、教学服务，弘扬中医药文化都具有十分重要的意义。衷心希望中国中医科学院、中医古籍出版社以整理研究高水平、出版质量高标准的要求把这套中医药古籍整理出版好，使之发挥应有的作用。也衷心希望有更多的专家学者能参与到中医药古籍的保护、整理和利用工作中来，共同为推进中医药继承与创新而努力。

中华人民共和国卫生部副部长
国家中医药管理局局长
中华中医药学会会长　王国强

2010年1月6日

序　二

中医药学以临床疗效为基础，在累代实践、认识的观察链条中凝结着珍贵的生命科学知识。这些知识记载在中医药古籍文献中，如震惊世界科技界并获1992年中国十大科技成就奖之一的青蒿素就是受距今1600多年前晋代医家葛洪《肘后备急方》中记载启示研制成功的。因此可以说，中医药学的创新离不开古医籍文献。换句话说，中医药古籍文献是中医药学发展的源头活水。要想很好地发掘利用中医古文献，其前提就是对其进行整理研究。然而，大量古医籍未得到应有的整理和出版，中医古籍中蕴藏的丰富知识财富未得到充分的研究与利用，极大地影响了中医学的继承发展以及特色优势的保持与发挥。为使珍贵中医典籍保存下来，以广流传，服务于中医临床、科研及教学，中医古籍的整理、研究及出版具有非常意义。

《国务院关于扶持和促进中医药事业发展的若干意见》指出，中医药（民族医药）是我国各族人民在几千年生产生活实践和与疾病作斗争中逐步形成并不断丰富发展的医学科学，为中华民族繁衍昌盛做出了重要贡献，对世界文明进步产生了积极影响。新中国成立特别是改革开放以来，党中央、国务院高度重视中医药工作，中医药事业取得了显著成就。但也要清醒地看到，当前中医药事业发展还面临不少问题，不能适应人民群众日益增长的健康需求。意见明确提出：“做好中医药继承工作。开展中医药古籍普查登记，建立综合信息数据库和珍贵古籍名录，加强整理、出版、研究和利用。”

中医古籍出版社承担的“100种珍本古医籍整理出版项目”，是集信息收集、文献调查、鉴别研究、编辑出版等多方面工作为一体的系统工程，是中医药继承工作的具体实施。其主要内容是经全国权威的中医文献研究专家充分论证，重点筛选出学术价值、文献价值、版本价值较高的100种亟待抢救的濒危版本、珍稀版本中医古籍以及中医古籍中未经近现代整理排印的有价值的，或者有过流传但未经整理或现在已难以买到的本子，进行研究整理，编成中医古籍丛书或集成，进而出版，使古籍既得到保护、保存，又使其发挥作用。该项目可实现3项功能，即抢救濒危中医古籍，实现文献价值；挖掘中医古籍中的沉寂信息，盘活中医药文献资料，并使其展现时代风貌，实现学术价值；最充分地发挥中医药古代文献中所蕴含的能量，为中医临床、科研及教学服务，实现实用价值。

当前，中医药事业正处在战略发展机遇期，愿“100种珍本古医籍整理出版项目”顺利进行，为推动中医药事业持续健康发展、弘扬中华文化作出应有的贡献。

中国中医科学院首席研究员 曹洪欣

2011年3月6日

校注说明

《本草纲目拾遗》清·赵学敏撰。赵学敏，字恕轩，号依吉，浙江钱塘（今杭州）人，生活于清代雍正、乾隆、嘉庆年间。赵学敏出生于一个仕宦之家，其父知医。赵学敏自幼喜读医书，他自述："予幼嗜岐黄家言，读书自《灵枢》《难经》而下，旁及《道藏》《石室》；考穴自《铜人内景图》而下，更及《太素》《奇经》；伤寒则仲景之外，遍及《金稗》《木索》；本草则《纲目》之外，远及《海录》《丹房》……"。治学精勤而严谨，在深入系统研究前人基础上，能发现并指出前人的遗漏和错误；勤于实践，亲自种植药物观察生长情况；虚心向民间学习，汲取经验；不排斥外来知识，记录了多种外来药物。学识广博，著述颇丰。他一生著有医学著作《医林集腋》《养素园传信方》《祝由录验》《囊露集》《本草话》《串雅》《花药小名录》《升降秘要》《摄生闲览》《药性元解》《奇药备考》《本草纲目拾遗》等，总名为《利济十二种》。其书大部分早已散佚，仅有《串雅》《本草纲目拾遗》仍流传于世。

《本草纲目拾遗》初稿完成于乾隆间，后陆续增补，共十卷，另卷首一卷。卷首列有小序、凡例、总目、正误、目录（细目）等项。正文载药921种（其中正品716种，附品205种，附品诸药皆列于正品之下，如"上党参，防党附”等），分为水、火、土、金、石、草、木、藤、花、果、谷、蔬、器用、禽、兽、鳞、介、虫等十八部，大致按《纲目》次第排列，将金石细分为金、石两部，增加藤（指出木本为藤，草本为蔓）、花两部，删去人部（认为非云济世，实以启奸）。各药阐述，不分项目，无一定格式，基本包括引述文献与个人心得两方面内容。引述文献均注明出处；个人心得则夹叙其中，或附注于后。阐述范围颇广，有药物生态、形态特征、性味、归经、毒性、功效、主治、炮制及制药法、使用经验等，常对性味功能、药物质量与药性关系进行广泛引证、讨论。全书参考、引据医药文献282种，经史书籍343种，其中不少书籍今已亡佚，如泰西石振铎的《本草补》、赵学楷的《白草镜》、王安的《采药方》《李氏草秘》等，均藉本书保存部分内容。“是书专为拾李氏(《本草纲目》）之遗而作”，故名《本草纲目拾遗》。所载药物有716种《本草纲目》未曾收载，其中不少药物疗效显著，直至现在仍为临床常用，如太子参、鸦胆子、鸡血藤、冬虫夏草、千里光、臭梧桐等。还补订了《纲目》或言之未详，或言之有误的药物161种。各药产地分布广泛，包括江浙地区及云南、贵州、西藏、新疆、蒙古等地药物，并收载了来自域外的药物，如西洋参、金鸡勒、胖大海等，以及“其法始于大西洋”的各种药露。并对《本草纲目》已载录而功用有所发展的药物作内容补充。重视采集民间用药经验，通过采访世医、先达、渔海人以及仆役、妇妪等二百余人，记载了大量简便易行的医方。还收载了利用人工变种方法促使药用植物改变药性的内容，如三生萝、穿肠瓜、珠参代辽参法等。本书卷首正误项下共列 34 条，对《本草纲目》一书中有关药物误认、混认、误分、误合，以及错论药物性味、功效、毒性等内容进行纠正。如《纲目》将鸭跖草与耳环草误分为二，将长生草与通泉草误合为一，误认铅粉辛寒无毒等，均作了匡正，多数论述正确。

本书是在《本草纲目》问世以后迄于清代中期对中药发展进行的一次系统总结，具有补《纲目》之遗，正李氏之讹，而起到为该书续编之作用，具有很高的学术价值。为本草学增补了大量的新鲜内容，有着相当丰富的资料，也有作者的调查和考证成果，其中还含有很多自然科学史料，作为《本草纲目》的续编，它为中国药学宝库增添了财富，对丰富和发展我国药物学颇有贡献，受到近现代医药史学者和药学人员的高度赞誉。与《本草纲目》并行于世。有将本书与《本草纲目》合刊者，影响较大，流传颇广。

本书现存版本包括：稿本年代不详，存中国中医科学院图书馆，清同治三年甲子（1864 年）刻本、清同治十年辛未（1871 年）钱塘张氏吉心堂刊本、清光绪十一年乙酉（1855 年）合肥张氏味古斋重校刊本，以及民国间上海锦章书局石印本。建国后，本书亦多次刊行，包括 1955 年商务印书馆据清光绪张氏刻本所排铅印本、1955 年国光书局铅印本、1957 年人民卫生出版社据合肥张氏本影印和 1984 年简体字排印本。其版本之多，足见其影响之广。此次整理，是以中国中医科学院图书馆藏清同治十年吉心堂本为底本，以中国中医科学院图书馆藏稿本、清光绪合肥味古斋本和上海锦章书局石印本为主校本，尽量保持底本原貌，底本讹误、脱、衍、倒者，皆予以勘正，出校说明。若难以判定是非或两义均通者，则出校并存。若属一般性虚词，或义引、节引他书而无损文义者，或底本不误而显系校本讹误者，不改。凡原书中的繁体字，均改为规范简化字。凡底本中明显错别字，皆予以径改。俗写字、异体字、古今字均改为现在通行简化字，不出校。通假字一般改为本字。若难以读通处，底本与校本相同，不妄改，存疑。对个别冷僻费解之字词加以注音注释。中药名称音同而字异者据《中药大辞典》等改为现行规范药名，如黄耆改为黄芪，枝子改为栀子，蝉退改为蝉蜕，白芨改为白及，其余异名则不改。各版本每卷首所列的正品、附品种数与正文所列有出入，未作改动。底本正文之前有全书目录，所载各卷及各部内容详尽，其正文中各部之前又列分目录，与文前目录重复，故一律删除。

校注者

《本草纲目拾遗》自序

客有问于予曰：闻子有《纲目拾遗》之作乎？予曰：然。客曰：濒湖博极群书，囊括百代，征文考献，自子史迄稗乘，悉详采，以成一家之言。且其时不惜工费，延天下医流，遍询土俗，远穷僻壤之产，险探仙麓之华。如《癸辛杂识》载押不芦，《辍耕录》载木乃伊，濒湖尚皆取之，亦何有遗之待拾欤？观子所为，不几指之骈、疣之赘欤？余曰：唯唯否否。夫濒湖之书诚博矣。然物生既久，则种类愈繁。俗尚好奇，则珍尤毕集。故丁藤陈药，不见《本经》；吉利寄奴，惟传后代。禽虫大备于思邈，汤液复补于海藏。非有继者，谁能宏其用也？如石斛一也，今产霍山者则形小而味甘；白术一也，今出于潜者则根斑而力大。此皆近所变产，此而不书，过时罔识，将何别于《百粤记》中之产元黄基治肿毒，《孙公谈圃》之用水梅花治痢疾，后且莫知为何物，安辨其色味哉？矧夫烟草述于景岳，燕窝订于石顽。阅缪氏《经疏》一编，知简误，实为李氏之功臣。则予《拾遗》之作，又何有续胫重跖之虞乎？客应曰：可。即命予弁斯言于首以为叙。

乾隆乙酉八月钱塘赵学敏恕轩题于双砚草堂

凡 例

一、是书专为拾李氏之遗而作。凡《纲目》已登者，或治疗有未备，根实有未详，仍为补之。

一、药目本有次第，《纲目》分类自不得不繁，兹概从简以为例。

一、用药取其便也，珍贵罕见之物奚取焉？然以天地间瑰奇神异，何所蔑有？倘遇其物而莫能名，何如备其说之犹可考也。载之以助博物者用。

一、拙集虽主博收，而选录尤慎。其中有得之书史方志者，有得之世医先达者，必审其确验方载入，并附其名以传信。若稍涉疑义，即弃勿登。如银汗、钉霜、鸡丹、蜂溺、云根石、雄黄油之类不乏传方，俱难责效。有似此者，概从删削。宁蹈缺略之讥，不为轻信所误。

一、草药为类最广，诸家所传，亦不一其说。予终未敢深信。《百草镜》中收之最详，兹集间登一二者，以曾种园圃中试验，故载之。否则宁从其略，不敢欺世也。

一、《纲目》无藤部，以藤归蔓类。不知木本为藤，草本为蔓，不容牵混。兹则另分藤蔓部。《纲目》无花部，以花附于各种本条，然其中有录其根叶反弃其花者；或仅入其花名，又无主治者。因为另立花部。其枝梗有补遗者，亦附其后。如梅花附梅梗之类，可以例推。

一、《纲目》中有仅列其名无主治者，如梅花、龙涎，悉为录验增入；有考核未详者，他日拟作《待用本草》，将宇宙可入药之物，未经前人收采者，合之另为一书。以俟博访于后之君子。

一、《纲目》有误分者，有误合者。如草部既列鸭跖草专条，何于杂草内又列耳环草？岂以其有碧蝉儿花之名误分也？不知碧蝉花即鸭跖草。又于长生草下附红茂草，引《庚辛玉册》之通泉草为注，乃因通泉草亦有长生草之名而误合也。殊不知通泉草乃蒲公英之别名。似此舛棼，不胜指数。至于贝母不分川象，大枣不分南北，以致功用相歧，传误匪浅，则悉为补正其缺。

一、人部《纲目》收载不少，如爪甲代刀，天灵杀鬼，言之详矣。兹求其遗，必于隐怪残贼中搜罗之。非云济世，实以启奸。夫杀物救人，尚干天怒。况用人以疗人乎！故有谓童脑可以生势，交骨可以迷魂，直罗刹修罗道耳。噫！孙思邈且自误矣，老神仙吾何取哉？今特删之，而附其所删之意于此。

一、是录选辑之初，于目下分注“增品”“补治”二字为别。凡《纲目》未载则为增，《纲目》已载治法未备则为补。庚子春，复加校订。于“补治”十去八九，盖常用者主治自纷。《纲目》采载亦夥，毋庸再补。惟《纲目》所收罕用之物，而主治寥寥，仍为“补治”不删。品类无多亦不必目下分识，故概削之。

一、《纲目》中大目为纲，细目为目。有“释名”、“集解”，以考名称、形状、气味、主治，以别寒热功用；发明，以著其效；正误，以定其讹；修治，以和其性。且主治未备，则有附方；物质相同，则有附录。亦可谓详尽矣。然其例亦有不一者：若土当归乃荷包牡丹之根，而无“释名”、“集解”；铁钱草、金丝草有“集解”而不言形状；水仙花、甘锅泥非难得之物，而“气味”不载。既列“修治”，而诸石中独罕见其法。既无“主治”，则不应入药。而海獭、猾髓并录不遗。寻常之味，每多“发明”，珍贵之伦，未获一解。可见前人用心，多持矜慎。予成书既简。一切繁例从芟。其药品采自陈编，在古人原载气味形状，或一物数名者，统为直叙，不另分细目。有得之传闻或旧本，不载名解气味者，亦不妄添臆说。间有一得，则为附注于后，以就正方家。倘蒙同志之助，为一一指订舛讹，更当永志不朽。

正　误

濒湖作《纲目》，于各条下，有《本经》者先引《本经》，次列他书。而土部石碱一条，列作补遗。不知《神农本经》卤碱有专条，而不列入。据《本经逢原》云：卤碱即石碱也。

张石顽云：朴硝、硝石，《本经》所言，后人互错。五脏积热等症，乃热邪固积，非硝石所能涤除。而化七十二种石，又岂朴硝所能胜？此二条向来互简，濒湖不察，亦仍其误。且于硝石发明下，引《土宿本草》硝石能化七十二石，以《别录》此文列于朴硝下为误，何以于《本经》又仍其错简耶？

硇砂有二种：一种盐硇，出西戎，状如盐块，得湿即化为水，或渗失；一种番硇，出西藏，有五色，以大红者为上，质如石，并无卤气。濒湖所引，皆盐硇也。真藏硇能化血肉为水，虽煅炼亦不可服。

山慈菇，处州人以白花者良，形状绝似石蒜。濒湖于山慈菇集解下注云：冬月生叶，二月枯，即抽茎开花有红黄白三色；于石蒜集解下注：春初生叶，七月苗枯，抽茎开花红色。又一种，四五月抽茎开花黄白色。予昔馆平湖仙塘寺，沈道人从遂安带有慈菇花一盆来，亲见之，其花白色，俨如石蒜花。据云：彼土人言无红黄花者，其花开于三月。而张石顽《本经逢原》慈菇下注云：开花于九月，则是以石蒜为慈菇矣。濒湖于慈菇条下“附方”，引孙天仁《集效方》，用红灯笼草，此乃红姑娘草，专治咽喉口齿，濒湖所收酸浆草是也。乃不列彼而列此，岂以慈菇又名鬼灯檠而误之耶？夫慈菇虽解毒，不入咽喉口齿，何得混入？又引《奇效方》吐风痰，用金灯花根，不知石蒜亦名金灯花。山慈菇根食之不吐，石蒜食之令人吐。则《奇效方》所用乃石蒜，非慈菇也。濒湖且两误矣。

草药有金锁匙，俗称金锁银开，乃藤本蔓延之小草也。土人取以疗喉症极验。又名马蹄草，非马蹄细辛也；马蹄细辛即杜衡。濒湖于杜衡条后附方，引《急救方》中之金锁匙，认为杜衡，误矣。

兰草有数种，濒湖《纲目》虽有正误，尚未明晰。其释名亦多淆混，悉为注之。泽兰，今人呼为奶孩儿者是也。此草方茎紫花，枝根皆香，人家多植之，妇女暑月以插发，入药人血分。省头草，叶细碎如瓦松，开黄花，气微香，生江塘沙岸旁，暑月土人采之，入市货卖，妇人亦市以插发，云可除脂①垢，未见有入药用者。又有香草，叶如薄荷而小，香气亦与薄荷迥别，五月六月间人家买以煎黄鱼，云可杀腥代葱，此即所谓罗勒者是也。又有孩儿菊，叶如山马兰而长，近皆以此作泽兰用入药，云可治血。此四种皆香草，惟奶孩儿草香尤峻烈。濒湖《纲目》兰草释名下，概以省头草、孩儿菊混列一类，殊欠分晰，至其集解所详形状，则又以孩儿菊为泽兰，附方中则又认省头草为兰草，皆非确实也。又以罗勒入菜部，谓即兰香。而张璐玉《本草逢原》云：罗勒与兰香各别，张系长洲人，其俗每食必用香草，其说自有据。当可从也。

凡药有天生，有人造。濒湖《纲目》遇有人功制造者，辄备其法，亦可云博采无遗矣。独于草乌条附射罔，既列其主治之用，而不备其制造之法。仅于集解下引《大明》一说，又不详细。予因考而补之，以全濒湖之苦心也。按：《白猿经》造射罔膏法，用新鲜草乌一二斗，洗去土，用箩盛，将脚踹去黑皮，以肉白为度。捣碎，用布滤去，榨出汁，以干为度。去渣，将瓷盆

---

① 脂（chí）：音直，油垢。

盛汁，盆下有粉，去粉不用，总要澄出清汁，如有十碗，用四碗入锅内，煎一滚起沫，用篾片刮去沫，倾入瓷碗内，再将余六碗生汁入前熟汁内，一顺搅匀，露一宿，明早取澄清汁散分于碗内，澄去滓，量汁多少，以碗大小盛之，放日中，晒至午时，又割去滓脚，再晒至晚，取澄清汁，用薄绵纸铺罩内，滤去滓。第二日、第三日如前晒法，每日晒时，用竹片从碗底顺搅，晒用此法，不致上熟下生。至第四日晚，滤稠药存留弗去，另用碗盛，露一宿，取澄清汁，底下存硬稠者不用。第五日，入前汁一总晒，晒至六七日，各碗渐少，以汁多寡减去余碗，再分各碗。晒时观看碗口上起黑沙点子，面如结冰，有五色云象，其色红黑如香油样，总归瓷盆内，放净处阴四五日。再用砖砌一炉，高二尺，周围大可容药盆，内放炉中心，离地上一尺五寸，用木物架炉于上，炉上空五寸，用布物盖于药盆之上，不致烟透走炉旁，取一火门如鹅卵，火从地起，高三寸，外用炭火十数块，并枧槭柴，俗呼楝漆。又用皂角花椒同烧烟，令烟入火门内熏药盆熟，药面上结成冰，是火候到矣。药熏一时之候，其结冰要厚，再看其冰厚，则除火取药出令冷，收入瓷瓶内封固听用。如冬天寒冷，用絮物包放暖处，勿令冻损。如夏天热时，放于清凉之处，以免潮坏。如冬冻损，夏潮坏出沫，用瓷盆盛如前法，炉熏之，药热即止。如将药上于箭上，用皂角花椒烟熏之如旧。前药晒时，如遇日色太紧，晒一二日，又要露一宿。如日淡缓，不必露也。初做药之日，观天色晴明，即用乌头如前制之。如晒一二日有雨，将照前熏药炉上，只用炭火烘热盆为度，搅匀，又放得一二日，俟晴再晒。乌头取来不可堆厚，恐烂坏，必要湿地下摊开，不可见风吹干无汁，即取捣为妙。其药制完，瓶内封固，日久下澄清有稠者砂糖样，挑起取用，上箭最快，到身走数步即死，名为晒药。比熏药更妙，其药忌见香油，如入一点即无效。其性有三飞：见血飞，见油飞，见水飞。造藏甚忌此三者。

羊蹄菜叶，能杀胡夷鱼、鲑鱼、檀胡鱼毒。濒湖注云：胡夷鲑鱼皆河豚名，檀胡未详。敏按：檀胡即“弹涂”二字之讹也。弹涂乃跳鱼，余姚宁波皆有之，沿海沙涂上甚多，形如土附，有刺能螫人。闽中及宁人皆呼为弹涂，有中其毒者，羊蹄叶可解之。

吾杭西湖岳坟后山，生一种草，高三四寸，一茎直上，顶生四叶，隙着白花，与细辛无二，土人呼为四叶莲。按：此即《纲目》所载獐耳细辛，乃及己也。濒湖于及已条下载其形状云：先开白花，后方生叶，只三片，皆误。

濒湖《纲目》菟葵，列于黄蜀葵上，蜀葵之下，必以其形状与蜀葵不甚相远，较之秋葵，叶作鸡爪，花则单黄而大，迥非蜀葵之状者可比也。然细阅其：“集解”下，如苏公所说，苗如石龙芮，花白如梅，郭璞所注则又以为似葵而小，叶状如藜有毛，如寇宗奭所说：又以菟葵为锦葵，纷纷聚讼，迄无定识。濒湖于释名下引《图经》云：菟葵即天葵。而于集解中又不载《图经》所云形状，而独取郑氏《通志》云“菟葵，天葵也。状如葵菜，叶大如钱而厚，面青背紫，生于崖石。”按：此即紫背天葵也，其叶分三歧，如三叶酸草而大，有根，根下有子，年深者其子大如指，俗呼千年老鼠屎，以其形黑皮粗，如鼠屎状也。故《外丹本草》曰：雷丸草，以其根下有子如雷丸也。此则全非葵类，不过有葵之名而已。不知濒湖何所据而以为即菟葵，援引诸说，又无折衷，盖濒湖本未识菟葵，且亦不识天葵，故释名引《外丹本草》雷丸之名，而释名下亦不能注出其所以得此名之故，不皆失之疏略乎！考紫背天葵其功用全在根，而濒湖于“主治”条仅言其苗，不著其根之用，予故于《拾遗》中补之，而备其说于此。

陆英即蒴藋，甄权《药性论》云：田野村墟甚多，人家所植，高大色赤者陆英；田野所生，叶上有粉者是蒴藋。二味所主大率相类，其论颇明白可据。濒湖《纲目》分陆英蒴藋为二，于陆英集解下之陶苏《本草》、甄权《药性论》，皆言陆英即蒴藋，必有所据，又不引入，何耶？

食茱萸，《本草述》云：大热无毒，能去积阴寒湿。濒湖于茱萸条内云：榄子形似茱萸，惟可食用，故名食茱萸。有小毒，此解食字之误也。张石顽《本经逢原》云：食茱萸与吴茱萸性味相类，功用仿佛，而《本经》之文向来错简在山茱萸条内，详其主治心下寒热，即孟诜治心腹冷痛之谓，温中逐寒湿痹，即中恶去脏腑冷之谓。去三虫，即藏器疗蛊毒飞尸之谓。虽常食之品，辛香助阳，能辟浊阴之滞，故有轻身之喻。以上主治，岂山茱萸能之乎？其治带下冷痢、暖胃燥湿水气浮肿之功同吴茱萸，而力少逊，详其主治如此之伙，岂专入食品之用者。刘云密云：予年七十有七，至秋冬时小腹痛，绵绵不能止，盖小腹属肝，辛丑岁湿土司天，寒水在泉，且丙辛以化寒水，致风木郁于下而不得畅。且老人真阳又虚，故患此也。用食茱萸二钱、乌药一钱、香附一钱，合煎汤。再加倍清酒煮一时，于早膳后大饥时服之，前症顿愈。盖食茱萸去厥阴寒湿，而乌药气温利肝气，醋炒香附又能行肝气，故尔奏效之捷也。又一女子于秋深病，腹中气痛甚，只多服食茱萸茶而愈。时珍乃曰仅可食用，不几将一食字泥死句下哉？食茱萸一条连氏所藏原本无之，应昌注。”

扁鹊饮上池之水，即半天河水，雨也。《纲目》必以树臼中水当之，误矣。

蔊[1]菜好生高山泉源石上，与石菖一类，其味辛辣，山谷言孙砉以“沙卧蔊食其苗”，李东璧谓为田园小草，则误。

蘘荷，东璧谓即上林猼且，而不知猼且乃芭蕉之转声也。方以智《物理小识》：蘘荷似蕉而小，又似芦稷，三月开红花，夏结绿刺房，内有黑子，其根似姜可菹，蛇不喜此，故又治蛊。

---

① 蔊：（hǎn，音喊）：蔊菜，一年生草本植物。

鹖鴠①十月毛落，而寒号忍冻，冬聚柏实食之，又自食其遗，遗而复食，故其矢为五灵脂。此东壁所未详者。

三白草，俗呼水木通，《纲目》释名无一条别名，或未博访耶。又濒湖以为此草。八月生苗，四月其巅三叶面白，三青变，三白变，余则仍青而不变也。故叶初白，食小麦；再白，食梅杏；三白，食黍子。此则未亲见三白形色者也。按卢之颐《乘雅》云：家植此草于庭前二十余载，每见三月生苗，叶如薯叶而对生。小暑后茎端发叶，纯白如粉，背面一如，初小渐大。大则叶根先青，延至叶尖则尽青矣。如是发叶者三，不再叶而三秀，花穗亦白，根须亦白，为三白也。设草未秀而削除之，或六七月，或八九月，重生苗叶，亦必待时而叶始白，《月令》小暑后逢三庚则三伏，所以避火形，以全容平之金德，三白草不三伏而三显白，转以火金相袭之际，化炎歊②为清肃，此即点火成金，不烦另觅种子者是也。故主夏伤于暑，而出机未尽；秋伤于湿，而降令过急者，两相安耳。据此言，则此草应时而生，白叶三瓣，非到时而青叶转白，与李说迥异。又《常中丞笔记》，镜湖产三叶白草，苗欲秀，其叶渐白，农人候之以莳田，三叶尽白，则苗毕秀矣。余姚亦多此草，生水滨，每春夏水足，叶齐白，否则只白一叶或二叶，占之甚验。今访草长二三尺，叶似白杨。下圆上尖，一本而数节，每节皆生叶，数不只三，亦非尽能变白，惟最上数叶，初时近蒂先白，次则叶中再白，末则至叶尖通白。盖一叶而三白，非白叶有三也。予渡曹娥江，亲摘以视之，因得其详，土人呼三白草，大抵志载之不实类如此。此其说与卢说异，因并存之。濒湖草部十六卷隰草内，载三白草，二十七卷菜部，又列翻白草，以为二种，不知即是一物。按：陈绥

---

① 鹖鴠（hédàn，音河旦）：即寒号鸟。

② 歊：（xiāo，音消）：炎热。

《眼科要览》云：三白草根名地藕，翻白草根名天藕，断是一物无疑。此皆不应强分者，无怪乎翻白草下有释名，而三白草下无释名矣。且其根能治小儿痘后眼闭不能开，并起星最效。用酒浆同捣，铺绵帛上，托于眉心，候一昼夜即开，重者二服，无不验者。而濒湖三白翻白下两处附方皆不载，犹欠细核耳。

《纲目》石龙刍下附败席，灯心草下附灯烬。一有主治，一无主治，岂以败席难列服器一门，而烬可入火部乎？未免体不一例矣。

《纲目》丹皮后附录鼠姑，引《别录》主治，另列一条。不知牡丹即鼠姑也。按：宋陆游诗云："行歇每依鸦舅影，挑频时见鼠姑心。"盖宋人世俗无不呼鼠姑为牡丹。故注云："鼠姑，牡丹也。"濒湖复引陶弘景说：谓鼠姑今人不识，而牡丹一名鼠姑，鼠姑亦名鼠妇。未知孰是。在陶贞白时，或其名尚不甚传，何濒湖亦未考耶！《神农本经》牡丹一名鼠姑。濒湖泥其文句，以为别有一物似牡丹者名鼠姑，又疑为鼠妇，不知鼠姑如果为草木耶，则神农下岂无一人考订？若为鼠妇当入虫部，亦不应列于牡丹后矣。

茵陈乃蒿属，昔人多种以为蔬，《本经》所载主风湿寒热，热结黄疸，湿伏阳明所生之病，皆指绵茵陈而言，其叶细于青蒿者是也。干之色作淡清白色，今人呼为羊毛茵陈者是也。其性专于利水，故为黄疸湿热要药。一种生子如铃者，名山茵陈，即角蒿。其味辛苦有小毒，专于杀虫，治口齿疮尤妙。今人呼为铃儿茵陈，药肆中俱有之，此不可以不辨而概误用之也。濒湖茵陈下集解条所载，亦是羊毛茵陈，而以角蒿另列，故自卓识，而于发明下，却未及指出俗以角蒿为茵陈并用。若言其时尚未有山茵陈一种相混，何《直指方》治眼热赤肿，即用山茵陈者，偏又引入茵陈条耶？至角蒿下集解中，濒湖亦无一语言其苗叶形状者，或尚未知此即山茵陈也。

张石顽云：南瓜，至贱之品。时珍《纲目》即云多食发脚气黄疸，不可同羊肉食，令人气壅。其性滞气助湿可知，何又言补中益气耶！前后不相应如此。吴遵程云：南瓜本益气，惟不可与羊肉同食，则令壅滞。此则吴氏为两袒之说，不知南瓜本补气，即与羊肉同食，脾健者何碍。惟不宜于脾虚之人，如今人服人参亦有虚不受补者，大凡味之能补人者独甘；色之能补人者多黄。南瓜色黄味甘，得中央土气厚，能峻补元气，不得以贱而忽之。昔在闽中，有素火腿者，云食之补土生金，滋津益血，初以为浙江处州笋片，盖处片亦有素火腿之名也。及索阅之，乃大南瓜一枚。蒸食之，切开成片，俨与金华猪腿无二，而味尤鲜美，疑其壅气，不敢多食，然食后反觉腹中易馁，少顷又尽啖之，其开胃健脾如此。因急叩其法，乃于九十月间收绝大南瓜，须极老经霜者，摘下，就蒂开一孔，去瓤及子，以陈年好酱油灌入令满，将原蒂盖上，封好平放，以草索悬户檐下，次年四五月取出蒸食，即素火腿也。则其补益之力，又可知矣，何壅之有？

大腹子乃大腹槟榔，与槟榔形似而性异。《逢原》云：大腹子偏入气分，体丰湿盛者宜之。槟榔偏主血分，腹满多火者宜之。《纲目》大腹子“主治”云，与槟榔同功，何昧于分别乃尔？至今日药肆中所用槟榔，多半以大腹子代用，率由濒湖一言之误也。

凤仙花一名透骨草，以其性利能软坚，故有此名。《纲目》有名未用收透骨草，濒湖引《集效》《经验》诸方载其主治，而遗其形状。又鸭脚青乃蓝靛中一种。濒湖引《普济方》又失考核，何其未博询耶？

《纲目》蔓草内载含水藤，引刘欣期《交州记》云：状若葛，叶似枸杞子，多在路旁，行人乏水处，便吃此藤，故名。菜部又载东风菜，按《广志》，广州有凉口藤，状若葛，叶如枸杞，去地丈余，绝之更生，中含清水，渴者断取饮之甚美。沐发令长，此藤又名东风菜，先春而生，东风乃至，农夫以验土膏之动。一名绿耳，可为蔬，据《广志》所载形状及治病，与含水藤同，其可为蔬，名东风。又与东风菜同，则是一物也，濒湖误以为二，一收入蔓，一收入菜，未免考核失当，良由为裴渊《广州记》所误也。

濒湖以海月为江瑶柱，复附海镜，不知海月即海镜，而江瑶非海月也。此乃承《岭表录》之误。屠本畯《海物疏》云：海月形圆如月，亦谓之蛎镜，土人磨其壳以为明瓦者是也。岭南谓之海镜，又呼膏药盘。江瑶壳色如淡菜，上锐下平，大者长尺许，肉白而韧，柱圆而脆，与海月绝不相类，何可牵为一物耶？

《神农本经》桑根白皮条云：主伤中五劳六极羸瘦，崩中绝脉，补虚益气。此乃指桑椹而言，为后人误列根皮之下，世多不察，而缪氏《经疏》以为根皮补元气，性寒而能除内热，以上诸症自消。真同痴人说梦，寇宗爽亦疑之，以为《本经》独遗其椹，不知桑皮何能治伤中等症。惟张石顽独能发明其蕴，濒湖博识，何于《本经》尚欠推勘耶？

濒湖以海镜附在海月条下，注引郭璞《江赋》，琐琣[1]腹蟹，以为即此物，则又大误。不知琐琣又非海镜也。《海南志》琐琣状如珠蚌，壳青黑色，长寸许，大者二三寸，生白沙中，不污泥淖，互物这最洁者也。有两肉柱，能长短，又有数白蟹子在腹中，状如榆荚，合体共生，常从其口出，为之取食。然琐琣清洁不食，但寄其腹于蟹，蟹为琐琣而食，食在蟹而饱在琐琣。故一名共命螺。又曰：月蛣每冬大雪，则肥莹如玉，日映如云母，味甘以柔，盖海错之至珍者，又有海镜，二壳相合甚圆，肉亦莹洁，有红蟹子居其腹，为取食。一名石镜，其腹小蟹曰蚌孥，任昉谓之箸。据此说，明是二物，在琐琣腹者则白蟹子，在海镜腹

---

① 琐琣（suǒjié，音锁诘）：即蜐蛣一种蚌类。

者则红蟹子，又各不同。予曾寓明州奉化，其鲒埼亭出琐珆，亲见形状，迥与海月别，何能强合耶？

蟹下集解，濒湖引述诸种云：蟛蜞大于蟛蜡，生陂池田港中，有毒，令人吐下，不可食。故蟛蜞主治，惟取其膏涂湿癣疽疮外治而已。又云：似蟛蜞而生沙穴中，见人便走者，沙狗也。不可食。不知二种皆可食，按《介语》：生毛者曰毛蟛蜞，有毒，多食发吐痢，而潮州人无日不食，以当园蔬，故谚有曰：水潮蟹，食咸解。解者，以毛蟛蜞入盐水中，经两月，熬水为液，投以柑桔之皮，其味佳绝，盖不用渣滓而用其精华，故曰解也。则是蟛蜞可食明矣。又《海错疏》，松江上海出沙狗，即沙中小蟹，土人取之，以酒糟酿食，壳软，内含脂膏，凡食，置盏中，以沸酒沃之，少顷则壳内脂浆尽浮于外，惟剩空壳，酒更甘美，食之益人。吴淞人以为珍品，呼为沙里狗，则沙狗不特可食，又为珍馔也。濒湖仅据吕亢图所言，以为不可食，未免为古人所愚耳。

粉锡即铅粉，乃以铅打成薄片，入甑，用醋一瓶同蒸，化作粉用。今杭城多有业此，名曰粉坊，工人无三年久业者，以铅醋之气有毒，能铄人肌骨，且其性燥烈，坊中人每月必食鹅一次以解之，则其不能无毒可知。濒湖粉锡集解下，引何孟春《余冬录》亦云，作粉工人必食肥猪犬肉饮酒及铁浆以压之，枵腹①中其毒，辄病至死，长幼为毒熏蒸，多萎黄瘫挛而毙，盖亦未尝无毒也。或曰：其造制时，则其气有毒，若成粉便不毒。如果有毒，则前人方中何以入食剂，而又不遗制解之法。殊不知此物性能制硫黄，除酒酸，雌黄见之则黑，糟蟹得之不沙，入药能堕胎，敷面多生粉痣，其剥蚀猛悍之性，等于砒硇，惟少服之则可，服后粪多黑色，仍还其本体，律例载有妇人服铅粉至死，手足皆青黯，可知其毒也。而濒湖于粉锡气味下云：辛寒无毒，至

---

① 枵腹：饿着肚子。枵（xiāo，音消）：空虚。

诸家本草，皆仍其误，俱云无毒，则误世匪浅，故特表而出之。

婆娑石即摩娑石。《纲目》本条集解下，濒湖独取《庚辛玉册》所言，以烧之作硫黄气，形如黄龙齿，坚重者真。马志云：其石绿色，无斑点，有金星，磨成乳汁者为上。无名异集解下，时珍云生川广，似蛇黄而色黑，煮蟹杀腥，煎桐油收水气，涂剪剪烛，则灯自断，以此数者验之为真。其他试法，亦未有言者。按《笔谈补》：熙宁中阇婆国使人人贡方物，中有摩娑石一块，大如枣，色微黄，似花蕊石；无名异一块，如莲菂①，皆以金函贮之，问其人真伪何以为验，使人云：摩娑石有五色，石色虽不同，皆姜黄汁磨之，汁赤如丹砂者为真，无名异色黑如漆，水磨之，色如乳者为真。广州市舶司依其言试之皆验。方以上闻，世人蓄摩娑石无名异颇多，常患不能辨真伪，小说及古方书炮炙论亦有说者，但其言多怪诞不近人情。医潘璟家有白摩娑石，色如糯石糍磨，治中毒，得汁粟壳许，入口即瘥。敏按：存中所言则似的实可据，濒湖反不采录何耶？

莽草，按沈括《笔谈补》云：世人用莽草种类最多，有大叶如手掌大者，有细叶者，有叶光厚坚脆可拉者，有柔韧而薄者，有蔓生者，多是谬谈。即本草苏颂所说，若石南而叶稀无花实。亦误也。今莽草，蜀道襄汉浙江湖间山中有，枝叶稠密，团栾可爱，叶光厚而香烈，花红色，大小如杏花，六出反卷向上，中心有新红蕊倒垂向下，满树垂动，摇摇然极可玩。襄汉间渔人，竞采以捣饭为饵，鱼皆翻上，乃捞取之。南人渭之石桂。白乐天有《庐山桂》诗，其序曰：庐山多桂树，又曰手攀青桂枝，盖此木也。唐人谓之红桂，以其花红故也，，李德裕诗序曰：龙门敬善寺有红桂树，独秀伊川，移植郊园，众芳色沮，乃是蜀道莽草，徒得桂名耳。卫公此说，亦甚明白，古用此一类，乃毒鱼

---

① 菂（dì，音地）：莲子。

有验。本草木部所收，不知何缘谓之草，独此未喻。濒湖《纲目》毒草部收莽草，于集解、正误下皆不能指别何种为莽草，仅采《范子计然》之说，以为青色者善，而花叶根苗又无考证，存中乃宋人，岂此书补集，濒湖尚未见耶？

天竹黄，《纲目》于本条下只载释名，而无集解，濒湖于释名下附注，取赞宁《草谱》所说云：镛竹一名天竹，内有黄，可疗疾，等竹亦有黄云。而出产采取一切形状，盖未之及。按：沈存中《笔谈补》云：岭南深山中有大竹，有水甚清澈，溪涧中水皆有毒，惟此水无毒，土人陆行多饮之，至深冬则凝结如玉，乃天竹黄也。王彦祖知雷州日，盛夏之官，山溪涧水皆不可饮，唯剖竹取水，烹饪饮啜，皆用竹水。次年被召赴阙，冬行，求竹水不可复得，问土人，乃知至冬则凝结不复成水。遇夜野火，烧林木为煨烬，而竹黄不灰，如火烧兽骨而轻。土人多于火后采拾，以供药品，不若生得者为善。此说正可补濒湖之所未备。

续随子，《纲目》集解下载形状，所引苏颂《图经》，亦不甚明晰，窃疑叶中抽干之草甚多，究难的别，辛亥阅卢之颐《乘雅》，始知其状云，南中尤多，入药以南产者为胜，苗如大戟，初生一茎叶在茎端，叶复生茎，茎复生叶，转辗叠加，宛如十字，作花亦类大戟，但从叶中抽干并结实耳。卢不远云：尝见半枝莲叶上生叶，俨如十字，春分叶中抽茎，茎必三之，叶如莲瓣，裹茎而上，入夏开花作实，实必三棱，子必三粒，外肉青软，子壳则坚，上半黑褐，下半黄白，内仁如玉，温润如脂，土人称半枝莲。用治蛇虺蝎螫之毒，立有奇验，读宋《开宝》，始知即续随子也。如此写其形状方明切，故急为补录。

龙柏《食物考》：稷与粱相似，但粱穗有芒而稷穗无芒。犹大麦有芒、小麦无芒之别也。其米通称曰粟，粘者曰秫，而《纲目》另立粟秫二条，致相紊乱，何无定识耶？

目　录

百種珍本古籍

卷　三

卷　四

卷　五

卷　六

卷　七

卷　八

卷　九

卷　十

卷　一

水　部凡二十四种

春　水

《南诏志》：春水有三，俱在鹤庆府。一在城东南二十里石碑坪；一在城南三十里龙珠山麓；一在城东北三十里五老山下。春水盈时有硫黄气。郡人于二三月间和盐梅椒末饮之，能祛疾。

《职方考》：云南鹤庆府出春水，在观音山莲花寨之北，立夏前三日出，后七日止，水无定所，每出时地中漉漉有声，土人循其声掘之其水始出，能除百病，远近村民竞饮之，走彝方者饮之不染瘴，病疠者饮之立除。外境人尤效，数日内有鹦鹉绿鸠数百群飞来，饮水涸乃去。

味甘性平，除痼疾，厚肠胃，已虚劳，去瘴疠。

敏按：土为万物之母，凡物得土之精者，均入脾胃而能扶正气。正气足，则百病自除。此水在地能鸣，出无定所，乃川脉得先天之气，借地力宣泄，故有厚胃除疾之功。出七日即涸，并具来复之机。鹤庆为云南边境，山川蒙密，民多瘴疠。府志载城东南尚有温泉，每岁三月，郡人浴之，有痞疾者辄愈，则又不特春水之出其地也。天心爱人，生一害必生——物以救之，如出鸠之地多犀，观于此水，可以悟物理矣。

天孙水

《广志》云：即七夕水。广人每以七夕鸡初鸣，汲江水或井水贮之，是夕水重于他夕数斤，经年味不变，益甘甚。以疗热病，谓之圣水。若鸡二唱则水不然矣。

色清，性微寒，味甘，治一切热症，神效。

喉蛾喉痈　陆氏《济世良方》：用肥婆草捶烂，将些圣水开服，如牙痍牙痈，将此草捶烂，和圣水含在口内，吐换数次即愈。

治食百尿　《济世良方》：用苦瓜捶烂，取汁，和圣水服之即愈。若无苦瓜，取其核捶烂，和圣水服之。

荷叶上露

夏日黎明日将出时，将长勺坐碗于首，向荷池叶上倾泻之，以伏露为佳。秋露太寒，花上者性散，有小毒，勿用。

味甘，明目，下水臌气胀，利胸膈，宽中解暑。大力丸用之。莲叶象震卦，荷上露或亦入肝而滋益肝脏欤?

按：露本阴液，夜则地气上升，降而为露。其性随物而变，《居易录》有碧玉露浆方，于中秋前后，用无五倍子新青布一二匹扯作十余段，每一段四五尺，五更时于百草头上，或荷叶稻苗上者尤佳。先用细竹一根，掠去草上蛛网，乃用青布系长竹上，如旗样，展取草露水，绞在桶中，展湿即绞，视青布色淡，则另换新布，阳光一见则不展，所取露水，用瓷罐洗净盛贮，澄数日自清，晚间用男乳一酒杯，约一两半，白蜂蜜一酒杯，人参汤一酒杯，多少同乳，人参须上等，四五分不拘，总入一宫碗内，将露水一饭碗搀入宫碗，共得七八分，和匀，以棉纸封口，用碟盖好。次日五更，烧开；水二大碗，将宫碗内露隔汤顿热，睡醒时缓缓温服之。蓝所以杀虫，露去诸经之火，参补气，乳补血，蜜润肺。治一切虚损劳症有奇效。可知露本养阴扶阳，又得荷叶之清气，故能奏功如此。

糯稻露

俞佳士《妙应方》：治痞块。八月白露后收糯稻头上露水，晚作二服，饮下立消。

按：诸草木皆需天露始润，惟稻至酉时，其根上津润之气渐升，入夜乃达叶尖，至晓复自上而降于根，故无露之夜，稻叶独润，陈翠虚词“一些珠露，阿谁运上稻花头”是也。

白　云

云本山泽之气，蒸而为云，水属也。故入水部。云有五色，惟白云可治病，唐守时言：凡高山大川，悉有云气，五岳名山，多出云，山僧取之饷客。其取云法，用金漆盒，盖上凿一孔，以木塞之。俟天气晴朗黎明，往山岩石畔觅之，见地上有白云如线者，如笋者，茁土而出，即云苗也。急以盒盖孔对其气，使尽人其中，以木塞口。收必须白云，如雪色，有香气如梅兰，方合用。其他杂色云，多带草土气，黑云尤腥，多带怪物，不宜盒取。放云之法：择净室，须四面有窗者，通上下用纸裱糊，勿令泄气，然后将云盒置中去塞，则云自出，悠扬涣散，芬芳四绕，可以醒脾胃，舒肝郁，而和经络，令人有倏①然出尘之想。

治哑瘴　余澹庵云：滇广山瘴有一种，人受之终身不能语，名曰哑瘴。唯闻白云之气，久久自引毒外出，可以痊愈。

血臌水肿　闻云气渐消。

卤　水

苦咸无毒，治大热，消渴去烦，除邪下蛊毒，柔肌肤，去湿热，消痰，磨积块垢腻，多服损人。《食纂》

① 倏（shū，音舒）：极快地。

《纲目》有盐胆水，乃已烧成盐复沥下之苦卤，一名卤水。此乃取于卤地，沥以烧盐之用，与盐胆水不同。

竹　精

汪东藩《医奥》云：毛竹内剖之，新竹多有水，乃竹精也。以不臭色清者入药佳。

治汗斑　以鸡毛蘸水刷上，立退。

五月五日雨，剖竹得水，名神水。

古刺水

《带经堂诗话》：左公萝石手书一贴云：乙酉年五月，客燕之太医院，从人有自市中买得古刺水者，上镌永乐十八年熬造古刺水一罐，净重八两，罐重三斤，内府物也。按：左诗中有“再拜尝此水，含之不忍咽”句，则此水未尝不可服食也。又云：“瓶中古刺水，制自文皇年。制之扃天府，元石流清泉。列皇饮祖泽，旨之如羹然。”绎诗意，又似常服所制，亦不只十八瓶也。王阮亭《居易录》：有客自燕至，出其橐，有阿房宫砖瓦一，陆探微画一，古刺水十余罐。古刺水用锡罐贮之。上朱刻永乐二年熬造，罐重二斤，水八两，香气酷烈。据此，则古刺水又如是之多，罐面以锡，刻字涂朱，其曰二年，则又在前，或明时内府有此制耳。

何氏《辟寒录》云：古辣（通古刺）本宾横间墟名，以墟中之泉酿酒，埋之地中，日足取出，名古辣泉。色浅红，味甘，不易败，此或另一种也。按《舆地志》，宾横，今广西南宁界。

陈墨樵《茗水札记》云：姚履中坦为予言，余杭一旧家，祖遗一锡瓶，制极精致，面刻三楷字云古刺水。口封固极密，摇之有水声，相传数世，亦不知何用。薛淀山洪云：严嵩抄家籍上有此，其凉沁骨，盖暑月以凉体者。

《李觐王日记》云：予馆河东裴氏，其家有古刺水一罐。系铜制，高四寸，围一拱，身圆面平，状如花鼓，铜质青黄，四围牢铸永乐二十一年十月铸。古刺水一罐，罐重三斤，水重八两，共二十二字，字皆阴文。据云：世宦郑氏旧物也。钻铜取水，可疗瞽疾。

朱退谷曾于陕西陈渭野处，见古刺水一瓶，云是海坛镇张杰家物，其制上大而下小，圆如瓶式，四围无痕迹，摇之有水声，面微有小钻孔，言曾有富瞽持千金欲售之以治目，方取钻钻孔，天大霹雳，因惧而止，然此物亦神矣。

孙雍建云：古刺，地名。古刺水乃三宝太监所求得之物，天下只有十八瓶。其瓶以五金重重包裹，其近水一层，乃真金也。水色如酱油而清，光可鉴，以火燃之如烧酒有焰者真。其性大热，乃房中药也。妇人饮之，香沁骨肉。

性凉，泽肌肤，明目，疗青盲，开瞽。功同空青，治热症有效。以茶匙滴汁入汤浴，能令香气透骨不散。

按：古刺水据薛氏言性凉，可治热疾。孙氏言性大热，只可入汤沐，不可服。今是物世虽有之，但市充贡品，价值千金，不闻有服试之者，故并附孙说以俟考。

又叶东表言：古刺水手蘸少许，嗅入鼻中，能骤长精神，强骨力，其香气盖能和血通窍。昔未有鸦片烟以前，惟用此。后因吕宋有鸦片，而人遂不知用古刺水，缘水贵而鸦片贱，故人争用贱者，其实功效相仿，房中术嗅法更胜于服。

强　水

西洋人所造，性最猛烈，能蚀五金。王怡堂先生云：其水至强，五金八石皆能穿漏，惟玻璃可盛。西人造强水之法，药只七味，入罐中熬炼，如今之取露法，旁合以玻璃瓶而封其隙。下以文武火叠次交炼，见有黑气入玻璃瓶中，水亦随气滴入，黑气尽，药乃成矣。此水性猛烈，不可服食。西人凡画洋画，必须镂板于铜上者，先以笔画铜，或山水人物，以此水渍其间一昼夜，其渍处铜自烂，胜于雕刻，高低隐显无不各肖其妙。铜上有不欲烂处，先用黄蜡护之，然后再渍，俟一周时，看铜有烂痕，则以水洗去强水，拭净蜡迹，其铜板上画已成。绝胜镌镂，且易而速云，入药取其气用。

治痈疽拔疔　谢天士云：凡痈疽已溃或未溃，用强水可蚀恶肉，胜于硇砂，只须置强水于玻璃瓶内，以瓶口对痈疽上，掩少时，其药气自升入患处，疽肉变白而腐，毒亦拔出，然后再敷他药治之。疔有根，亦以此治法，则根自烂出。

《物理小识》：有硇水，剪银块投之，则旋而为水，倾之盂中，随形而定，复取硇水归瓶，其取硇水法：以琉璃窑烧一长管，以炼砂取其气道。朱公为余言之：崇祯庚辰进《坤舆格致》一书，言采矿分五金事，工省而利多。壬午，倪公鸿宝为大司农，亦议之。而政府不从，今日番硇甚少，但有气硇，真番硇乃能干汞。按此硇水即强水也，特古今异名耳。

刀创水

出西洋，不知何物合成，番船带来，粤澳门市之。

治金创，以此水涂伤口，即敛合如故。

鼻冲水

出西洋，舶上带来，不知其制。或云树脂，或云草汁，合地溲露晒而成者。番舶贮以玻璃瓶，紧塞其口，勿使泄气，则药力不减，气甚辛烈，触人脑，非有病不可嗅。岛夷遇头风伤寒等症，不服药，惟以此水瓶口对鼻吸其气，即遍身麻颤，出汗而愈。虚弱者忌之。宜外用，勿服。治外感风寒等症，嗅之大能发汗。

丹砂水

《臞仙神隐》有造丹砂水法：丹砂一斤，石胆二两。硝石四两，以小口瓷罐，漆固其口。埋地中四十九日，出视成水，则药成矣。若未化再埋。又法：用竹筒盛亦可。

味苦，服之延年。杀精魅，却恶鬼，养精神，安魂魄。

曾青水

《神隐》云：制同丹砂，不用石胆，易以汞二两，药用洗眼。亦可服。

止目痛，收风泪，久服轻身不老。

白凤浆

《痘学真传》有造白凤仙浆法：用单叶白凤仙花，采闭坛中令满，以箬封口。再将泥搪之，埋土内二三十年方取用。坛中花悉化成水，割去滓脚，其清水即凤浆也。另贮瓷瓶听用。

性大寒，治痘疹焦陷不救者，药内加一茶匙服之，立能回焦更生痘。不可多用，疏痰，解一切火毒，大有奇功。

天萝水

《救生苦海》：霜降后，择粗大丝瓜藤掘起根三四寸，剪断，插瓶中一夜，其根中汁滴入瓶内，名曰天萝水。封固埋土中，年久愈佳。

治双单蛾　饮一杯即愈。又可消痰火，化痰成水，解毒如神。兼清内热，治肺痈肺痿更效。

萧山有一老妪家，市肺痈药水，三服立愈。门如市，已数世矣。王圣俞曾得其方述之，即此水也。于立秋日取存瓮用。愈陈愈佳。

黄茄水

梁侯瀛《集验方》：秋天黄老茄子不计多少，以新瓶盛，埋土中，一年化为水，取出听用。

治大风热痰，能消痰成水，用茄水和苦参末为丸，桐子大，食后及卧时黄酒送下三十丸。甚效。

梅子水

《秋泉秘录》有造梅子水法：用大梅子三五十个，捣碎，入有嘴瓶内，加盐三两，入河水浸过二指，日取蜒蚰投入，多多益善，经年更佳。凡毒，将水搽之即消。

治诸毒恶疮。

樱桃水

梁侯瀛《集验方》：春日鲜樱桃收数斤，盛在瓷瓶内，封口，放在凉处，发过成水，滤去渣，听用。

治冻瘃疮神验　将水搽在疮上即愈。若预搽面，则不生冻瘃。

疹发不出，名曰闷疹　用樱桃水一杯，略温灌下，垂死者皆生。《不药良方》

各种药露

凡物之有质者，皆可取露。露乃物质之精华。其法始于大西洋，传入中国。大则用甑，小则用壶，皆可蒸取。其露即所蒸物之气水，物虽有五色不齐，其所取之露无不白，只以气别，不能以色别也。时医多用药露者，取其清冽之气，可以疏瀹灵府，不似汤剂之腻滞肠膈也。名品甚多，今列其常为日用、知其主治者数则于左，余俟续考以补其全。

金银露　乃忍冬藤花蒸取，鲜花蒸者香，干花者少逊，气芬郁而味甘，能开胃宽中，解毒消火。暑月以之代茶，饲小儿无疮毒，尤能散暑。

金灿然《药帖》云：金银露专治胎毒，及诸疮痘毒热毒。

《广和帖》云：清火解毒，又能稀痘。

薄荷露　鲜薄荷蒸取，气烈而味辛，能凉膈发汗。虚人不宜多服。

金氏《药帖》：清凉解热，发散风寒。

玫瑰露　玫瑰花蒸取，气香而味淡，能和血，乎肝养胃，宽胸散郁。点酒服。

金氏《药帖》：专治肝气胃气，立效。

佛手露　佛手柑蒸取，气香味淡，能疏膈气。

金氏《药帖》：专治气膈，解郁，大能宽胸。

香橼露　香橼蒸取，气香味淡，消痰逐滞，与金橘橙露同功。

桂花露　桂花蒸取，气香，味微苦，明目疏肝，止口臭。

金氏《药帖》：专治龈胀牙痛，口燥咽干。

《广和帖》：止牙痛而清气。

茉莉露　茉莉花蒸取，气香味淡，其气上能透顶，下至小腹，解胸中一切陈腐之气。然止可点茶，不宜久服，令人脑漏。

蔷薇露　出大食、占城、爪哇、回回等国。番名阿剌吉。洒衣经岁其香不歇，能疗心疾。以琉璃瓶盛之，翻摇数回，泡周上下者真。功同酴醾[1]露。皆可以泽肌润体，去发膻腻，散胸膈郁气。

又一种内地蔷薇露，系中土蔷薇花所蒸，专治温中达表，解散风邪。

① 酴醾（túmí，音途迷）：同荼蘼。

卷一

兰花露 此乃建兰花所蒸取者，气薄味淡，食之明目舒郁。

鸡露 《道听集》云：鸡露能大补元气，与人参同功。男用雌鸡，女用雄鸡，一一年内者，名童子鸡，可用。若两年者，肉老质枯，不可蒸露，入药须选童子鸡。以绳缢死，竹刀破腹，醇酒洗去毛及腹中秽物，勿见水，蒸取露饮之，气清色白，望之如有油。气味甘，消痰益血，助脾长力，生津明目，为五损虚劳神药。

米露 以新鲜白米，勿用陈久者，蒸取，色白气清，如莲花者。大补脾胃亏损，生肺金如神。一云：米露用稻花蒸者更佳。

《广和帖》：鲜稻露和中纳食，清肺开胃。

姜露 辟寒，解中霜雾毒，驱瘴，消食化痰。

椒露 鲜椒蒸取，能明目开胃，运食健脾。

丁香露 气烈，味微辛，治寒澼胃痛。

梅露 鲜绿萼初放花采取蒸露，能解先天胎毒。六月未出痘小儿，和金银露食之，极佳。

周栎园《闽小记》：海澄人蒸梅及蔷薇露，取如烧酒法，酒一壶，滴少许便芳香。

骨皮露 地骨皮所蒸，解肌热骨蒸。《金帖》一切虚火。《许帖》

藿香露 清暑正气。

白荷花露 治喘嗽不已，痰中有血。《金帖》止血消瘀，清暑安肺。《广和帖》

桑叶露 治目疾红筋，去风清热。《金帖》

夏枯草露 治瘰疬鼠瘘，目痛羞明。《金帖》

枇杷叶露 清肺宁嗽，润燥解渴。《金帖》和胃。《许帖》

甘菊花露 清心明目，去头风眩晕。《广和帖》

御沟金水

《集效方》有治御沟金水法：用篾箩八只，高二尺，取山上净土，装八箩内，用瓷钵八个盛之，取童便八桶，倾入七箩土内淋下，上以井花水推之，共倾在一箩土内，如淋少，再用清推前七箩淋下，又加上一箩内，待他一夜净淋下水三五碗，以瓷罐收贮，外用井水养之，但遇此症，待口中要茶吃，将此水半杯温服即安，至重不过三七次立愈。

性平，味微咸带甘，治男女骨蒸，干血劳，童子劳，昼夜发热至紧，不肯服药，此水不比寻常，大有功效。

起蛟水

徽州张宇南言：其地多山，每春夏之交久雨，有起蛟之患。村人习见勿异也。蛟初起一二日间，地中先有声，隐隐如雷鸣，或如牛吼，至期，土中辄陷出一小穴如豆大，水从穴出，直上一二尺如箭，已而渐升渐长，长至檐隙与溜合，则水势乃大，下穴亦渐大如碗孔，蛟入鳅鳝形，从穴出，乘水而上，过檐则形变大，乃飞越奔腾而去，屋宇亦无害。惟相隔一二里许田禾间有伤损者，为山水冲刷而然，此水初起一二尺时，山人以瓶盎之属接取食之，力大无穷。盖出蛟口中含吮，精力贯注，直逼而上，其全身之力，尽在此水。故人亦不能多食，壮健者三盏，即腹胀不能再饮。土人以酿酒，更壮精力，可已虚劳。

单杜可云：蛟初起时，水如箭，清如泉脉，渐涌而高，必合天雨水，则势大而能飞腾。蛟出，穴口始泛出水，名曰发洪。若初起时，用河水一勺灌入其穴，则蛟水自回，便不能出穴，或取妇人月经秽布塞之亦止。若人服蛟水作胀，用千里长流河水煎服之，亦可解也。

壮筋骨，腱腰膝，已虚劳，除惊悸，杀虫蛊、尸疰鬼疰、遁尸邪气，浴疮疥。虚弱者以代水煎滋补药良。性升，能直透巅顶。

混堂水

混堂：今浴池烧水浴者，人多则秽浊积垢使然。人气熏渍，体虚者触之昏晕，名曰晕堂。

毛达可曰：凡少年思欲不遂，或赤白浊者，待欲溺时，入混昆堂，坐水中，令出溺即愈。盖得人气通洽也。

洗疥癣，通淋浊。

蛇鳞缠身　《刘羽仪验方》：饮浴汤水，便可解毒。

发痘　杭士元方：痘出八九日黑陷，用混堂水煎药立起。

鸡神水

《太元玉格新书》有造鸡神水法，《眼科要览》选其方。制法：择大萝卜一个，开一大孔，须近茎边一头开，勿伤其根，方可活。孔内入鸡蛋一枚，仍种地上，俟其发叶长成，取鸡蛋内水点眼，其明如童。

明目去障。

日精油

泰西所制，《本草补》云：其药料多非中土所有，旅人九万里携至中邦，决非寻常浅效，勿轻视焉可也。治一切刀枪木石及马踢犬咬等伤，止痛敛口，大有奇效。用法：先视伤口大小若何，其长阔而皮绽，先以酒洗拭净，随用线缝，大约一寸三缝合，不可太密。伤口小者，无用缝矣。既缝，以酒又洗拭净，将洁净瓷器盛油烘热，以男人所穿旧绵布，取经纬长短，以伤口为度，逐缕蘸油，贴满疮口。又以男人所穿旧布包裹，忌用女人所穿者，至三四日后解开，润油少许，如前包固，数日即愈。如伤久血干，略爪破或刀刮，俾令血水以通药气，如前包固。但血多则至流药，故无血不可，多血亦不可也。伤处忌水与口涎，最宜防之，若伤已含脓及骨折者，此油无益，不必用矣。如心腹耳鼻手足及各处骨节疼痛，果属风寒，非关燥热，则此油可治。问的痛之所，以油揉擦极热为度，然后以男人所穿旧布包裹，当用药，须坐密室，切勿见风，并忌食寒冷等物。《本草补》

卷 二

火 部 二十一种 附二十二种

阳火阴火

火有阴阳，乃太极之妙蕴。人尽以火为纯阳，不知有阴火，《蠡海集》："阴火有形无质，阳火形质全备。"本原书有无惟圣人知之。故离卦中虚，阳中有阴也；坎卦中实，阴中有阳也。火地生物亦然，阳火无质，以物为质，然后寄其形以燃物；阴火有质，不必寄形于物，而不能尽焚诸物。盖阳火乃火之魂，属阳，气热；阴火乃火之魄，属阴，气不热。濒湖统十二火以分阴阳，其曰天之阳火二：太阳火、星精飞火；地之阳火三：钻木火、击石火、戛金火；人之阳火一：丙丁君火。夫太阳炙背即暖；星精火有光有声，其坠地之初，如燔石，手不可近。钻木之火，钻与木皆熯[①]热有烟；击石、戛金，必两物摩荡，热则火出，皆有火气。人身君火所呵出之气，天虽极寒，而人气无不热。此皆阳火，为火之魂。气虽热，必寄形于物乃燃。故水晶取日中之火，承艾而烟起；火殃为飞星之精，入土乃起焚房屋。钻木、击石、戛金，非物受其火不能存也。人身丙丁火能解犀角，散积阴之气，已不啻寄其身而焚之也。其气皆猛烈可知。其曰天之阴火二：龙火、雷火；地之阴火二：石油火、水中火；人身之阴火二：命门相火、三昧真火。龙火不能焚物，止能焚砂石。盖龙本

---

① 熯（hàn，音汉）：烧。

纯阳，而火反阴者，以阳为体，以阴为用也。雷火不能焚物，能焚金铁。盖雷之击物必有声，其用属阳，而其体属阴也。砂石本土之余气，为先天火，结以阳体，焚之金铁，为水之母。本阴精而即以阴体熔之，此五行生克之妙也。石油能于水中生火，凡水中一切物，非石油不能焚之，水中火本咸精，故海水入夜则明。至阴之气不能焚物也。命门相火即人身欲火，与三昧真火皆能自焚。不能焚物，此皆阴火。为火之魄，气不热，不必寄形于物，而有能焚不能焚之别。非若阳火之遇物无不消熔也。濒湖仅列其名，又不晰言其故，且其主治功用，又皆晦之。故特为详述以补。

太阳火

除湿止寒游，舒经络。痼冷，以体曝之，则血和而病去。冬月以旧帛晒，受阳气，覆体，皆能却疾。补脾养胃。作酱日晒，受日气多，人食之，多补脾胃。久服长生。养生家有服日光法。

星精飞火

辟伏尸。《陈子静养生注》云：火殃即流星之精入土中，其地有伏尸皆远去。增志虑聪明。《谈道录》有制星精米法，以白米露星月下百日，承受星精，小儿食之，多聪明，增神智，且辟邪除疟。

钻木火

除瘟疫，却四时不正之气。《周礼》司爟掌火政，四时变火以救时疾，即此。

杀精魅。凡一切山魈木怪，年老精魅，用千年古柏，不得以凡火燃，须钻木按时取火燃之。

沈云将《食纂》：榆柳火助养生之气，利肝胆，调筋脉；枣杏火消蓄茂之气，养心血，通神明；柞楢火敛耗散，秉元清利肺而滋本源，制阳而结髓；槐檀火补肾脏，益阴血，使遍体调和，周身通畅；桑柘火补脾胃，壮真元。

击石火

宜针灸百病，取其含阴气于阳中，有太极之妙。张石顽以石取火为阴火，云不宜以之灼艾，以太阳取于阳燧者为阳火。宜灸病。不知石虽阴质，非真火蕴结则不成形。凡石中皆有火，火石较他石尤火多而易取者，以此石独受太阳之气厚也。石阴而火阳，必受击乃出，火多者且有炿炸声，若阴火则无声矣。故濒湖列为地之阳火，石顽以为阴火，未免拘墟之见耳。

戛金火

能散鬼磷野祟，戛金取火照之，即灭迹。

人身君火

即人元气，能救卒死魇死，以口布气度之即生，散鬼气，呵气吹之即灭。

发痘，凡阴寒不起不浆者，用壮健人气呵之，即起发红活，浆行而毒化。

止腹痛腹泻，老年人多有气弱受寒患此者，用壮年人以手搓极热，频互掩其脐，使手中热气透人丹田自愈。此借君火之力也。

龙　火

龙起石中，石内必有焦裂处，乃龙口火所烧也，刮其石末煎汤，治痞膈如神，以石受龙火之气，无坚不破也。《海上格物论》

雷　火

其震木有硫黄气者，得雷火之气也。能治惊痫邪祟，合辟瘟丹加用最妙。

石油火

有毒，不宜熯物。以纸捻蘸油点火照疮，可引毒外出。

水中火

着体能渍肉腐烂，可摩风气。

相火　三昧火

凡人皆不能运用，惟有道之士能运以疗病，起死回生。相火能结舍利，成坚固子，三昧火能杀精魅。

黄金火

以金器烧红烙肉上，能止血。凡人神所在，误针出血不止者，烧金器烙之。《选元方》

煤　火

《本经逢原》云：北方炊食多用煤火，以地属坎，足胜其气，且助命门真火。食煤火长气于阴，所以膂力强壮，南人食之多发痈毒。受其毒者，以萵汁解之。然煤火处置大缸水于旁，则毒从水解。南方炊食多用薪火，人食薪火，长气于阳，气多轻浮不实，不似北方之禀气刚劲也。然近日南方亦产煤，薪价日昂，市井多有用煤者，其煤在浙省则出于衢、严、湖州，较北煤坚细，以之代薪，煤气亦减薄甚，有如薪炭无臭气者，名曰香煤。出太湖山中，《纲目》石部收乌金石，即煤也。其主治多言其质之用，而火部又不收煤火，故为补之。用以香煤为佳。

烹一切食物，能和脾胃。滋气力，通肾气，助阳道。妇人暖子宫。杂煤、臭煤有毒。

藤火匏火

藤乃木本。各种山藤，性最蔓延，喜束物，故为火亦如其本性。匏属皆瓠类，草本也。蔓皆中空，而长养最速，其性行甚捷。今徽人作花炮者，其药线必用葫芦炭，取其疾速胜于杉柳梢，同一藤也。而草木之性不同如此。

藤火：宜煎臌胀水肿四肢诸病等药。

匏火：宜煎救急诸药，取其顷刻能达经络也。

荷梗火

荷梗入秋，人多采取积之，使干为薪。入镬煮肉，则精者反浮，肥者反沉，入药用其火气，能通肝肺二窍。

宜煎一切转脬交肠药，能正倒阴阳之气。

稻麦穗火

稻穗火：烹煮饮食，安人神魂，利五脏六腑。糯稻穗尤峻烈。《卢镗日记》：鸟枪用糯壳炭，取其熔铁力速，见风铅子不凝，其能久住之力如此。

麦穗火：煮饮食，主消渴咽干，利小便。

松柴火

煮饭益人，壮筋骨。煎茶不佳。《食纂》松卵火，煎茶美。以能聚茶力，使不解散真味。

栎柴火

栎柴煮猪肉食之，不发风。煮鸡鹅鸭鱼腥等物，易烂且良。

茅柴火

炊煮饮，主明目解毒。《食纂》

烧酒火

酒本米曲之精华，属阳。烧酒则又为酒之精华，乃阳中之阳。燃之色绿，阳极阴生之象，与石硫性同，皆以阳为体，藏阴于用也。故其光照人面，皆作青灰色，照魑魅则不能遁形，以阴为用者多含毒。今人率以此酒，冬月为大碗，用以摸物代炭火。久食则发痈毒，默受其毒而不觉，然维脏寒者宜之，气能透达骨髓，软坚燥湿，熏衣着之，能发骨髓中汗。

鱼膏火

海上人多取鱼膏为油，代菜豆油用。其油割海鳅腹中脂或取其肉，并炼为膏，燃之照夜，然烟重气腥，多昏目损神。秦始皇墓中以鲵膏为灯，即此。后人多解为人鱼者，误也。辟蚊蛾，熏竹木除蠹。

猬油火

乃刺猬脂肉所熬油。山左猬大者如猫，山人获取之，熬其脂肉，可得油斗许，用以照夜，光明皎澈同白昼，比蜡犹明。此油可入神灯照用。按猬脂可烊铁，骨能缩人筋骨，其性峻利可知。入神灯，其气照毒，能箍毒使小。

丹药火

《锦囊秘授》有制救苦丹法：真麝香一钱，劈砂水飞二钱，好硫黄三钱，各研极细，先将硫黄化开，次入麝砂二味，离火搅匀，倾在光石上，摊作薄片，切如米如粞二样小块，贮瓶勿泄气。治病将药安患处，以灯火点着，候至火灭，连灰罨在肉上，立见痊愈。重者用米粒大，轻者用粞粒大，安放铜钱眼内，香火燃之，只须一炷，不必复灸。如若患处阔大，连排数炷，一起灸之。且灸时不甚热，亦不甚疼，灸后并不溃脓，一茶之顷，痼疾如失，系观音佛所授，真神方也。

又《海上仙方》亦有救苦丹，其法：用麝五分，朱砂水飞钱半，硫黄五钱，樟脑钱半。俱为细末，入铜器内，文武火烘烊，取起冷定，敲碎如米粒大用，能治各种风痹跌扑痈疽，初起有效。

敏按：此丹药诸火为人工制造，本非天生药料，然本草中又不得不载造酿一类，即濒湖火部收载神针之意也。因与神灯火并录，以补李氏所未述。

治一切风寒湿气，流注作痛，手足踡挛，小儿偏搐，口眼㖞斜，妇人心腹痞块攻疼，五分年深月久皆可用。

蓬莱火

茅昆来家传《医要》有蓬莱火法：西黄、雄黄、乳香、没药、丁香、麝香、火硝各等分。去西黄，加硼砂、草乌，皆可。用紫棉纸裹药末，捻作条，如官香粗，以紧实为要。治病剪二三分长一段，以粽黏肉上点着，不过三次即除根。若点穴不差，灸至药尽，皮肉发爆，病即立愈。每次三状，重者不过三次即除根，不复再发。灸后忌猪肉，待疮平复再食，此茅氏家传五世试效神验方也。

治风痹跌扑，瘰疬。俱按患处灸。水胀，膈气胃气。按穴灸。

阳燧锭

赵氏《集要》：古有烙法，今罕用之。不但粗工不知用法，抑且患者见之骇然，故以此代之。法用干蟾酥锉薄片焙研、朱砂水飞、川乌、草乌各五分，僵蚕一条，各研细。将硫黄一两五钱置勺内，微火熔化，入药末搅匀，急搅为要，迟则凝矣。倾入瓷盆内，速揿成片，待冷收用。用时取甜瓜子大一块，上尖下平，先将枣肉擦患处，粘药于上，香火点着，即起火焰，五壮七壮九壮，随症施之。灸毕即饮米醋半酒杯，候起小泡，线针穿破，出黄水，些须膏药盖住，其毒即消。此遗写冰片、麝香二味，原稿眉注。

治湿痰流注、附骨阴疽、寒湿疮毒，经久不消，内溃不痛者。能使未成即消，已成即溃，已溃即敛。如若风痹，用竹箸点之，有酸痛处，笔蘸墨记之，照墨上灸。若腿膝疼痛，灸鬼眼穴。诸疮初起，灸三五壮即瘥。

神灯火

外科有神灯照法：用朱砂、雄黄俱研水飞、血竭、没药箬烘去汗，各二钱，麝香四分，为极细末，每用三分。以红棉纸紧卷捻条，约长七寸，麻油润透，以火燃着，须令患者坐无风处，将药条离疮半寸，自外至内，周围徐徐照入，火头向上，药气乃入，毒即随火解散，自不内侵脏腑，不可太过，恐伤好肉。其疮微微觉热，心神即爽，每日只熏一次，初用三条，每日加一条，加至四五条，势即渐减，然后每日减去一条，直熏至红肿消尽为度。熏后用后药稀莶草新鲜采得者，捣烂，入陈年小粉等分，初起者再加白盐研细少许，打成稠糊，敷半寸厚，留头，必须敷过疮晕三分，方能箍定毒根。疮口之上，用大葱叶滚水泡热，扯开贴之，或膏盖亦可。避风为妙。自能拔出脓毒。如无鲜草，以如意黄金散代之。《集要》云：神灯照法勿用太早，如疮四五日间，形未成，毒未聚，骤用之，毒必内郁，反难外出。须用在八九日后，疮势已定，毒气已聚，未成脓腐之时，用此照之，未成者自消，已成者自高，不起发者即发，不腐溃者即溃。若毒已溃，脓已泄者，不宜用。每日以猪蹄汤淋洗，或葱头煎汤洗亦佳。忌发物。

治一切肿毒，痈疽发背，能解毒活血，消肿散瘀。

火罐气

火罐，江右及闽中皆有之。系窑户烧售，小如人大指，腹大，两头微狭。使促口以受火气，凡患一切风寒，皆用此罐。以小纸烧见焰，投入罐中，即将罐合于患处。如头痛则合在太阳脑户或巅顶；腹痛合在脐上，罐得火气合于肉，即牢不可脱，须待其自落。患者但觉有一股暖气从气孔透入，少顷火力尽则自落，肉上起红晕，罐中有气水出。风寒尽出，不必服药。

治风寒头痛，及眩晕风痹腹痛等症。

烟草火

沈云将《食物会纂》：烟以闽产者佳，燕产者次，石门产者为下。春时栽植，夏时开花，土人除一二本听其开花收种外，余皆摘去顶穗，不使开花，并去叶间旁枝，使之聚力于叶，则叶厚味美，秋日取叶，用竹帘夹缚曝干，去叶上粗筋，用火酒喷制。切叶细如发，每十六两为一封，贸易天下，其名不一。有真建假建之分，盖露头黄二黄之别。近日北方制烟，不切成丝，将原晒烟片揉成一块，如普洱茶砖茶一般。用时揉碎作末，入烟袋中贮用。

顶上数叶，名曰盖露，味最美。此后之叶递下，味递减。相传海外有鬼国，彼俗人病将死，即舁置深山中。昔有国王女病革，弃去之，昏愦中闻芬馥之气，见卧旁有草，乃就而嗅之，便觉遍体清凉，霍然而起，奔入宫中，人以为异，因得是草，故一名返魂烟。

方氏《物理小识》：烟草，明万历末年有携至漳、泉者，马氏造之，曰淡肉果。渐传至九边。皆含长管而火点吞之，有醉仆者。崇祯时严禁之，不止。其本似春不老，而叶大于菜，暴干以火酒炒之，曰金丝烟。可以祛湿发散。久服则肺焦，诸药多不效，其症令人忽吐黄水而死。

《粤志》：粤中有仁草，一日八角草，一曰金丝烟。治验亦多，其性辛散，食其气令人醉。一曰烟酒，其种得之大西洋，一名淡巴菰、相思草。《物理小识》淡巴姑，或呼担不归。闽产者佳。近出江西射洪、永丰者亦佳。制成烟有生熟二种，熟者性烈，损人尤甚。凡患咳嗽、喉痈、一切诸毒、肺病、皆忌之。近兰州出一种烟名曰水烟，以水注筒吸之。令烟从水过，云绝火毒，然烟味亦减。

张良宇云：水烟出兰州，五泉地种者佳，食其气能解瘴消臌，宽中化积，去寒癖，但不宜多食。其制法以砒夹香油炒成，故不能无毒也。近日粤中潮州出一种潮烟，其性更烈。

《姚旅露书》云：吕宋国有草名淡巴菰，一名金丝醺。烟气从管中入喉，能令人醉，亦辟瘴气，捣汁可毒头虱。

《延绥镇志》：烟草其苗挺生如葵，叶光泽，形如红蓼，不相对，高数尺，三伏中开花色黄，八月采阴干，用酒洗切成丝。而各省之有名者：崇德烟、黄县烟、曲沃烟、美原烟。惟日本之倭丝为佳。

《百草镜》：烟，一名相思草，叶如菘菜，厚狭而尖，秋月起茎，高者六尺，花如小瓶，淡红色，产福建者良。用叶以伏月采者佳，生顶上者，嫩而有力，色嫩黄，名盖露烟。烟品之多，至今极盛。在内地则福建漳州有石马烟，色黑，又名黑老虎。系油炒而成，性最猛烈，多食则令人吐黄水。浙常山有面烟，性疏利，消痰如神，凡老人五更咳嗽吐痰者，食之，嗽渐止，痰亦消。江西有射洪烟，性清肃导气。湖广有衡烟，性子和，活血杀虫，可已虚劳。山东有济宁烟，气如兰馨，性亦克利。甘肃兰州有水烟，可以醒酒。近日粤东有潮烟，出潮州，每服不过米粒大，性最烈，消食下气如神，然体弱者忌。

长州张路玉《本经逢原》云：烟草之火，方书不录，惟

《朝鲜志》见之，始自闽人吸以祛瘴，向后北方借以辟寒，今则遍行寰宇，岂知毒草之气，熏灼脏腑，游行经络，能无壮火散气之虑乎？近日目科内障丸中，间有用之获效者，取其辛温散冷积之翳也。不可与冰片同吸，以火济火，多发烟毒。不可以藤点吸，恐其有蛇虺之毒也。吸烟之后，慎不得饮火酒，能引火气熏灼脏腑也。又久受烟毒而肺胃不清者，以砂糖汤解之。

兰上徐沁跳著《烟诫》，载有祛烟虫方云：杜湘民说，凡人食烟则腹中生虫，状类蝇，两翅鼓动，即思烟以沐之，故终日食不暇给，久之虫日盛，而脏腑败，疾瘵大作，不可救药。常有临革吃烟而始瞑者，哀哉！其方用生豆腐四两，戳数孔，黑砂糖二两，加腐上，置饭甑中蒸之，使腐与糖融化，每思烟，辄进数匙，只三日后，其虫尽下，闻烟气则呕不欲食矣。

王东藩云：近日有一种熟烟，闽人能制，其法以油炒烟片令黑，名黑老虎。又曰紫建云，食之香辣甘，一体而备三味，中其毒者，欲吐不得，须食北枣一二枚解之。凡烟种有山田之分，山种者味厚，田种者味薄，多草气。

张景岳云：烟草味辛气温，性微热，升也，阳也，烧烟吸之能醉人。用时惟吸一二口，若多吸之，令人醉倒。久而后苏，甚者以冷水一口解之即醒。若见烦闷，但用白糖解之即安。亦奇物也。吸时须开喉长吸咽下，令其直达下焦，其气上行则能温心肺，下行则温肝脾肾，服后能使通身温暖微汗，元阳陡壮。用以治表，善逐一切阴邪寒毒，山岚瘴气风湿，邪闭腠理，筋骨疼痛，诚顷刻取效之神剂。用以治里，善壮胃气，进饮食，祛寒滞阴浊，消臌胀宿食，止呕哕霍乱。除积聚诸虫，解郁结，止疼痛，行气停血瘀。举下陷后坠，通达三焦，立刻见效。此物自古未闻，近自我明万历时，出于闽广之间，自后吴楚地土皆种植之，总不若闽中者，色微黄，质细，名为金丝烟者，力强气胜为优。求其习服之始，则向以征滇之役，师旅深入瘴地，无不染病，独一营安然无恙，问其故，则众皆服烟。由是遍传。今则西南一方，无分老幼朝夕不能间矣。予初得此物，亦甚疑，及习服数次，乃悉其功用之捷有如此者，因著性于此。然此物性属纯阳，善行善散，惟阴滞者用之如神。若阳盛气越而多躁多火，及气虚气短而多汗者，皆不宜用。或疑其能顷刻醉人，性必有毒。盖其阳气强猛，人不能胜，故下咽即醉。既能散热，亦必耗气，然烟气易散，而人气随复，阳气留中，旋亦生气。此耗中有补，所以人多喜服，未见其损者，以此。

敏按：释氏书言，人乃山川火土之气和合以生，故脾胃亦受火土之气以养。烟本火土之精，人喜吃烟者，病重即不食烟，以脾胃不受火土之气，故烟亦不受也。火土之气不特养阳，亦兼能生阳，所以妖魅鬼魅①，多能吃烟。以无质吸无质味之气也。至干麂子闭土中多年，亦思得烟吸以融和其体。开矿闭死穴中之人，久不得出，亦不死，凿矿者于山穴中遇之，呼为干麂子。见常中丞安《宦游笔记》。则知烟力之能走百络通坚邃可知矣，凡烟气吸出，悠扬于外，阴为鬼吸，人不见耳，故食烟之人多面黄不尽，耗肺而焦皮毛，亦因精气半为鬼吸也。友人张寿庄己酉与予同馆临安，每晨起，见其咳吐浓痰遍地，年余迄未愈，以为痰火老疾，非药石所能疗。一日忽不食烟，如是一月，晨亦不咳，终日亦无痰唾，精神顿健，且饮食倍增，啖饭如汤沃雪，食饱后少顷即易饥，予乃悟向之痰咳，悉烟之害也。耗肺损血。世多阴受其祸而不觉，因笔于此，以告知医者。景岳所云，特一偏之见，惟辟瘴却佳。

《秋灯丛话》：予堂叔疾，延一医至，食毕茹烟，烟房大如升，容烟斤许，尽吸入腹，即瞑目不语，欹椅仰卧，而气息阒如。众大惊！其仆曰：无虑也。顷且苏，俄唇动口翕，烟自口中喷腾而出，蓊然若云雾，数刻始息。乃欠伸而起，张目四顾，

① 魅（chì，音斥）：鬼怪。

曰：快哉。晚食复如之。询其仆曰：家居朝夕餐烟二次，俱以斤为率，否则病，家人闻其言，惧而辞焉。其酷嗜之量有如此者。

辛温　《本草从新》云：治风寒湿痹，滞气停痰，山岚瘴雾，其气人口，不循经络，顷刻而周一身，令人通体俱快。然火气熏灼，耗血损年。

《药性考》：烟草味辛性温，开郁，烧吸解倦。罨伤止血，烟油有毒，杀虫最捷。诸虫咬伤，涂之病失。

烟有毒，中其毒者，煎胡黄连合茶服之。

王东藩《医奥》云：烟毒以黑砂糖和井水服之。

《延绥镇志》云：性热味辛，有毒。主寒湿胸膈痞满，益津止饥，多食伤气。

《格致镜原》云：损容。

王桂舟云：烟渣入目，如以他物洗之，愈洗愈疼，必盲后已。须用乱发或鬃缨缓缓揉之，即愈。见后“烟筒中水”条。

脚气　《同寿录》：脚气痛不可忍，以致口眼口㖞斜，手脚如搐，不省人事，昏迷如死。用黄建烟二斤，炒热，以坐桶盛入内，将脚解光，放入烟中出汗，少冷又炒热，隔日一熏，七次即除根。

金疮止血　《良朋汇集》：以烟末敷之。

《文堂集验》云：凡服至宝丹，须停烟茶酒饭一二时。按：至宝丹即塘栖痧药。

烟　梗

陈良翰云：烟叶生者有毒，人食之即中毒，发病难治，其茎更烈。登莱人用以毒鱼。凡溪塘中大鱼难捕者，用此法毒之，用烟茎干湿俱可，锉碎，同青胡桃皮捣烂，置水中，一饭间，大鱼辄如醉浮水面，小者皆死。虽鳗鲡龟虾鳖蟹蚌蛤之属，一齐罄毙。其毒之猛烈如此，然以此造烟，则梗之味淡，迥不如叶之味厚。

烟 叶

治脑漏　杨春涯验方：烟叶半斤，晒干，研极细末，调花露四两，晒干，用玫瑰饼再研吹入。吃兰花烟成脑漏者，以白鲞脊骨烧烟熏之，数日愈。兰花乃江西贾人带来一种兰子，即泽兰子也。气香烈，取其子研拌入烟，名曰兰花烟。人食之作兰花香，然其气窜上，往往入顶伤脑，易成脑漏。叶天士《种福堂方》治风寒湿气、骨节疼痛、痿痹不仁、鹤膝风、历节风、偏头漏肩等症有见晛[①]膏，中用新鲜烟叶捣汁，浸松香，晒干入药，亦取其气味以透利筋络也。

毒蛇咬伤　《慈航活人书》：先避风挤去恶血，用生烟叶捣烂敷之，无鲜叶用干者，研末敷，即烟油烟灰皆可。

《不药良方》治毒蛇及毒虫伤　用鱼腥草、皱面草、烟叶、草决明等分，杵烂敷之。

辟臭虫　《活人书》用烟叶铺床代褥，或烧熏之，则臭虫尽绝。

烟 杆

年久色黑毛竹，男子用者良。

《秋灯丛话》：新昌张姓，茹竹烟管五十余年，色如漆而光可鉴，珍同拱璧，虽戚好不轻假也。母病无药饵资，质钱二缗，典主子患损病，诸药罔效，或谓非多年竹烟管不可治。遂取张物截之数寸，煎汤服之愈。后酬张以巨万金。

陈毅斋云：烟杆虽受烟火熏渍之气，然非借人气津液渐渍之，必不酥透，其杆经男子食者，光泽可鉴。一经妇人口，便色

① 晛（xiàn，音现）：日光。

珍本医籍

暗不鲜明，且多直裂纹，又最忌粪，凡多年好杆持以上厕，能令光涩。若象牙杆便裂开走油不堪用，物性之相忌如此。

杀蛊毒传尸痨，涂恶疮。劈取中心油透而酥者，捣如糊涂疮即痂，或摊油纸上，贴治虫膈。

《百草镜》：毒蛇伤，先取妇人旧油头绳扎住肿处，勿令肿上，再取耳垢封之止痛。随用多年油黑竹烟筒杆，紫色者亦可。毛竹者佳。一段约长三寸，咀嚼咽汁，渣淡吐去，并取杆中之油搽患处，烟杆味辣，服之反甜，蛇毒亦随解，痛止自愈。试效多人，凡蛇咬有蛇齿留肉内者，烟油涂之自出。

妇人血崩　刘怡轩云：凡血崩诸药不效者，用多年旧烟杆，紫色油透者佳。截一寸烧灰，黄酒调服。下喉即止，屡试屡效。

烟筒中水

俗名烟油。《古今秘苑》：烟油染衣，以瓜子水洗之即去。

《同寿录》云：烟油入目，如小儿及如吃烟者误犯之，若将别汤洗，愈洗愈疼，必至瞎而后已。须用乱头发或鬏缨缓缓揉之即愈。

解蛇毒，涂恶疮顽癣，杀蛊。

毒蛇咬　《刘羽仪验方》：取吃烟杆内脂膏，涂在咬伤处，用手指搓入肉中，痛即止，最效。

蜈蚣咬　《刘氏验方》：用烟筒内膏油，涂在咬处，或烟灰擦之，立止痛。

按：烟油一名烟膏，味辛微毒，陈贡士毅斋云：烟油乃五行之气相合而生，近日外丹家用以点药金，又可益金色，术士隐其名，呼为太极膏，又曰气泥，曰五行丹，剔以燃灯代油，则一切毒虫皆不近，入水蛟龙亦畏之。入药，旧竹杆劈取者良，凡梅条、藤条、紫檀、乌木，老鹳草及纯铜、纯银杆中油，皆不及竹中者性良。惟象牙杆中烟油可杀蛊毒。闽有橄榄木烟杆，其中油可毒鱼。至烟膏亦各随所食烟质为高下，烟肆所市烟，俱以烟叶喷油打成块，用铁刨披作丝售之，此为纯叶，不杂，为上品。更有打块时夹素馨叶，杂以矾红刨成丝，再加姜黄末以和其色者，其气燥烈损人，烟膏亦淡而薄，不及上品力厚也。海盐朱进士醒庵云：烟油解蛇毒，初不甚信，后见里人获一赤练蛇，长八九尺，粗如臂，口吐毒烟，一犬近之，蛇嘘以气，即腹裂死。一人戏以旧竹烟杆去头嘴，以竹丝通出油，刺入蛇口，蛇啮之即瞑目闭口，身卷缩，俄复伸长，如是数次，直如绳而毙。始知其解毒杀虫之功，信不虚谬。诸城刘仲旭少府云：西北口外出一种毒虫，名曰蜢蝶。状如中土虻蝇，人出遇之，即触人面，不论何处被其触者，亦不甚痛，顷觉眼眶四围出细蛆，攒食睛膏，痛不可忍。彼土人治法：惟取烟杆四五枝，折取烟油，涂目内，忍痛片时，其蛆皆死，然后再用温水洗去烟油即愈。《椿园闻见录》：挞拉巴哈台即准噶尔故地，夏多白蝇为害，触人畜眼角，辄遗蛆而去，非以胶粘之不出。

按《常中丞笔记》云：西北台站及伊犁等处，出一种野蝇，乱扑人面，若被其触者，眼角内即出蛆虫，痛痒异常，有因此成瞽者。土人多以烟油涂眼角治之。然疾愈后，目亦红肿，数日不消。总不若蒙古治法：以鱼胶一块，向眼角粘出之，又不损目，较烟油为佳。

烟筒头中煤

《济急良方》：治蜈蚣咬伤，取烟筒头内硬煤擦之，立时止痛。

鼻　烟

《广大新书》有造鼻烟法：香白芷二分，北细辛八分，焙干，猪牙皂角二分，焙干研，薄荷二分，冰片三厘，干烟丝为君，千丝一钱，必配福烟六七分许，上药各为细末，酌量配合，不必拘分两，以色如棕色者佳。

有内府造、洋造、广造及土烟数种。鸭绿者最佳，玫瑰色者次之，酱色者为下，陈久而枯者不堪用。出洋中者，能追风发汗。

《香祖笔记》：近京师有制鼻烟者，可明目，尤有辟疫之功。以玻璃为瓶贮之，象牙为匙，就鼻嗅之，皆内府制造，民间不及。张玉叔云：近有广东来者，较内府造者尤胜。有五色，以苹果色为上。

《澳门纪略》：西洋出鼻烟，上品曰飞烟，稍次则鸭头绿色，厥味微酸，谓之豆烟。红者为下。

《常中丞笔记》：鼻烟，或冒风寒，或受秽气，以少许引之使嚏，则邪秽疏散，积滞亦解。若刻不少间，反有致疾者。烟有多品，总以洋烟为最，取其滋润不烈，所以为佳。通关窍，治惊风，明目，定头痛，辟疫尤验。

水烟参看前烟草条下

沈君士云：水烟真者出兰州五泉山，食之性尤峻削，豁痰消食，开膈降气，惟虚弱者忌服。亦解蛇虺毒。予家有姻戚馈食品，因天暮未暇食，置筐中经宿，为蛇涎所渍，次日食之，举家皆患呕吐腹痛。惟一小仆免。询之，则每食后辄服水烟也。

蔡云白言：兰州五泉种水烟，其叶枇杷叶相似，与烟叶迥别。

鸦片烟

《台海使槎录》：鸦片烟用麻葛同鸦土切丝，于铜铛内煮成。鸦片拌烟，另用竹筒实以棕丝。群聚吸之，索值数倍于常烟。专治此者，名开鸦片馆。吸一二次后，刻不能离，暖气直注丹田，可竟夜不寐。土人服此为导淫具，肢体萎缩，脏腑溃出，不杀身不止。官弁每为严禁，常有身被逮系，犹求缓须臾，再吸一筒者。鸦土出噶喇吧。

《海东札记》：鸦片产外洋咬嚁吧吕宋诸国，为渡海禁物，台地无赖人多和烟吸之，谓可助精神，彻宵不寐。凡吸必邀集多人，更番作食，铺席于坑，众偃坐席上，中燃一灯，以吸百余口至数百口，烟筒以竹为管，大约八九分，中实棕丝头发，两头用银镶首，侧开一孔如小指大，以黄泥掐成葫芦样，空其中，以火煅之，嵌入首间小孔上，置鸦片烟于葫芦首，烟止少许，吸之一口立尽，格格有声。饮食顿令倍进，日须肥甘，不尔肠胃不安。初服数月，犹可中止。迨服久偶辍，则困惫欲死。卒至破家丧身。凡吸者面黑肩耸，两眼泪流，肠脱不收而死。

主治胃脘痛。神效。

藏　香

出西藏，作团成饼者良，如香炷者次之。色紫黄色，气甚猛烈，焚之香闻百步外者佳。伪者名京香，不入药用。有出打箭炉者，不及西藏出者第一。有红藏、黄藏、紫藏之分。

肖腾麟《西藏见闻录》云：藏香有紫黄二色，粗细二种，各处皆有，惟产于巴塘者为最。

朱大骏云：亲见藏香有黑如墨者，燃之催生甚妙。

宓元良云：藏香有紫黄二色，紫者内有琐琐葡萄汁合成，故色紫。而性开关窍，透发而上升，能发痘瘄①。黄者性下降，可催生，不可乱用。

闻人达远云：藏香有绿色者，云最贵，焚之嗅其烟，可清目，不知彼中何草合成。

---

① 瘄（cù，音醋）：疹子。

叶明斋云：藏香中有一种白色小丸子，焚之气颇幽爽，亦系番僧所贡，不知何名，其香气嗅之，可治老人肠燥气虚便秘。入厕时焚一二丸最妙，亦可治痘。

马少云《卫藏图识》：藏香有紫黄二种，真者焚时烟凌霄汉，盖以珍宝屑成之。又有黑白香，白香亦名吉吉香；黑香亦名唵叭香。

敏按：藏香只有紫黄二色为正品，其所云红绿黑白诸色，皆属他香，近亦罕见，姑存其说以备考。

王景略曾为织造寅公制藏香，其方云得自拉藏，予求其法，附载于此：速香二片，沉香、黄熟香、黄檀香、广木香各四两，春花、甘松、三柰、玫瑰瓣、母丁香、细辛、桧皮、生军、排草、乳香、金颜香、唵叭榄油、苏合油、伽俑、水安息各二两，冰片一两，上各为极细末，以顶好榆面二斤，火硝十两，化水，加老醇酒，调和为香。

杀邪治祟，功同苍术。痘疮不发，点床角上，令儿闻之，能透斑，甚妙。愈疟，催生，明目。

按痘乃先天胎毒，非火不结，因感而发，最忌燥烈，安得以香气熏触？不愈滋其枯裂乎？。透斑之说，予终未敢深信，盖凡香皆作燥，爇[①]者犹烈。夫痘靥曰苗，痘发曰花。既曰花，则性未有不喜润者，安得以香燥助其毒，即难透斑，终恐干红而归黑陷耳。

---

① 爇（ruò，音弱）：烧。

土　部十八种

杨妃粉

产马嵬坡上，取之者必先祭然后掘之，去浮土三尺，有土如粉，腻滑光洁，于女子最宜。泽肌有效。

《职方典》：出陕西西安府，女面有黑黗，以水和粉洗之即除。

拭面，去黗皯雀斑，美颜色。

丹灶泥

《岭南杂记》：出罗浮山，以粉红色者佳。

《粤志》：罗浮冲虚观后，有稚川丹灶，取灶中土，以药槽之水洗之，丸小粒，投水中，辄有白气数缕，冲射四旁，生泡不已，咍咍[1]有声，顷之，一分为二，二分为四，四分为八，然后融化，服之可疗腹疾。道士号为丹滓，尝以饷客。

治晕船不服水土等症　丸如豆大，饮水调服。

洗手土

《坤舆典》：鸡足山有迦叶洗手土，彼方人若头痛者，以些少涂之即瘥。

观音粉

《处州府志》：云和山中有白漕泥，以水搅，淀而取之，和糯米粉一半蒸食之，可以疗饥。名观音粉。生山土内，白如粉，

① 咍咍（hāihāi，音嗨嗨）：相声词。

绝细腻，岁荒，乡人辄掘取之，和麦面作饼饵以食，但不可多食，多食能令便闭腹重，以其土性滞涩肠胃耳。生洞内者不可服，恐其有蛇虺涎毒。

郑仲夔《冷赏》载云：丙子岁荒，弋阳石窝村庵僧，梦大士告以山下土中有石粉，可取充饥。如言往掘，果得之。俨若蕨粉，研细作饼蒸熟，甘美异常。乡人闻而竞采之，或有以荤油裹者，即苦甚不堪入口，名大士粉，即此。

《纲目》石部载石面，即此。以为不常生，不知今山中皆有。濒湖主治只言益气调中，食之止饥，而不知其去湿之功，十倍于苍术。盖亦土能制水之意耳。

味微甘苦，性平。解虫毒，逐水肿，明目，疗湿黄。

乌龙粉

丹术家名黑龙丹。系烧马粪釜脐煤。

生肌收口药用之，掺疮口即验。

白朱砂

一名翠白，古方有用之，乃旧定窑器末也。近窑火气未脱，有毒，能腐肉，不宜服。青瓷末日翠青。《本经逢原》：白瓷器研细水飞，敷痈肿，可代针砭。又点目去翳。

《百草镜》云：白朱砂系古瓷白色者，研粉入药。以其年久无火毒之害，必不得已，用破碎定窑入土过者，火煅醋淬，研细水飞用。今人以近日窑器白色者代用，误矣。

按：外科有九种十三根法，凡种痈留根，有白瓷种，能令患毒不收口，时以取利。今《逢原》用以敷痈肿。恐种毒留根，不宜误用。或加入膏中以代针可也。然亦以少为贵。

接断骨神效方　《黄氏医抄》：研极细末，同黄蜡丸，酒吞三钱，取汗出，骨接有声，片时即复。

去翳障　《得效方》有点眼翠白丹，用之。《录验方》有推云散，翠青翠白同用。《医学指南》目疾门有拨云能光散，中用白朱砂，以童便合醋煅制二十一次方用。

远近星障　《眼科要览》：白朱砂、牛黄、熊胆、白丁香、珍珠、冰片各一分，石燕、石蟹、琥珀、珊瑚各三分，炉甘石煅三钱，麝香半分，共为细末，蜜一两，调点。

鼻血不止　《慈惠编》：定窑瓷器乳①极细末，吹少许入鼻孔内，立止。

治膈　《羲复方》用白瓷片烧红，醋淬七次，研极细末，烧酒服三厘。

臁疮起沿　白朱砂煅红，淬入干烧酒内四两，七八次，以酥为度，研细水飞，每上药一钱，加冰片三厘，研细掺之，黑膏药盖贴。孕妇勿服，能坠胎，慎之。

鳝扛头　《叶氏方》用细瓷器为末，香油调涂，立效。

治跌打闪衄伤方　白朱砂，即回青瓷器，用火罐烧红，童便淬七次，研成粉，净用三钱，乳香没药俱去油各一钱，三味研为细末，用好黄酒送下，三日一服，三服痊愈。

难产催生　《便易良方》：白细碗研碎末一钱，酒吞下，立刻即产。

《纲目》四卷主治内云：白瓷器水磨，可灭瘢痕。

铸铜罐

《云溪方》：浙江湖州人每担炉具赴他州，代人铸铜勺锅铲，其泥罐不轻弃，可入药。

治小儿头生软疖，出脓水不干，仍复㿉②肿，用罐石上捶细

① 乳：研磨。

② 㿉（tuí，音推，阳平）：阴囊肿大。

末，醋调敷之，脓自溢干，迨泥落而疾自愈。

白蜡尘

此乃白蜡面上年久积尘，埽下贮用。

治瘵虫。《万邦孚家抄》

檀香泥

乃檀香心中所含脂垢，不易得，色如尘土，故以泥名。爇之亦作檀香气。

治胃气滞痛，肝郁不舒。

席下尘

治水肿　《圣惠方》：治遍身水肿，用鹿葱根叶晒干为末，每服二钱，入席下尘半钱，食前米饮服。

回燕膏

《本草经疏》：朝北燕窠土，名回燕膏。

治瘰疬　《经疏》：合胡燕窝内土，研敷有效。

鞋底泥

濒湖《纲目》引藏器本草：治不服水土用，而外治无闻焉。今补之。

治陟耳头疮　《良朋汇集》：人生耳底即聤耳，用鞋底陈土吹入耳内，即干。此土又治头上疮不干，擦上即好。

一切无名肿毒　用独郎蒜一枚，津唾磨鞋底泥箍之，三五次即消。

鼠穴泥

治偏正头风　《救生苦海》：用老鼠洞内泥炒热，乘热绢帕包头上，即愈。

椅足泥

《物理小识》：此泥炕干，可以生肌。

狗溺硝

此药处处有之，生人家石墈[1]上，乡村尤多，乃狗溺石上，多年结成，如硝样。取之水飞用，或甘草汤拔去秽气用。

性凉色清白，治咽喉肿痛等症。能降虚火。

鸡脚胶

出云南鸡足山近地土中，俗名鸡脚胶。土人往往从土中掘得，形如碎砖，入火即烊如胶然，故名。终不知何物所结也。

治风如神。煎汤服。

乌金砖

乃粪窑中多年砖也。取起一块，洗净，以清水煎熬，撇去浮沫，候浮沫净，其汁亦浓，每一二盏，治痘不贯浆。虚弱无力者。大效。

蛆钻泥

乃粪坑中蛆钻之泥，其质松，凡蛆在泥中过冬，必钻此土作窠。蛆过冬则短缩，头生二角，白如蛹，清明后化黑虫而去。蛆必退壳，每退每大，其退时，辄扒越墙石从高坠下，退一节，再扒再坠，如是屡次，则全退矣。此泥有蛹，故入退管药用。须冬时取。

---

① 墈（kàn，音看）：高的堤岸或土埂。

治痔漏多年起管　用蛆钻泥一斗，晒干，以五升炒热，袋盛，令患者去裤坐其上，则稠水脓血淋下。久之泥冷，再用五升炒热接盛坐之。如此一袋坐，一袋复炒，泥炒热又易，换数次，则稠脓自尽，三度后管自退出，又不伤人，屡用屡效之方也。

金　部 十一种 附五种

铁线粉

色黑，产广中，以香炷点之，有烟起如蚊子飞者真。陈廷庆云：色白者真，此乃镕铁锅中浮起白沫如枯矾者，若色黄黑者假。

治癣神效　多年顽癣久不愈者，先以姜擦患处，后以粉敷之。《百草镜》云：用醋调搽，忌姜椒一切发物。《杨春涯验方》云：广东剔癣粉治癣神效。其色如沉香末，则是铁线者，乃剔癣之讹也。

两腿阴面湿癣　《毛世洪经验集》以荸荠蘸铁线粉擦之立瘥。铁线粉，即火炮中刮下锈粉也。粤中洋行有舶上铁丝，带来出售中土，日久起锈，用刀刮其锈，明亮如新，所刮下之锈末，名铁线粉。其色黄如香灰，带白色者，乃镕铁浮起锅中白沫捣细而成。亦名铁线粉。广中有此二种。

开元钱附万历龙凤钱

《无颜录》：唐开元钱烧之有水银出，可入药，以有杨妃手掐痕者佳。以火煅红淬醋中六七次用，入目者磨用。入散者同胡桃研成粉用，明目，醋煅入眼科。治小儿急慢惊风。

杨仁斋《直指》：有孔方兄饮，治慢脾惊风利痰奇效。用开元钱背后上下有两月痕者，其色淡黑，颇小，以一个放铁匙上，炭火烧，四围上下，各出珠子，取出待冷，倾入盏中，作一服。以南木香汤送下，或人参汤亦可。钱虽利痰，非胃家所好，须以木香佐之。

噤口痢　《张氏必效方》：开元古钱一个，火煅醋淬，以钱化为度，研细末，拌粥内食之。如十分沉重，并粥不能食者，以温开水调下，一二时辰，即思饮食矣。然后用薄粥渐渐开导，再用调理脾气，自愈。

折伤接骨　《槐西杂志》：交河黄俊生言：折伤接骨者，以开通元宝钱烧而醋淬，研为末，以酒服下，则铜末自结而为圈，周束折处，曾以折足鸡试之，果接续如故。及烹此鸡验其骨，铜束宛然。此钱唐初所铸，欧阳询所书，其旁微有一偃月形，乃进样时文德皇后误掐一痕，因而未改也。其字当回[①]环读之，俗以为开元钱则误矣。

《周氏方》：治跌打损伤；用开元钱一个，醋煅和酒服，至重者用两个，立愈。

《古方选注》云：唐时开元钱亦可入药，功专腐蚀坏肉。陈藏器曰：能直入损处，焊入断骨。

《广志》：自河头至高廉二郡，皆用唐宋钱。开元钱以平头元为上，尖头元次之。有万历钱，则以跂历为上，以历字左撇直下也。古钱皆可治病，如汉之五铢，秦之半两，其质薄多青绿剥蚀痕，醋煅，入眼科。《纲目》已载之，世亦多有知者。《秋灯丛话》载：顺治初，湖南孝感县民多病疟，或于古钱中检开元通宝钱一文持之即愈。远近喧传，每文价值制钱一缗，若是则又不止开元钱可用也。然准古酌今，入药惟开元钱为当。故特为拈出，以广其用。

王柳《野客丛书》：唐之钱见于今者有二，开元通宝与夫乾

---

① 回：原作“迴”，形似而误，据文义改。

元重宝。

按：《食货志》开元通宝，高祖时铸，径八分，得轻重小大之中，其文以八分篆隶三体，洛并幽益桂等州皆置监，赐秦王齐王三炉，右仆射裴寂一炉，高宗复行开元通宝钱，天下皆铸之。元宗亦铸此钱。京师藏皆遍天下，而乾元重宝钱，肃宗命第五琦铸钱，径一寸，每缗重十斤，与开元通宝参用，以一当十，琦为相后，命绛州铸此钱，径一寸二分，每缗重二十斤，与开元通宝并行，以一当十。乾元钱惟肃宗朝铸，而开元钱铸于累朝，所以至今尚多。

按：开元通宝钱有二种：一种有手掐痕，俨如月眉，轮廓微仄，铜色颇古，即世所称杨妃手痕者。阅《谭宾录》载：钱文如甲迹者，因文德皇后也。武德中废五铢钱，行开元通宝钱。此四字乃欧阳询所书，初进样，后掐一甲痕，因铸之。始如今所传乃开通钱也。存以备考。

万历龙凤钱

妇人临产，置钱一枚手掌内，可催生。朱文藻附记

菜花铜风磨铜

《药性考》：此天生者，今之黄铜，乃赤铜合炉甘石炼成。

味辛，宜制刀切药，性味不改，打箔用，入损伤剂，能敛金疮伤口，强脾益肺，除一切风痹。

风磨铜

生西蕃，置风露中，色灿如金。佩之，除一切风疾。

白铜矿白铜

此乃矿中白铜，质脆，今时用白铜，以赤铜砒石炼成。有

毒，不堪用。

辛温，治风散毒，敷牛马疮，亦续筋骨。

白铜

辛凉，镇气不足，益肺下痰，伐肝明目。《药性考》

紫铜矿金花矿　锡矿

《药性考》：产云南，入药镇心利肺，降气坠痰。火煅末用，可罨续筋骨折伤。

金花矿

《药性考》：与紫铜矿相类，主治亦同。

锡矿

《药性考》：有毒，磨涂疔肿。

钱花

《药性考》：此乃铸钱炉中飞起黄沫，轻松者佳。

主敷骡马迎鞍疮。

马口铁

一名马衔铁，乃马口中嚼环是也。其性愈久愈软，市人以之打簪镯戒指，伪充银器，俨如真者，或以作包金地子，皆好。年久者质软，更得马之精液，入药良。

味辛，煎汤治小儿惊风。

金顶

《品级考》：顶制以铜外镀以金，七品以下皆纯镀金，七品以上则嵌珍石不同。入药取纯铜镀金色旧难用者良。先以甘草煎汤，乘热洗用。

治头风及口眼㖞斜　《传信方》：袁良臣云：煎汤煮药有效。旧雀顶更妙。

绝邪疟　余机云：取年久色旧纯金顶一枚，以红绢囊盛之，藏卧席下，勿令病人知，自愈。按：顶制加于冠首，日受阳气熏浃，又得风日之气，年久者得气愈厚。凡金之属，皆能克木，风属巽，巽为木，故能治风斜①、绝邪疟者，亦取正气以定之耳。

乌　银

《纲目》银下附乌银，言用硫黄熏银则色黑，成乌银。养生家制为器，盛露饮之，长年辟恶，只载其服食功用，而不言有治病之用，故从《行箧检秘》方得其法以补之。

治翻胃如神　用纹银钱二分，硫黄一斤，将硫黄分作一百二十包，取大倾银罐一个，将银放入罐内，炭火上煅，将硫黄逐包投入罐内，黄尽为度。取银为末，初次服三分，二次服二分，三次服一分，再加丁香、茴香、藿香、沉香各三分，麝香一分，分为三服。每服用银粉二分，水一钟，煎药至半钟，将银粉空心送下，作三日服完，即愈。

子母悬

翟筠川《掌记》：子母悬出贵州铅矿中，乃铅之精气所结。得其大者成块，有数十斤，生凿为洗盆，沐头面发，至老不白，明目，去瘢痣，泽容润肌，凡人面有紫黑瘢记，久沐尽去。

解毒　去疣赘息肉，乌须发，明目。

---

①　斜：据文义当作“邪”。

银铕一作釉

此乃倾银铺鎔银脚也。凡鎔银入罐，必多用硝及硼砂黄砂以去铅铜杂脚，则成十足成色为纹银。其罐底所余黑色滓渣，名曰铕。有毒，不可误食，食能坠人肠，此物无入药用者，故《纲目》银下附乌银。虽无主治，尚列其名。而铕未及焉者，或以其毒而弃诸，人有误食者，急用黄泥水服二茶盏即可解。或每日用饴糖四两作小丸，不时以芝麻油吞下，俱可泻其毒出，须服至百日外无患。

《经验广集》：服银铕水者，乌梅汤灌之即解。

《杨春涯验方》：误食银釉，带皮绿柿连吃数十枚，冬日吃柿饼慈菇汁可解，神妙。

治癣　《救世青囊》：凡顽癣，用银铕不拘多少，盛瓷盘内，安放露天，将盘微侧，使铕沾露，有水流下，抓破搽之。

内府万应膏：慈溪陈水东得来，用银铕一斤，黑芝麻油二斤，先将铕入油内浸十日，敲碎，同油煎至四五分熟，用绢袋滤去铕，入炒过飞净东丹一斤，熬成膏，治一切无名肿毒，癣疮痔漏，发背疔疮，一贴即愈。

五云膏　《不药良方》：治马刀瘰疬，又鼠疮已溃者，用银黝子四两，捶碎，黄丹八两，飞净，香油二十两，用砂锅一个，盛香油火温，候油热，将黝子投入油，以桃柳桑槐枣五枝搅之，候起珍珠花，捞去渣，用布滤净，复将油下锅，慢慢将黄丹筛入油内，仍用五枝不住手搅之，以滴水成珠为度。取出收贮，用时勿见火，以重汤炖化，红缎摊贴。

石　部二十七种 附二种

吸毒石

袁栋《书影丛说》云：吴江某姓有吸毒石，形如云南黑围棋，亦有白色者，有大肿毒者，以石触之，即胶粘不脱，毒重者，一周时即落，轻者逾时即落，当候其自脱，不可强离也，强离则毒终未尽。俟其落时预备人乳一大碗，分贮小碗，以石投乳中，乃百沸踊跃，再易乳，复沸如前，俟沸定，则其石无恙，以所吸之毒为乳所洗尽也。否则石必粉裂云，得之大西洋。

《岭南杂记》：出西洋岛中，毒蛇脑中石也，大如扁豆，能吸一切肿毒，发背亦可治。今货者乃土人捕此蛇，以土和肉舂成，如围棋石子，可吸平常肿毒及蜈蚣毒蝎等伤，置患处粘吸不动，毒尽自落。浸以人乳，变绿色，即远弃之，不浸即裂，下次不验。真脑中石，置蛇头不动者真。

张绿猗言：吸毒石乃蛇蛰时口中所含泥，惊蛰后吐弃穴畔，人取货之。按：《庚辛玉册》云：蛇入蛰时含土，起蛰时化作黄石，并无此事如绿猗所言。纵有之，亦蛇衔土耳，何能吸毒耶！

泰西石振铎《本草补》云：吸毒石又名蛇石，有两种，小西洋有毒蛇，头内生一石，如扁豆仁大，能拔除各种毒气，此生成者也。土人将蛇石并本蛇之肉与本地之土为末造成，如围棋子大，此造成者也。小西洋用蛇石，大西洋惟用药制，凡遇蛇蝎蜈蚣等伤，及痈疽大毒、一切恶疮，用此石置患处，则紧粘不脱，其毒吸尽则解脱。须防坠损，以绵毡等盛之，吸时只可一二时，不脱亦当摘下，否则石碎，脱离时，急用乳汁浸之，或人乳不便，牛羊乳亦可，浸至乳汁略变绿色，或黄或黑，是其毒尽也。或诸乳皆无，以温水浸之亦可，浸之稍迟，石即受伤，不可再用矣。既浸之后，又以清水洗净抹干收贮，但所浸乳汁有毒，在内须掘地坑埋之，免伤人畜。或患处无血，用小刀刮损微见血出，方能粘也。或预服解毒汤药内攻，再用此石吸之，更妙。如试此石，置毒蛇头上，蛇即不敢动，然亦必须乳汁浸如前法，则石不伤，盖一试之顷，蛇毒亦在内也。

纪晓岚先生《滦阳消夏录》云：小奴玉保，乌鲁木齐流人子也，初隶特纳格尔军屯，尝人谷追亡羊，见大蛇巨如柱，盘于高冈之顶，向日晒鳞，周身五色烂然，如堆锦绣，顶一角，长尺许，有群雉飞过，张口吸之，相距四五丈，皆翩然而落，如矢投壶，知羊为所吞矣，乘其未见，循涧逃归，恐怖几失魂魄。军吏邬图麟因言此蛇至毒，而其角能解毒，即所谓吸毒石也。见此蛇者，携雄黄数斤于上风烧之，即委顿不能动，取其角锯为块，痈疽初起时，以一块着疮顶，即如瓷吸铁，相粘不可脱。待毒气吸出，乃自落。置之乳中，浸出其毒，仍可再用。毒轻者乳变绿，稍重变青暗，极重者变黑紫。须吸四五次乃可尽。余一二次愈矣。予从兄懋园家有吸毒石，治痈疽颇险。其质非木非石，至是乃知为蛇角矣。

敏按：吸毒石，晓岚先生以为即大蛇之角，绿猗以为蛇含土，恐皆非是。濒湖《纲目》蛇角一名骨咄犀，引《辍耕录》及《松漠纪闻》、曹昭《格古论》诸书，只言能治痈毒，并无吸毒之说。《书影丛说》及《岭南杂记》皆断以为石，其说详核可从，故列石部。兼采诸说备证。至蛇含土乃蛇黄也，与此更迥别，尤不辨自明。

治一切无名肿毒，及毒虫伤，以石吸之，立愈。

天生磺

毗陵刘霁轩先生讳焕章，任浪穹令，有《天生磺纪》，略曰：浪穹东城外五里，有温泉焉。乃昆明海洱之委也，周围三四里许，泉底产硫黄，水热如汤，投以鸡蛋可熟。中流峙一平岩，名九气台，中空而旁穴，穴凡九，温泉注其内，其气熏蒸，上浮于石，沾濡流浃，如垂乳然，积时既久，质渐坚，色甚莹白，历数百余年，其色灰苍，堆聚岩下，磈碕[①]玲珑，与巧石相似。土人凿取之以为药，其性大温补命门真火，虚寒等症服之，厥效如神。盖硫黄泉之热气所结，质最轻清，又久而后成，故功效远过于石硫黄也。今土人建文星阁于九气台上，为浪邑胜迹云。

治膈症　补命门火衰，余功同倭黄。

按：西儒高一志《空际格致》云：硫黄有人造者，有天生者。天生者外如灰色，内如黄泥而淡，其体浓肥，其味苦咸，其气臭毒，其性燥热，故近火则易为养也。

倭硫黄

出东洋琉球日本吕宋等国，以日本者佳。其色白似蜜，气不臭烈，光润而嫩。高濂《四时修合方》云：舶上硫黄，倭夷海船上作灰涂缝者佳。人不多见，俱以市硫有油者用，舶硫色如蜜者，黄中有金红处，如七月石榴皮，打开俨若水晶有光，全非松脆性如石硬者真。按：硫出内地者，取土与油煎熬而成。气腥触鼻，作老黄色，倭产者嫩白，濒湖“集解”但引《庚辛玉册》所载石土二种，于倭硫却无考据，仅云倭舶者佳。不知倭硫黄与内地迥别也。其“附方”内所载《本事方》之阴证伤寒，《博济方》之阴阳二毒，《瑞竹堂方》之酒皶赤鼻，《宣明方》之鼻面紫风，皆用舶上硫黄者，断不可以内地台黄代用，故补著其功于下。《百草镜》：白硫黄出琉球国，名倭硫黄。洋舶带来，质坚如石，不臭，光润滑泽，形如滴乳者真。《物理小识》：舶硫如蜜，黄中有金红处，击开如水晶有光，今青硫不佳也。盖阳气入

---

① 磈碕（wěiqí，音委奇）：形状像山岩陡峭。

地，遇水则死为硫，升云则爆为雷，乃生养万物之源。故以金红者为第一种，但须善制耳，遇硫毒，研釜底煤泡汤饮，以煤为火之宅。硫本阳火，见而服也。岳嵯使秀峰先生曾语予云：在京师见倭黄，如梅花式，成饼，色亦不甚白，握手中置耳畔，听之索索作声，如虫鸣云。此种系倭舶来者，特笔于此以候考。

性大热，味微酸，有小毒，补下元，助阳道，益命门火衰，于老人尤宜。灭斑杀虫，治疮通血，止泻痢。

暖肚封脐膏　《周氏家宝》云：夏天贴之，秋后不生痢疾，用韭菜子、蛇床子、大附子各一两，肉桂一两，川椒三两，倭硫黄一两，麝香三分，独蒜一枚，麻油三斤，入粗药浸半月，熬至枯色，去渣，熬至滴水成珠，再加黄丹十二两，再熬，俟冷加细药听用。孕妇忌贴。

登仙膏　《万氏家抄》云：此药存精不漏，固体壮阳，强形健力，凡交不泄，可采十女之精。兼治腰疼，下元虚损，五劳七伤，半身不遂，膀胱疝气，下焦冷气，小肠偏坠，又治二三十年脚腿疼麻，阳事不举，妇人白带血淋，阴痛血崩，皆宜贴之。麻油一斤四两，入甘草二两，熬至六分，下诸药。第一下芝麻四两。第二下甘草二钱。第三下天门冬酒浸去心，麦冬、远志，俱酒浸去心，生地酒洗，熟地酒蒸，牛膝去芦酒浸，蛇床子酒洗，虎骨酥炙，菟丝子酒浸，鹿茸酥炙，肉苁蓉酒洗去甲膜，川续断，紫稍花，木鳖子去壳，杏仁去皮尖，谷精草、官桂去皮，各三钱。文武火熬至枯黑色，去渣，下飞过黄丹半斤。第四下松香八两、槐柳枝不住手搅，滴水不散。第五下倭硫黄、雄黄、龙骨、赤石脂，各为末二钱，再上火熬半时。第六下乳香、没药、木香、母丁香各末五钱，再熬，离火放温。第七下蟾酥、麝香、阳起石各二钱，滴水不散。第八下黄占一两，用瓷罐盛之，以蜡封口。入井中浸三日，去火毒，用红绢摊贴脐上，如行房欲泄，以妇人唾津润去膏药即泄，便有孕。应昌按：御女之说，适足以戕生也，种子之说，亦足以导淫也，贻误多而成功少，观者慎者。

宝珠膏　《行箧检秘》：此药能助筋骨，补血长肌固元。未贴此膏之前，先用擦久易丹擦腰眼，三日后再贴此膏。赤石脂、天冬、麦冬、生地、熟地、紫稍花、蛇床子、鹿茸、谷精草、防风、元参、厚朴、虎骨、菟丝子、木香各一两。母丁香、肉桂、川断、赤芍、黄芪、肉苁蓉、白龙骨、杜仲各一钱五分。附子一个生用，蓖麻子一百粒去油，穿山甲一钱五分，地龙去土二钱，木鳖去壳不去油切片，倭硫黄、没药各一钱，血竭一钱，乳香二钱，松香、黄蜡各四钱，麝香少许，用麻油二斤，将药入油浸，三日后入锅内熬至黑色，去渣，用槐柳枝搅，次下黄蜡松香，再下细药油，滴水成珠不散为度。瓷器收之，绢缎布摊贴腰眼，其效如神。

擦久易丹　肉苁蓉、良姜、蛇床子、丁香、马蔺花、韶脑各一两，木鳖、蟾酥少许，为末，炼蜜为丸，如弹子大，每用一丸。擦腰眼千百遍，软绢绸护之，一日不解，三日后，贴前宝珠膏。

七宝丹　高濂《修合方》：治久患泻痢疗不瘥者，服之即效。老人及脾泄滑，宜服。用附子童便和黄泥炮五钱，当归一两，干姜五钱，吴茱萸、厚朴、姜制花椒各三钱，舶硫黄八钱，七味为末，米醋和成两团，白面和作外衣，裹药在内，如烧饼包糖一般，文武火煅面熟，去面捣为末，蜜丸桐子大。诸痢，米汤下二十丸，空心日午服，宿食气痛不消，姜盐汤下。

神效乾丹　《演揲儿集》：此药坚阳益肾，强筋力，和血脉，种子如神。天雄三钱去皮尖，雄精三钱，鸦片三钱，蟾酥三钱，母丁香大者四粒，人参三钱，樟脑、瓦上升净霜各三钱，乳香、没药去油各五分，倭硫黄三钱。共研细末，用绢罗裹，外麝香二钱，研极细，另包，将白及不拘多少，以敷用为度，放碗内，用滚水泡开，将白及装入绢袋内，拧汁去渣，再用苏合油三钱，同白及汁和药调匀，将麝香末洒上做成锭，放瓷盒阴干，或将口封固略晒，俟干研擦。

剪根丸 《经验广集》：治胃气，一服除根，冷痛尤效。元胡索、胡椒、五灵脂、白豆蔻各五钱，倭硫黄，如无用石硫黄，水浸，早晚换水，取出，用瓷器熔数沸，于土地上候冷，再用水泡过洗净，一两，木香切片晒干二钱五分，研细末，拌匀收贮。体壮者服一分，弱者八厘，老人幼童五厘，取温烧酒半小钟调服，入密室，一切食物不可吃，待次日吃稀米汤，至五日后方可吃干饭，永不再发，孕妇忌服。

石脑油

出陕西延字榆州等处，乃石中流液，土人取之。《格物须知》云：石脑油真者透金银，惟真琉璃可贮，入水涓滴，烈焰遽发，余力入水，鱼鳖皆死。扑之以灰则灭。常中丞《宦游笔记》：西陲赤金卫东南一百五十里，有石油泉，油生水面如肥脂，色黑，气臭，土人多取以燃灯，极明。可抵松膏，或云可治疮癣。

《笔谈》：挪延脂，延安石油也。生于水际沙石，与泉水相杂，惘惘而出，土人以雉尾裛[1]之入缶中，颇似漆，燃之极明。《元和志》：石油泉在玉门县东一百八十里，泉中有苔如肥肉，燃之可代烛，此油能于水中发火，如燃此油沃以水，其光愈炽，以灰扑之则灭。

按：此即古之石漆也。《汉书注》：延寿县南有山石，出泉漾漾，如不凝脂，燃之极明，不可食。县人谓之石漆。张华言，延寿县南山有沟脂，始黄后黑，谓之石漆。《方镇编年录》曰谓之地脂。时珍以为石脑油，一曰硫黄油。今云南缅甸广之南雄皆

① 裛（yì，音义）：缠绕，蘸取。

有之。

《闻见杂志》：蜀富顺县火井，先以木火下引而上，用大竹破半去节，火由内行，可引入灶下煎盐，其火色青绿不红，井中油用纸布捻燃，入水沉底不灭，搽疮疖立愈。此亦石脑油之类。《北史》：屈茨川在龟兹国西北大山中，水如膏，流出成川，得数里入地，状如馃糊[①]，甚臭，服之齿发再生，疠人服之亦愈。此亦石脑地溲之类。《通志略》：龟溺亦名石脑油，与此别。

治白秃堆灰　俗名狗屎蜡梨疮。剃头，以此油涂上，立瘥。又治顽癣风癞恶疥。

无名肿毒　《救生苦海》：缅甸出石油，即石脑油，在石缝流，气臭恶不可闻，色黑，用涂恶毒良。又治疖毒。

《东西洋考》：三佛齐在东南海中，本南蛮别种，后为爪哇所破，更名旧港，产猛火油，树津也。一名泥油，大类樟脑，第能腐人饥肉，燃置水中，光焰愈炽，蛮夷以制火器，其烽更烈，鱼鳖遇者，无不焦烁。

敏按：此即石油，观其一名泥油可知，非树脂也，《洋考》误以为树津，故取附石脑油下。

神　火

《救生苦海》：有取神火法；用劈砂一斤，带水研细，以滚水冲之，面上有浮起细沫一层，用荆川纸拖水面，其沫即粘著纸上，将纸晒干扫下，即神火也。其砂澄清去水，再研再冲，见有浮起沫，依前法拖晒，如此六七次，直至无浮沫方止，每砂一斤，约可取神火八九分，用乌金纸包收贮。

性能拔毒收口，凡痈疽毒疮难收口者，以神火少许，鹅翎蘸扫膏药上贴，毒水易干，疮口易敛，为外科圣药。

---

① 馃糊（tíhú，音提胡）：稀粥。

天龙骨

乃千年塔顶石灰也。濒湖石灰条下，附古墓中石灰，名地龙骨，艌[1]船油石灰，名水龙骨，而独遗此，特补之。盛再华云：塔上石灰，受天阳风露之气，变悍烈之性而成温和，故能定痛生肌，止血去湿，为金刃要药，内服亦良。

外治止血生肌，涂恶疮肿毒，寒湿臁疮。内治心腹痛，乌痧胀，妇人血崩漏带，男子久痢便血，及一切打扑损伤，恶血凝聚，腹痛欲死者，俱可服。

白虎丸　治一切青筋腹痛。《万氏家抄》：天龙骨不拘多少，去泥土，水飞过，丸似桐子大，每服五十丸，看轻重加减，烧酒下。初觉头痛恶心腹胀，即进一服，当时血散；若过三五日，青筋已老者，多服取效。

玉田沙

《本经逢原》云：夏月发麻疹用之良。亦河沙中之一种也。《纲目》失载。

瑶池沙

朱排山《柑园杂识》：喇嘛尝进瑶池水，水香如莲，色白而重，以玻璃器贮之，数百年不涸不变，人饮之能疗百病，康熙五十三年遣理藩院员外盛柱取之，自京出西宁口，望西北行，凡七千里，至星宿海，即世所称火敦脑儿也。更西北行三千里，达昆仑山，山形如桃，皆积雪，人不能上，测影高三百余丈，山前名孔雀门，后名马门，左名狮门，右名象门，山四隅各有一山，皆

① 艌（niàn，音念）：用桐油和石灰填补船缝。

低于昆仑，孔雀门内有池，名麻蓬达懒，华言天河也，四山之水，合流于天河，河水伏流至星宿海，复流出入中国。去昆仑西北四五里即瑶池。池匝百八十里，岸旁皆雪，水中有五色细砂，滑腻可食，取水一瓶，并图山川风土而归，往返凡二年零六月。

稀痘　取沙，与小儿常食之，即永不出痘。

木心石樟岩

生古木中，圆如雀卵，中色正白，着木处灿如黄金，《书影丛说》有孝子某，母尝患心痛，日久不瘳，孝子日祷于神求治，一夕梦神曰：尔母疾必得木心石乃愈。醒而遍访名医，皆不知此药，一日入山，忽有二匠解木，下锯有声，孝子乃悟，急止告以故，视锯下有石，持归磨酒与母服，痼疾顿除。

治心痛。

按造化之用，无风不能生物，无火不能结物，故万物之动者皆生于风。万物之静者皆凝于火。观于火死而质不朽可知，木性疏达，得风以生之，是以自萌而芽而苞，苞坼①而花而实，皆得风以散之，故春荣秋落，如有知也。其实与脂质之静者，均属于火。火为木子，所以树老则自焚。火郁必泄也，木心有石，乃风不能散，火郁于内，又不得泄，致其脂液凝聚，至精者久则变为石。余者皆朽，如松脂成琥珀，柏脂成玛瑙，所谓物物有一太极也。心为人身之太极，主中宫而至灵，以至变之物治之，则合同而化，故能愈此疾，论事虽变，而论理则常也。

樟　岩

沈氏《秘检》：樟树内有石，名樟岩。

---

① 坼（chè，音彻）：裂开，分裂。

治心痛。能通五经。煅研煎酒服。

仙人骨

《舆地志》：云南镇南州山中出碎石如朴硝。土人掘取作粉货之。相传仙人曾化于此，因名焉。

《南诏备考》：镇南州城东二十里山中，世传仙人张明亨遗蜕瘗此。

治一切疮，神效。取粉敷。

杜昌丁《藏行纪程》：楚雄府七十里至吕合，有吕祖庙，去村数里，山脚出仙人骨，如水晶，能疗疮疖。相传仙人为吕祖所度，又三五十里为镇南州。

《滇略》：南诏时张王二生遇吕仙于吕合驿，王得度上升；张不能从，愤而死。埋骨山中化为石。莹澈如水晶。敷一切疮疡，立愈。

禹穴石

产四川龙安府石泉县石纽乡，以红如潠[①]血者佳。《四川通志》：出石泉禹穴下，石皮如血染，气腥，以滚水沃饮之，能催生。治难产。

桃花盐

《柑园小识》：桃花盐产泽旺，每春深红如桃花，至夏红色渐减，秋冬色白，入春仍红。胃痛人炙盐熨之立止。

治胃痛，以盐熨之立止。

① 潠（xùn，音逊）：喷出。

瘤卵石

《池北偶谈》：高阳民家子方十余岁，忽臂上生宿瘤，痛痒不可忍，医皆不辨何症。一日忽溃，中有圆卵坠出，寻化为石，刘工部霦①以一金售之，用治膈症如神。

治痞结膈症。

松化石

《唐书》：仆骨东境康于河，断松投之，辄化为石，其色佳，谓之康干石。

《录异记》：婺州永康县山亭中有枯松，因断之，误坠水中化为石，取未化者试于水，随亦化焉。其所化者枝干及皮，与松无异，但坚劲。《博物志》云：松本石气，石裂受沙即产松，松至三千年更化为石。

《舆地纪》：宋建炎间，遂宁府转运使衙门后圃有松石，外犹松树，而中化为石。又重庆府永川县有石松坪，有松化石，石质而松理，或二三尺许，大可合抱，然不过相望数山有之，俗呼雷烧松。《神仙传》三千年当化为石。

张绿猗《涂说》：松化石有黄紫二色，质理甚细，皮上有水纹，或松皮纹，亦有节晕纹者。天台山间有之，西北亦产。乃年久折松入涧水，得地气变石。且有变不全，尚带松质者，入药宜用全化者。服之令人忘情绝想。

治相思症，凡男女有所思不遂者，服之便绝意不复再念。

敏按：松化石乃有情化无情，为阳极反阴之象，男女受慕，结想成病，致君相二火虚磨妄动，铄耗真阴，魂狂魄越，神不守

---

① 霦（bīn，音宾）。

舍。非此反折之使入和平不可，正取其贞凝之气以释妄缘也。濒湖石部不灰木后附松石云：松久所化，不入药用，殆未深悉其奥妙耳。

云　核

《罗浮志》：云核出罗浮，亦云母之类。黄者出黄云峰，白者出白云峰。屑之，调为浆，服之久，能吞吐五色云。

性平，服食用之，延年却病，功同云母。

瀚海石窍沙

朱排山《柑园小识》：瀚海石，出瀚海。地近泽旺，为方三百里，无水草，其石大者如瓜如拳，小者如芋栗，亦有如珠如豆者，皆具五色。如玛瑙，有窍而中空，其窍中有沙，可入药。石质坚，其外可碾，其中不可碾，故每因形成器。

主明目。

岩　香

深山皆有之，凡山岩洞壁上有泉滴下，年久，其水流处则生水结，乃至阴之精华。凭石乳滋液，乘风力而结者，土人名岩香。俗呼水碱。凿石取之，色白如窑灰，置手中冷入骨者真。

《百草镜》云：性寒，敷汤火伤，金疮出血，用水碱火煅醋淬，研末，同白果肉水浸，捣汁和服七分，可治白浊。亦入眼科用。

龙窝石

《名胜志》：出庐山溪中，及有龙居之所，此石夜觉凉冷者真。王伯厚云：深山有龙蛰处皆有之，土人俟龙升去，乃迹而获之。有五色，以透明者煅用，生用有毒，敲碎投醋中，片片能动而相合者良。

性大寒，磨面能灭瘢痕，解热疮毒，煅粉扑暑痱，立消。

按：龙体纯阳，凡阳之体，以阴为用，故其蛰处石皆性冷，入夜更凉者，真阴为用也。投醋中辄能相合者，龙乃东方之神，应木，木味作酸，石感精气，所以遇醋而能合，其功能解热灭瘢，亦取其寒敛之性以奏效耳。

石　髓

《福建续志》：石髓出泉州安溪长潭石罅间，接骨如神，疗内伤折骨，酒研三分服，能接断骨。不可多服，多则骨大。

红毛石皮

出粤澳门，来自红毛国，中国用作火石。外皮白如粉，甚松脆，番人去其皮，其中石质，售为火石，皮不甚贵重，任人搬取。

治金刃伤，以石皮捣粉，功胜千年石灰，云可以粘合皮肤裂痕。

金精石

《福建续志》：出永春州双髻山等处，其石似铁磺而松，色如黄金。

《本草纲目》金星石“集解”后，引刘河间《宣明方》点眼药中用金精石，时珍疑以为即金星石，盖未见《续志》也。

去翳明目，人眼科用。

雄胆 雄窠黄

《六研斋笔记》：王存思太仆，贵阳人。云其土多山，出雄黄，有大至数百斤者，中又有浮沙成团，如鹅卵，曰雄胆，破之有清水盏许，急饮之，沉疴俱消，寿二百岁。特以山民顽犷，遇之不谨，即散漫不得饮耳，有一人饮之，至今犹在，健如三十许人，自言百五十余岁矣。

杀三虫毒，除痼疾，驻容延年。

雉窠黄

《簪云楼杂记》：雉窠底有雉黄，黄气远射，能辟毒物。乡人三四月中遍觅之为市，其取黄法：先以溺绕窠三匝，从而掘之，所获约二三两，价倍于他产。

《海外三珠》有转胎法：五月五日午时，取金针花叶，俗名鹅脚花，单叶名金针花，阴干听用。妇人孕满月四十日之前，将雉窠黄拣明透重一两一块者，用叶包裹三四张，再用布包缝上孕妇腹前贴身衣上，候四十日，分娩生男不生女。

解一切毒蛇咬伤，辟邪魅山精。

按：雉窠有黄，犹鹤窠有礜，所以助阳气，能令子不孵也。《千金方》有转女成男法，用雄黄养胎，取其阳精之全于地产，则雉盖不独取以解毒也。窃谓雉之精气呴①伏既久，人得佩之，可解一切产厄，于孕妇尤宜。

石螺蛳

《百草镜》：出广东，修治与石燕同。

治瞽目眼疾。

按：石螺蛳形似螺，而体质则石也。亦石蟹石蛇之类，故主治亦大略相似。

---

① 呴（xǔ，音许）：慢慢呼吸。

猫睛石

《墨庄漫录》：宣和间外夷贡方物，有石圆如龙眼实，色若绿葡萄，号猫儿眼睛，能息火。燃炭方炽，投之即灭。按：此即宝石中一种猫儿眼也。今云南、缅地宝井中有之。

解虫毒。

辟惊石

一名避惊风石。《本草补》云：西巴尼亚国有一处土中产石，色黑而光嫩，取而琢之。或大或小，佩孩童胸前，遇邪风而起慢惊急惊，此石代受其患，邪气尽收于石内，自然裂破，孩童无恙。必须常佩永远，方可无虞，真可宝之物也。

治急慢惊风，一切天钓尸疰。

奇功石

出大西洋，形状无可考。《本草补》云：此石能治妇人产难，凡遇产难者，用芝麻油一钟，放此石在油内，浸一宿，后用此油擦妇人肚面，即无难产之患，或用此石绑在妇人大腿上，即产，产后随时除去。凡遇发摆子中华名疟，身热，或心中胀闷，或胃气疼痛，或痰滞，及错食毒物等患，将石或泡酒一碗、水一碗，浸一宿，取此酒石用手挤一挤，令此石气汁下酒水内，空心饮此酒水即愈。

血热疮疥，饮此酒水，并涂抹患处即愈。患眼将此酒水或饮或洗皆妙。

保心石

《本草补》：生鹿腹中，鹿食各种解毒之草，其精液久积，结而为石。亦名宝石。有二种：一是鹿兽生成，一是泰西名医至小西洋采珍药制成，服之令毒气不攻于心，故曰保心石。用法：以刀刮如麦大者六粒，为粉调服，多用亦无害，更增加精神。常服此药，酒水随人，能令腹中不多生蛔虫，体健神旺。

治大热燥渴，小便不通，泄泻俱水，调服；胸伤忧闷，无热者，或酒或水调服。有热者，酒水各半调服。病后软弱，酒水各半调服。胸肉伤心痛，风寒气痛，吐蛔，咯血吐血，皆水调服。毒蛇毒虫伤，不拘酒水服，刀箭疯犬毒物伤，以粉敷疮口，外以布包即愈。俱见《本草补》。

卷 三

草部上五十六种 附十一种

参 条

《从新》云：辽参之横生芦头上者，其力甚薄，只可用以调理常病，生津止渴。其性横行手臂，凡指臂无力者，服之甚效。

《千金方》云：凡煮参汤，须用流水煎之佳；若用止水则不验。

参 须

《百草镜》：参须宁古塔来者色黄粗壮，船厂货次之，凤凰城货色带白为劣，煎之亦无厚味。

《从新》云：参须亦辽参之横生芦头上而甚细者，性与参条相同，而力尤薄。《本经逢原》云：参须价廉，贫乏者往往用之。其治胃虚呕逆咳嗽失血等症，亦能获效，以其性专下行也，若治久痢滑精、崩中下血等症，每至增剧，以其味苦降泄也。

脚痔湿烂　《百草镜》云：芽茶参须各等分，为末，掺之。

固牙补肾方　《祝氏效方》：生熟石膏各五钱，甘松、山柰各三钱，细辛二钱，寒水石二钱，升麻一钱五分，青盐、参须各三钱，北五味五十粒，荜澄茄四十五粒，共为末，每晨擦牙漱口，咽下亦可。

参 叶

辽参之叶也，率多参客带来，以其气味清香而微甘，善于生津，又不耗气，故贩参者干之，带以饷遗，代茶叶入汤用，不计入药用也。人亦无用之者，近因辽参日贵，医辄以之代参，凡症需参而无力用者，辄市叶以代。故今大行于时，苏州参行市参叶且价至三五换不等，以色不黄瘁，绿翠如生，手挼[1]之有清甜香气者真。

气清香，味苦微甘，其性补中带表，大能生胃津，祛暑气，降虚火，利四肢头目，浸汁沐发，能令光黑不落，醉后食之，解酲[2]第一。

按：人参三椏五叶，乃禀三才五行之精气，寄形于草质，为百草之王。其根干之色黄，得坤土正色；其子秋时红如血，是土之余生火也，故能峻补元气，返人魂魄，其功尤能健脾。盖脾主中宫，为万物之母，人无土不生，参得土德之精以生人，非若芪术之腻滞，世所以重之。然百草本性，大率补者多在根，叶则枝节之余气，不可以言补也。参叶虽禀参之余气，究其力只能行皮毛四肢，性带表散，与参力远甚。惟可施于生津润燥益肺和肝之用。今一概用作培补元气，起废救危，何不察之甚耶！

清肺，生津，止渴。《药性考》

人参子

人参子如腰子式，生青熟红，近日贩参客从辽东带来者，皆青绿色，如小黄豆大，参叶上甚多。宁古塔一带，七八月霜大，难以入山，故不能待其子熟，生取而归以售客，每多绿色。发痘

---

① 挼（róu，音柔）：揉搓。

② 酲（chéng，音成）：酒醉。

行浆，凡痘不能起发，分标行浆者，药内加参子，后日无痒塌之患。

珠　参

《金沙江志》：产东川者，味似参，较苦。《本草从新》云：出闽中，以大而明透者佳，须多去皮，滚水泡过，然后可用。因其苦劣之味皆在外边，近中心则苦减而稍甘。《书影丛说》：云南姚安府亦产人参，其形扁而圆，谓之珠儿参。

《药性考》：珠儿参，根与荠苨同。

苦寒微甘，味厚体重。《救生苦海》云：补肺降火下气，肺热有火者宜之，脏寒者服之，即作腹痛；郁火服之，火不透发，反生寒热。血症用之，可代三七。《药性考》性辛味甘，或云温，能托里，外症堪用。

按：珠参本非参类，前未闻有此，近年始行，然南中用之绝少，或云来自粤西，是三七子，又云草根。大约以参名，其性必补，医每患其苦寒，友人朱秋亭客山左，闻货珠参者有制法，服之可代辽参。每五钱索价五十金，秋亭罄千金市其方，秘不轻授，予恳其弟退谷，始得其术，因录之以济贫。珠参切片，每五钱以附子三分，研末拌匀，将鸡蛋一个去黄白，每壳纳参片五钱，封口，用鸡哺，待小鸡出时取出，将笔画一圈于蛋上作记，如此七次，共成七圈，其药即成矣。每遇垂危大症，并产蓐无力吃参者，煎取五钱，力胜人参。并能起死回生，较腊狐心功力尤捷，不得少服，约人以五钱为率，每次须多做数两救人。

济阴保元汤　《医铃》：此方理脾化邪，生气引气生血，为调经圣药。滇珠参三钱，以米仁四钱拌水蒸透，咀片，再入姜，加米仁汁蒸晒干，用怀生地一两，砂仁酒姜三味，拌蒸九晒收，再以瓦焙为炭，当归四钱，白芍三钱，酒炒川芎二钱，去净油，米泔水浸洗，收干，再入酒浸丹参四钱，酒洗透茺蔚子四钱，酒蒸透香附三钱，以姜、土醋、盐、童便、甘草水、乳汁逐次制过，用云白术五钱陈土炒，女贞子三钱，以白芥车前水浸干用。如气血热，加丹皮、生地；气血寒，加肉桂数分；不真确之寒热而先后至者，照本方。如经闭，无分妇女，本方加牛膝。

太子参

《从新》云：虽甚细小，却紧而坚实，力不下大参。

《百草镜》云：太子参即辽参之小者，非别种也，乃苏州参行从参包中拣出短小者，名此以售客。

味甘苦，功同辽参。

罗浮参

《罗浮山志》：罗浮所产人参，殊与本草人参不类，状如仙茅，叶细茎圆，有紫花，三叶一花者为仙茅。一叶一花者为人参。根如人字，色如珂玉，煮汁食之，味与参无别，但微有胶浆耳。

味甘带苦，生津养胃，补虚羸，润肺。

西洋参

《药性考》：洋参似辽参之白皮泡丁，味类人参，惟性寒，宜糯米饭上蒸用，甘苦，补阴退热。姜制，益元扶正气。

《从新》云：出大西洋佛兰西，形似辽东糙米参，煎之不香，其气甚薄，若对半擗开者，名片参，不佳。反藜芦。入药选皮细洁，切开中心不黑，紧实而大者良。近日有嫌其性寒，饭锅上蒸数十次而用者，或用桂圆肉拌蒸而用者，忌铁刀火炒。

苦寒微甘，味厚气薄，补肺降火，生津液，除烦倦，虚而有火者相宜。

肠红　《类聚要方》：用西洋参蒸桂圆服之，神效。

东洋参

汪玉于言：东洋参出日本东倭地，其参外皮糙中油，熟蒸之，亦清香，与辽参味同，微带羊膻气，入口后微辣，为各别耳。然性温平，与西洋佛兰参性寒平者又别，此参近日颇行，无力之家，以之代辽参用，亦有效。每枝皆重一钱许，亦有二三钱者，总以枝根有印日本二字名，价八换，无字价五换，盖有印字者，乃彼土之官参，最道地。无印者，皆彼土之私参也。亦有通身皮糙，内肉白色者，不佳。桂圆肉拌蒸晒用。

癸丑三月，予在李夑堂先生处，见有东洋参二种：一种大者，粗如拇指，俨似西洋参，最坚实多肉；一种小者，每枝不过二三分，亦有分许者，肉薄不甚坚实。据言二种皆日本洋客带来，新时俱色白，皮皆有皱纹，其大者切片，口含过夜皆化而无滓；小者含口中，三夜皆不化。大者煎汤，色淡少味；小者反浓厚。二种俱出日本倭地，而小者何以色味独厚？岂生产之土又不同耶？又一种亦出东洋近奉天旅顺等处者，皮上有红纹，云彼倭国中亦珍之，言其力更十倍于此。舶商多以贵价售得，转贩中土。今苏州有东洋参店，专市此参者。盖因上年壬子冬江浙疫痘遍染，小儿死者不下千百计，有教服东洋参，能助浆解毒，服之果验，遂大行于时。入药内须饭锅上蒸透晒干用，瓷瓶收存，方免蛀坏。又一种东洋参，出高丽新罗一带山岛，与关东接壤，其参与辽参真相似，气亦同，但微薄耳；皮黄纹粗，中肉油紫，屠舞夫携来，予曾见之。据云性温平，索价十换，言产蓐服之最效，其力不让辽参也。

《五杂俎》：人参出辽东上党者最佳，头面手足皆具，清河次之，高丽新罗又次之。今生者不可得见，入中国者，皆绳缚蒸而夹之，故上有夹痕及麻线痕也。新罗参虽大，皆用数片合而成之，功力反不及小者，择参取透明如肉，及近芦有横纹者，则不患其伪矣。

昭参

《金沙江志》：即人参三七，产昭通府，肉厚而明润，颇胜粤产，形如人参中油熟一种。王子元官于滇，曾以此遗外舅稼村先生，予亲见之，状较参红润，大小亦不等，味微苦甜，皮上间有带竹节纹者。刘仲旭少府云：昭通出一种名苏家三七，俨如人参，明润红熟，壮少者服之作胀，惟六十以外人服，则不腹胀。其功大补血，亦不行血，彼土人患虚弱者，以之蒸鸡服，取大母鸡用苏三七煎汤，将鸡煮少时，又将三七渣捣烂入鸡腹，用线缝好，隔汤蒸至鸡烂，去三七食鸡，可以医劳弱诸虚百损之病。据所言：即昭参也。

《宦游笔记》：三七生广西南丹诸州番峒中，每茎上生七叶，下生三根，故名三七。土人入山采根暴干，色微黄，形似白及，长而有节者，其味微甘而苦，颇类人参。人参补气第一，三七补血第一。味同而功亦等。故人并称曰人参三七，为药品中最珍贵者。此常中丞《笔记》所言：人参三七以形圆而味甘，如人参者为真，其长形者，乃昭参水三七之属，尚欠分晰也。

《识药辨微》云：人参三七，外皮青黄，内肉青黑色，名铜皮铁骨。此种坚重，味甘中带苦，出右江土司，最为上品。大如拳者治打伤，有起死回生之功。价与黄金等。

沈学士云：竹节三七即昭参，解酲第一，有中酒者，嚼少许，立时即解。又近时人参三七中，有名佛手山漆者，形长，俨如佛手，上有指。出广西，药客贩至，其价在圆山漆之上。此名荸荠山漆。即所称铜皮铁骨参三七是也。壬戌，有客自打箭炉来，带有藏三七，名佛手参。俨如干麦冬而坚实，形小不大，作三叉指形，玲珑如手，故名。王圣俞曾尝其味，淡而微辛凉，云能治肺血劳损，此亦白及三七之属也。

浙产台温山中，出一种竹节三七，色白如僵蚕，每条上有凹痕如臼，云此种血症良药。庚申，予于晋齐处见琼州山漆，圆如芋，皮光，色黄白，肉黄如金，云琼人珍之，名野山漆。胜右江所出者。又一种出田州土司，如佛手形，名佛手三七，云此种系野生，入药更胜。

《百草镜》云：人参三七味微甘，颇似人参，入口生津，切开内沥青色，外皮细而绿，一种广西山峒来者，形似白及，长者如老干姜，黄有节，味甘如人参，亦名人参三七、又名竹节三七。此外又有旱三七，名萝卜三七，色白味苦。有小三七，色黑，出湖南宝庆府，亦名红三七。有羊肠三七，即水三七之类，形如羊肠细曲。又一种出云南昭通者，能乱人参，色味无异，且油熟明透，但少芦耳，然回味太甜。金御乘云：近时市品三七之外，有水三七，有白芷三七、有竹节三七，其形状功效，皆未见其有考核者。

味甘苦，同人参，去瘀损，止吐衄，补而不峻。以末掺诸血中，血化为水者佳，大能消瘀，疗跌扑损伤，积血不行，以酒煎服之，如神。

按：人参三七，出右江土司边境，形如荸荠，尖圆不等，色青黄，有皮，味甘苦，绝类人参，故名。彼土人市人中国，辄以颗之大小定价，每颗重一两者最贵，云百年之物，价与辽参等。余则每颗以分计钱，计者价不过一二换而已。昭参无皮，形如手指，绝无圆小者，间有短扁形者，亦颇类白及样。《金沙江志》所载：以为即人参三七，恐未确，故附存刘说以备考。

治吐血　《种福堂方》：用鸡蛋一个，打开，和人参三七末一钱，藕汁一小杯，陈酒半小杯，隔汤炖熟食之。不过二三枚，自愈。

七宝散　仇氏传方，刀伤收口，用好龙骨、象皮、血竭、人参、三七、乳香、没药、降香末各等分为末，温酒下，或掺上。

陈氏《回生集》载军门止血方：参三七、白蜡、乳香、降香、血竭、五倍、牡蛎各等分，不经火，为末敷之。

菊花参

产云南东川府巧家汛江边，叶似菊花。

功用同人参，力较逊。

红毛参

《百草镜》：漳泉估舶从红毛带来，绝不类参形，长而粗，长者有三四尺，色紫黑，粗者如拇指，折之中有白点痕，有起花纹，与建参相似。

止泻痢如神。

煤　参

出陕西西安等处，形如参，皮心俱青黑，故名。施柳南太守云：此参出陕西华山，食之多吐，其性亦劣。

味微苦甘，同人参，功力则薄耳。

建参法落梅附

《药性考》：福参出闽浙，颇似人参，而性味辛热，虚寒病宜之。歌云：又有福参，辛苦甘齐，性温益气，虚冷人宜。注：福参多食则喉痛，故知性热。

乙未，予馆剡川，故鄞属也。闻有市建参者，往觅得之。俨如台参中油熟一种大者，惟不能纯透，亦有芦，无竹节纹，据此沟荠絇也。味亦苦甘，以竹刀剖之，心空，不似辽参之坚实。刘赞之自闽回，言闽中近日大行，亦清补。兄患风火牙疼，煎汤漱口立愈。则性又带寒散，或言其性热者，犹未确也。

金御乘云：建人参性热，独不宜于产妇，与辽参形色气味真相似，但辽参入口回味生津，此则回味稍涩，故功用亦殊。河南出光山参、嵩山参，俨与辽产无别，惟嚼之有渣，不糯，味亦淡。

法落梅

《金沙江志》：产云南东川府法戛地。己酉，友人王鼎条患心腹痛，有客从滇带此物来，呼为法落梅。用根，其形俨如上党参，色亦黄白，味甘苦，服之疾愈。据云：彼中人皆名法落梅，而不知诸书何以作梅字耶？蔡云白言：建参闽人呼法落梅。

治心痛如神。

土人参

各地皆产，钱塘西湖南山尤多，春二三月发苗如蒿艾，而叶细小，本长二三寸，作石绿色，映日有光，土人俟夏月采其根以入药，俗名粉沙参，红党即将此参去皮净煮极熟阴干而成。味淡无用。《准绳》劫瘴消毒散用之，呼为百丈光。

甘微寒，须蒸之极透，则寒去，气香味淡，性善下降，能伸肺经治节，使清肃下行，补气生津，治咳嗽喘逆，痰涌火升，久疟淋沥，难产经闭，泻痢由于肺热，反胃噎膈由于燥涩，凡有升无降之症，每见奇效。以其根一直下行，入土最深故也。

脾虚下陷，滑精梦遗，俱禁用。以其下行滑窍，孕妇亦忌。

白带初起　《百草镜》：土人参切片三两，用陈绍酒饭上蒸熟，分作三服，吃完即愈。

王安《采药方》云：土人参补阴虚，对配茯苓熬膏，治杨梅结毒，酒煎服。

上党参防党附

《本经逢原》云：产山西太行山者，名上党人参。虽无甘温峻补之功，却有甘平清肺之力。不似沙参之性寒，专泄肺气也。

《百草镜》云：党参，一名黄参，黄润者良，出山西潞安太原等处。有白色者，总以净软壮实味甜者佳。嫩而小枝者，名上党参。老而大者，名防党参。

味甘性平，治肺虚，能益肺气。

防风党参

《从新》云：古本草云参须上党者佳，今真党参久已难得，肆中所市党参，种类甚多，皆不堪用。惟防党性味和平足贵，根有狮子盘头者真，硬纹者伪也。白党即将此参煮晒以成，原汁已出，不堪用。

翁有良《辨误》云：党参功用，可代人参，皮色黄而横纹，有类乎防风，故名防党。江南徽州等处呼为狮头参，因芦头大而圆凸也，古名上党人参。产于山西太行山潞安州等处为胜，陕西者次之，味甚甜美，胜如枣肉。近今有川党，盖陕西毗连，移种栽植，皮白味淡，类乎桔梗，无狮头，较山西者迥别，入药亦殊劣不可用。

味甘平，补中益气，和脾胃，除烦恼，解渴，中气微虚，用以调补，甚为平安。

南沙参

《药性考》：南沙参形粗似党参而硬，味苦性凉，清胃泻火解毒，止嗽宁肺。《从新》云：南沙参色稍黄，形稍瘦小而短，近有一种味带辣者，不可用。张璐《本经逢原》云：沙参有南、北二种，北者质坚性寒，南者体虚力微。

功同北沙参，而力稍逊。

按：参类不一，有窃参名者，如苦参、沙参是也。有窃参形者，如荠苨、三七是也。凡参皆随地运为升降，故各地皆产参，而性亦各异，功用总不及辽参。今择可入药为《纲目》未及载者，悉附识于，以广知焉。

张觐斋云：珠儿参者，其形独蒜似之，去皮煮熟，色如红熟人参，因圆大而如珠，故名。其味苦而微带辛，不知何根子所造。价每斤五钱，治牙痛有验。大略苦者性寒，而辛者必散，是火郁发散之意，未必全在补功也。至于红党参，即红萝卜草所造。白党参未考。此皆苏地好奇者所制，好奇之医，因而用之。走方者所以惑乡人。称太子参者，乃参中之全枝而小者，是参客巧取之名也。洋参清气同参，味苦必寒，疑产阴山，补功虽不及人参，较之珠儿红白党等远矣。土人参俗名观音山货，形与人参无二，亦有糙、熟之分，出处不一，中有白丝心而味淡。亲见台温处州及新昌、嵊县人有货此参者，价每两两许，未考其性，亦未用过，如南沙参误用者甚多。南沙参产于浙地者，鲜时如萝卜，土人去皮煮熟，如熟山药。晒干如天花粉，而无粉性，本名粉沙参。功专散毒消肿排脓，非南沙参也。其南沙参形如桔梗，而中空松，味淡微甘。桔梗带辛，而南沙参不辛，产于亳门者最佳，俗名雄桔梗。药肆中即于桔梗包中拣出，水润打扁切片，确类银柴胡片。此则入肺而理嗽，功如北沙参而兼理气，盖中空之义也。台州亦出桔梗，而条干带硬，亦有雄桔梗，如南沙参。但色不如亳产者白，盖参类本不一，近日价日昂贵，而各种伪品杂出，人亦日搜奇，于穷岩荒壑中觅相似草根以代混，倘误用之，为祸非浅。王绎堂云：时下盛行一种福建长乐参、广西南陔参，二物颇似，俨与台参油熟无别，味亦苦中带甜，蒸汤亦极浓厚，然皆性热，不似人参之平和滋益也。即台参中，近日入颇有人白糖及卤水制透，取其重也。凡参八分，可制重二分作一钱以图利，店中有此参者，每日必蒸焙，否则潮润难售，故市参者须加意焉。

于 术

即野术之产于潜者，出县治后鹤山者为第一，今难得，价论八换。其形有鹤颈鹤头，羽翼足俱全，皮细带黄，切开有朱砂点，其次出北乡，皮色带黑不黄。茅翼云：产徽州者皆种术，俗称粪术。乃粪力浇灌大者，肥而无鹤颈。野生者名天生术，形小，有鹤颈甚长，内有朱砂点，术上有须者尤佳，以得土气厚也。于术亦野生，出于潜，产县治龙脉土上者，其内点真似朱砂，猩红如洒血。鹤颈肉芦干之清香，产他处，内或无点纯白，或有黄点，总不及龙脉上产者为上品。冬月采取，形味方全。一种江西术，其形甚小，与野术相似，虽有鹤颈而甚短，其体坚实，其味苦劣不可用。

万历《杭州府志》：白术以产于潜者佳，称于术。

《清异录》：潜山产善术，以其盘结丑怪，有兽之形，因号为狮子术。《西吴里语》：孝丰天目山有仙丈峰，产吴术，名鸡腿术。入药最佳。《百草镜》云：白术一茎直上，高不过尺，其叶长尖，旁有针刺纹，花如小蓟，冬采者名冬术。汁归本根，滋润而不枯燥，却易油，不能止泻。春采夏采者，藏久虽不易油，却枯燥不润，肉亦不饱满。凡收术须阴干勿晒，晒则烂。野术形小，芦梗细硬，皮细，若芦软而粗，即种术矣。又有象术，系台术中拣出如野术者，但切开有晕纹。台术虽种而不用粪，故不肥大，服之不胀。倘野术难得，此为稳。安徽宣城、歙县亦有野生术，名狗头术，亦佳。又一种系取野术种，灌以粪，形虽大，皮却细紧，出樟村，较徽省种术稍好。今人论野术云：黑土者真，不知土色各处不同，不可执一而论。又云：小者真，然老山货年久亦有大者。又云：有朱砂斑者真，不知于术亦有无朱砂斑者。据土人言：产县后山脉及黄塘至辽东桥一带西流水四十里地之术，方有朱砂点，他处则无。但野术入口，甜味虽重，气极清香，自不同也。总以白为佳，以润为妙。

叶天士《本草》云：浸刮，饭锅上蒸晒如枣，黑黄土炒，为中宫和气补脾之药。

《本经逢原》云：云术肥大气壅，台术条细力薄，宁国狗头术皮赤稍大，然皆栽灌而成，故其气浊，不若于潜野生者气清，无壅滞之患。入风痹痰湿利水破血药，俱生用。然非于潜产者，不可生用也。

张觐斋云：今有一种野术，深山处必有，形如于术，切开有朱砂斑，香而不甜，细考其味，亲见其苗，乃天生之苍术也。因久无人采，故大而宛如于术。大凡术以火焙干者，味必苦。生晒者，味必甜。台术以及各处种术，皆于术所种而变者，功虽不如于术，服亦有验。今于术绝少，市中皆以仙台所产野术充于术，功亦相等。

辛亥五月，有客自青田县来，带有天生术，大小如一，约重两许，俱生者，未经日晒干焙，若干之，可三钱许。其术形俨如仙鹤，翅足皆具，亦有长颈，颈皆左顾，一一相似，无有作磊块形者。询之云：此术不生于土，所生之地，系青田边境，有一山，山有石壁，壁上每年生此术二三十斤，不能多有。

吾杭西北山近留下小和山一带地方，及南高峰翁家山等处皆产野术，气味香甜，生啖一二枚，终日不饥。生津溢齿，解渴醒脾，功力最捷。切开无朱砂点，肤理腻细，而白如雪色，名曰玉术，又呼雪术。亦不易得，入药功效，与于术等。较他产野术尤力倍也。

甘补脾，温和中，补气生血，无汗能发，有汗能止，开胃补脾，则能进饮食。去劳倦，止肌热，化癥癖，和中能已呕吐。定痛安胎，燥湿，利小便，生津液，止泄泻，化胃经痰水，理心下急满，利腰脐血结，去周身湿痹。凡下焦阴气不脱，上焦阳气骤脱者，无力用参，重用野术，大能起死回生。用糯米泔浸，陈壁土炒，或蜜水炒，人乳拌用，炒黄不宜焦，焦则无力矣。熬膏更良，禁忌同白术。

代参膏　《杨春涯验方》：于术十斤，白米泔水浸三昼夜，洗净浮皮，蒸晒十次，有脂沾手为度。切片熬膏，一火收成，滴纸不化，用白茯苓十斤，舂末水飞，去浮，只取沉者，蒸晒十次，沾手如胶，与术膏搅匀，每服两许，米汤送下。

治虚弱枯瘦，食而不化　用于术酒浸，九蒸九晒一斤，菟丝子酒煮吐丝晒干一斤，共为末，蜜丸梧子大，每服二三钱。

四制仙术散　治盗汗不止，此药如神：于术四两，分四制，一两黄芪煎汁炒，一两牡蛎粉炒，一两麸皮汤炒，一两石斛汤炒，只取术为末，服三钱，粟米汤下。

各色痢疾　《传信方》：于术一两，老姜一两，当归五钱，水二碗，煎好，露一宿服，自愈。保胎丸　《良方集要》：茯苓二两，条芩一两，于术土炒一两，红花一两，没药三钱，制香附一两，玄胡索醋炒一两，益母草去根一两，共研末，蜜丸桐子大，早晚白滚水服七粒，不宜增减，戒恼怒劳伤，生冷发气等物。凡遇腹痛腰酸作胀，即宜服之，成孕三月，即服起，直至足月，不但保胎，即临产亦可保易生无恙。方内红花、玄胡索二味，皆是行血滑胎之品，分两太重，每味只可二钱，方合本方君臣，用者详之。

三日疟　《古今良方》：九制于术一斤，广皮八两，熬膏，用饴糖四两收。

又方：专治四日两头或一二年至三四年不愈者，或愈而复发，连绵不已者，用于术一两，老姜一两，水煎，发日，五更温服即愈。重者二服，永不发矣。

北云术

《边塞志》：产辽东口外五国城等处。此术初生土中，并无枝叶，生于暗地者多，城北最盛，天气晴和，则掘地求之可得，

百種珍本古醫籍

色如枯杨柳，大小如箸，蔓延数十步，屈曲而生。此地病人无药物，凡有疾者，煎此术汤服之，自愈。又可占病人之吉凶，若煎沸数次药浮者，病即愈。半浮半沉者，病久不愈。土人以此验之。

治风寒伤食一切病。

南连仙姑连　天姥连

一名土连，浙温台金华山中俱有之，出处州者，名处连。以形大毛轻者好。性较川连尤寒。北人市去为马药。

《百草镜》：土黄连二月发苗，根叶与羊蹄大黄无异，但短小耳，三月抽茎，高有尺许，花细成穗，结实初青后红，子藏棱中，夏至后枯。出浙江者，名慈连，安徽宁国府宣城出者粗肥，名宣黄连。

性寒而不滞，入膏丹用最良。

《吉氏家传》：血痢，用宣连为末，以鸡子搜作饼，炭火煅令通赤，盖定勿泄气，候冷研细，空心米饮下五分，大人一钱，以意加减。

按：宣连，即今江浙东西一路所产黄连，皆当日宣州路也。

仙姑连

出台州仙居县，邑人相传吴魏时蔡经居此，故以名邑。王方平曾偕麻姑降其宅，今遗址犹存，其地产黄连，粗如鸡距，皆作连珠形，皮色青黄，光洁无毛，味大苦寒，折之有烟，色如赤金者佳。疗火症更捷于川产者，马药非此不可。

天姥连

出天台，皮色鼠褐，略有毛刺，味苦，入口久含有清甘气。

大泻心火，性寒而带散，故治目症尤效。

水黄连

川中一种黄连，生于泽旁，周身有黄毛如狗脊毛状，名水黄连。颇细小，医家不知用，市人以之伪充真川连出售，惟《祝氏效方》用之。

《百草镜》：水黄连打箭炉出者，形细长，少硬刺，较重于他连，以皮肉带青色者为佳，出小西天者，色黑有毛者佳，无毛光黄者次之。

治鼻疳　用百部三钱，切片，晒干炒，取净末二钱，地骨净炒二钱，五倍子炒、黄柏炒、甘草炒各二钱，水黄连切片炒一钱，共为末，如鼻疳烂通孔者，以此调香油搽，立结痂愈。

马尾连

出云南省，药肆皆有之，干者形如丝，上有小根头，土人盘曲之以市。

性寒而不峻，味苦而稍减，不似川连之厚，性能去皮里膜外及筋络之邪热，小儿伤风及痘科用。

浙乌头即僧鞋菊

此乃乌头之产于浙地，钱塘笕桥人种之，市为风痪药。近日人家园圃亦有之，名鹦鹘菊。又曰僧鞋菊。

追风活血，取根入药酒良。

霍石斛五色石斛

出江南霍山，形较钗斛细小，色黄，而形曲不直，有成球者，彼土人以茶茗，云极解暑醒脾，止渴利水，益人气力，或取熬膏饷客，初未有行之者，近年江南北盛行之，有不给。市贾率以风兰根伪充，但风兰形直不缩，色青黯，嚼之不粘齿，味微辛，霍石斛嚼之微有浆，粘齿，味甘微咸，形缩者真。

《百草镜》：石斛近时有一种形短只寸许，细如灯心，色青黄，咀之味甘，微有滑涎，系出六安州及颍州府霍山县，名霍山石斛，最佳。咀之无涎者，系生木上，不可用。其功长于清胃热，惟胃肾有虚热者宜之，虚而无火者忌用。

年希尧《集验良方》：长生丹用甜石斛，即霍石斛也。范瑶初云：霍山属六安州，其地所产石斛，名米心石斛。以其形如累米，多节，类竹鞭，干之成团，他产者不能米心，亦不成团也。

甘平微咸。

陈廷庆云：本草多言石斛甘淡入脾，咸平入胃。今市中金钗及诸斛俱苦而不甘，性亦寒，且形不似金钗，当以霍斛为真金钗斛。

清胃除虚热，生津已劳损。以之代茶，开胃健脾。功同参芪。

定惊疗风，能镇涎痰。

解暑，甘芳降气。

五色石斛

《云南志》：产禄劝州普渡河濒江石壁间，色绀红者佳。

疗胃热，益虚羸。

银柴胡

《经疏》云：俗用柴胡有二种；一种色白黄而大者，名银柴胡。专用治劳热骨蒸。色微黑而细者，用以解表发散。《本经》并无二种之说，功用亦无分别，但云银州者为最，则知其优于发散，而非治虚热之药明矣。

《本草汇》：柴胡产银夏者，色微白而软，为银柴胡。用以治劳弱骨蒸，以黄牯牛溺浸一宿，晒干，治劳热试验。

《本经逢原》云：银柴胡银州者良。今延安府五原城所产者长尺余，肥白而软，北地产者如前胡而软，今人谓之北柴胡。勿令犯火，犯火则不效。

《百草镜》云：出陕西、宁夏镇，二月采叶，名芸蒿。长尺余，微白，力弱于柴胡。

《药辨》云：银柴胡出宁夏镇，形如黄芪，内有甘草串，不可混用。

翁有良云：银柴胡产银州者佳，有二种。但辨形如鼠尾，与前胡相等。查前胡与柴胡相类，皆以西北出产者为胜，形既相同，当以湖广古城柴胡为准。今银柴胡粗细不等，大如拇指，长数尺，形不类鼠尾，又不似前胡，较本草不对，治病难分两用，究非的确，用者详之。

金御乘云：银州柴胡软而白，北产亦有白色者，今人以充白头翁，此种亦可谓银柴胡。盖银指色言，不指地言。尤金银花白色者曰银花是也。银柴胡原有西产北产之分，不必定以银夏者为银柴胡也。然入药以西产者胜。

按：《纲目》注银柴胡以银州出者为胜，不知今人所用柴胡，有北柴胡南柴胡之分。北产如前胡而软，南产强硬不堪用。又银柴胡虽发表，不似柴胡之峻烈，《纲目》俱混而未析。

甘微寒无毒，行足阳明少阴，其性与石斛不甚相远，不但清热，兼能凉血。《和剂局方》治上下诸血龙脑鸡苏丸中用之，凡入虚劳方中，惟银州者为宜。北柴胡升动虚阳，发热喘嗽，愈无宁宇，可不辨而混用乎？按：柴胡条下，《本经》推陈致新，明目益精，皆指银夏者而言，非北柴胡所能也。

周一士云：凡热在骨髓者，非银柴胡莫疗。

治虚劳肌热，骨蒸劳疟，热从髓出，小儿五疳羸热。

百种珍本医籍

抚芎

产江西抚州，中心有孔者是。

辛温无毒。

《逢原》云：性最升散，专于开郁宽胸，通行经络。郁在中焦，则胸膈痞满作痛，须抚芎开提其气以升之，气升则郁自降。故抚芎总解诸郁，直达三焦，为通阴阳气血之使，然久服耗气，令人暴亡矣。

按：芎劳有数种，蜀产曰川芎，秦产曰西芎，江西为抚芎。《纲目》取川芎列名，而西芎、抚芎仅于注中一见，亦不分其功用。盖芎䓖以蜀产为上，味辛而甘，他产气味辛烈，远不逮矣。殊不知西芎与川芎，性不甚远，俱为血中理气之药。第西产不及川产者力厚而功大。至抚芎则性专于开郁上升，迥然不同，故石顽于川芎下另立抚芎一条，以明不可混，今从之。

芎归饮　《不药良方》：治失血涌吐，因饱食用力，或因持重努伤脉络，用当归二两或三两，酒浸洗。抚芎一两，微炒，水三碗，酒一碗半，煎至八分，作二次服之。取其引血归经。并治跌扑坠打而伤脉络，令人大吐者。二症中如有瘀血，或加大黄下之，或加桃仁红花破之，或加郁金、黄酒行之，审症酌加，其效更速。

《普济方》：一切热疖时毒肿痛，抚芎煅研，入轻粉麻油调涂。

土藜芦

汪连仕云：即千叶水仙花，黄白者入药，红者不可服。取根罨毒，晒燥研末，合通关散搐①鼻，令人吐痰，一切风症多可

① “搐”：据文义应为“嗅”。

用之。

绿升麻

《从新》云：乃升麻之别一种。缪仲醇《广笔记》用治下痢，每每有验。

性最窜捷，治痢疾下伤。

按：升麻色绿者佳，非另一种也。

金钟薄荷

汪连仕《草药方》云：即细叶薄荷，山产者根坚硬，以米醋磨敷蜂刺虫叮蜈蚣咬。

叶 治跌打损伤，腹虫牙痛，煎汤咽之。

王安《采药方》：金钟荷叶即薄荷。

止吐血、黄疸、跌打、诸般风气，合济阴丸。

白毛夏枯草

产丹阳县者佳，叶梗同夏枯草，惟叶上有白毛，今杭城西湖凤凰山甚多。

性寒味苦，专清肝火。

山牛膝

一名苏木红，今人呼荔枝红，又名透血红。产富阳竹园内，善能理疮并刀箭入肉。

活血，化瘀，宽筋，理跌打损伤，治破伤风、七十二般恶疾，非此不除，功胜川产。《汪氏方》

土连翘巴山虎

乃闹羊花子也。闹羊花即黄杜鹃，一名石棠花，牛食之即疯癫。富阳北泥山白洋溪一带山中甚多，彼土人呼为石棠花，即黄色映山红也。

《百草镜》云：壳似连翘，子类芝麻，故一名山芝麻。入药每服三分，不可多服，方术家麻药中有之。其根名巴山虎，入药去骨用。汪连仕《草药方》：土连翘即闹羊花子，今呼为南天竺草。

苦温。治风寒湿痹、疬疖肿胀，扑损疼痛、疽毒疔疮，用之神效。汪连仕《草药方》治跌打损伤，能活血疏风，埋七十二般风气，为外科全药。

透骨丹《药鉴》：治跌扑损伤，深入骨髓，或隐隐疼痛，开天阴则痛，或年远四肢无力，此药主之，真神方也。闹羊花子一两，火酒浸炒三次，童便浸二次，焙干，乳香：没药不去油，血竭各三钱，为末研匀，再加麝香一分同研，瓷瓶收贮封固，每服三分，壮者五六分，不必吃夜饭，须睡好方服。酒可尽量下，服后避风，有微汗出为要。忌房事、酸、寒、茶、醋等物，弱者间五日一服，壮者间三日一服。

按：《吉云旅抄》有治无名肿毒疔疮发背一醉消奇方，用山芝麻三分，研极细末，以好酒煎数沸，带渣服下，盖被出汗，不可见风，一服全消。但不可用烧酒。则又与《药鉴》治法异，并附于此，善用者择之。

将军复战丹　张云野《琐记》：治跌打损伤，以山芝麻二十两，童便浸四次，烧酒浸三次，略炒，乳香没药各炙去油三两，血竭煨二两，为极细末，火酒送下四分。随食白煮猪肉压之，如持斋者，食白腐干。服药后，切记避风。

七厘散　吴兴杨氏《便易良方》：治金刃伤，止痛如神，用龙骨、硼砂、血竭酒洗、儿茶、天芝麻（即土连翘）各五分，为细末，每服七厘。

十分丸　《绿竹堂验方》：治风痹跌扑，痈疽初起，一服即能消散。惟虚弱人须先补，而后用此攻之。麝香三钱，穿山甲土炒脆，广木香生研，血竭另研，雄黄水飞，山芝麻酒炒，番木鳖黄土炒，焦黄为度，不可太枯，筛取净末，自然铜火煅醋淬九次，研细水飞，僵蚕炒，去丝去头足，以上各一两。川蜈蚣去足尾二十一条，酒炙为末，蜜丸桐子大，以朱砂为衣，金箔裹之，蜡丸封固，每用一丸。至重者再进一丸。用羌活紫苏酒煎化服。取汗避风，否则发战伤人。一方去木鳖子，加风茄花五钱，山芝麻亦用五钱，较稳。

马前散　《救生苦海》：治痈疽初起，跌扑内伤，风痹疼痛，其效如神。番木鳖忌见铁器，入砂锅内，黄土拌炒焦黄为度，石臼中捣磨，用细筛筛去皮毛，拣净末，山芝麻去壳酒炒，各五钱，乳香末箬叶烘出汗五钱，穿山甲黄土炒脆一两。每服一钱，酒下，不可多服。服后避风，否则令人发战栗不止。如人虚弱，每服五分。

五虎丹　治风痹跌扑，肿毒初起，草乌去皮，姜汁拌晒，隔纸炒，山芝麻烧酒拌晒炒，雄黄水飞，血竭箬叶上烘烊。穿山甲砂炒，各一两为末，丸如芥子大，酒下二三分，不可多。此方见《草宝》，真劫剂也。

巴山虎即闹单花根也。《众妙方》名巴山虎

追风定痛。

神妙草头痧药　《行箧检秘》：鹅不食草并子一两，南星、半夏、藜芦、漏芦、牙皂、闹羊花子、闹羊花根各一钱，俱晒燥，磨极细末。此药专治中暑中寒，中风不语，牙关紧闭，急慢惊风，小儿筋抽。将药吸入鼻内，喷嚏来立时苏醒，亦可用阴阳水调服二三分，立愈。

熏痔漏仙方：不可刀针挂线及服药丸散，用闹羊花根，俗名老虎花。象杜鹃，色黄，其根如铁，将此根捶碎，煎汤放罐内，置桶中，盖上挖一孔，对痔坐定熏之。汤冷，复热之再熏。其管

触药气，自渐渐溃烂不堪。熏半月自愈，重者一月收功，永不再发，切不可洗。

治两腮红肿　《梁氏集验》：百合一个，山芝麻根去皮，贝母、元明粉各一钱，银朱七分，加白面调敷。

土茜草

一名地苏木、过山龙、风车草。此南方所产茜草也。叶四五瓣成一丛，攒茎节而生，方梗柔蔓，皮糙涩棘人指，独茎直上一二尺，乃有分歧处。叶如箭镞，风吹能环转如车轮，故名。又名八仙草，以其叶相对攒簇，枝叶间生也，其根黄赤色，不可染，又名活血丹。

《百草镜》云：此草秋时结实，小如梧桐子，实后枯，立夏后发苗。

《百草镜》：性子，入肝脾心经，治打伤跌压，活血，性善行血，无瘀者禁用。

《葛祖方》：治风气痛，通经下胎，黄疸，鬼箭打，瘕痞，蛇伤。

《药鉴》云：功专活血，治跌扑、痈毒、癥瘕、经闭便血、崩中带下、痔漏风痹、鬼箭风、臌胀、黄疸、蛇伤。

疔疮　《朱罗峰方》：过山龙、仙桥草、苍耳草、稀莶草、紫花地丁、野麻根，六味等分，酒煎服取汗，须多服蟾酥丸，汗出咸者可治，若味淡，不可治。

又方：地苏木阴干为末，重者八钱，轻者五钱，好酒煎服，如放黄者，冲酒服，渣罨疔上。

野苧麻

《采药志》：天青地白草，又名川绵葱。即野苎麻也。

一名银苎。又名天名精。生山土河堑旁，立春后生苗，长一二尺，叶圆而尖，面青背白，有麻纹，结子细碎。根捣之有滑涎，入药用根，取松土者良，肥白无筋。按：此与地菘别。

性凉，治诸毒，活血止血，功能发散止渴，安胎，涂小儿丹毒，通蛊胀，崩淋哮喘，白浊滑精，牙痛，喉闭骾，疝气，火丹疖毒，胡蜂毒蛇咬，发背疔疮，跌扑损伤。

《救生苦海》：午日取野苎麻叶，阴干晒燥，搓熟，取白绒收藏。夏月遇有金刃伤者，敷之即止血，且不作脓。

《百草镜》：跌扑，野苎根一两，捣碎，好酒煎服，尽量饮醉。

漆疮红肿，合紫霞膏，又为女科圣药。痘毒，以野苎麻去皮捣敷。

痈疽发背，对口，一切无名肿毒　野苎麻捣汁，用无灰酒冲下，渣敷患处露头，盖被出汗，即出脓水痊愈。

跌打闪挫方　教师白宇亮传：大鲫鱼一尾，独核肥皂一个，胡椒七粒，黄栀子九个，老姜一片，葱头三个，野苎麻根一段，干面一撮，香糟一团，绍酒随数用，同前药合捣如泥，炒热敷患处，立愈。外用布包扎紧，次日青出即愈。

《救生苦海》：治神鬼箭，用野苎麻、川南星同捣敷。

徐若宁云：蛇虺咬，看伤处有窍是雄蛇，无窍是雌蛇，以针挑破伤处成窍，然后取野苎麻嫩头，捣汁和酒服之三盏，绞剩渣敷伤口，能令毒从窍中出，伤立愈。将渣弃水中，永不复发。

鸡鸭脚艾

《百草镜》：叶细多歧，间有阔者，杂之姜蕤，如鸡鸭脚然，故名。搓之作艾香。

治脚气疝气。

百種珍本醫籍

千里光

一名九里明。一名黄花草；《纲目》附见千里及下。按：千里光为外科圣药，俗谚云：有人识得千里光，全家一世不生疮。《纲目》不载，入外科用。

《百草镜》云：此草生山土，立夏后生苗，一茎直上，高数尺，叶类菊，不对生。

《图经》云：千里光生浅山及路旁，叶似菊而长，背有毛，枝干圆而青，春生苗，秋有黄花，不结实，采茎叶入眼药，名黄花演。

治目不清，去红丝白障，迎风流泪。《百草镜》：明目，去星障，煎汤浴疮疡，合膏点赤眼，贴杨梅疮，狗咬，以千里膏掺粉霜贴之。

治蛇伤。治四块鹅掌风。

王三才《医便》：用千里光草一握，苍耳草一中握，朝东墙头草一小握，共入瓶内，水煎百沸，以手少擦麝香，向瓶熏之，仍用绢帛系臂上，勿令走风，三次即愈。千里光即金钗草是也。

治时疫赤鼻，陟耳火眼，诸疮疖肿毒破烂及鹅掌风：合千里光膏点赤眼，贴杨梅疮，加狗油熬粉霜尤妙。王安《采药方》

小青草

五月生苗，叶短小，多茎，不甚高，开花成簇，红色两瓣，与大青同，但细小耳。一名蜻蜓草，一名苍蝇翅。与《纲目》小青条“集解”下引《图经》：生福州，三月生花。亦不载其形状，未免失考。且主治亦别。

《圃事须知》：小青一名淡竹花，此则另是一种。

味苦大寒，理小肠火，治儿疳积，赤目肿痛，疗伤寒热症，时行咽痛，治疳积。煮牛肉田鸡鸡肝食之。

疳瞎煮猪肝食。

黄疸，劳疟发热，翳障初起　《百草镜》：小青草五钱，煮豆腐食。

雀目　《百草镜》：一名鸡盲，白昼见物，将暮即昏。鸡肝或羊肝取一具，不落水，小青草五钱，安碗内，加酒浆蒸熟，去草吃肝，三服即愈。加明雄黄五分尤妙。

泽半支

《百草镜》：叶如鼠牙半支，生山涧处，叶皆对节，夏开黄花如瓦松。

治蛇咬疔肿。

狐尾草

汪连仕《采药书》：狐尾草花如狐尾，九节，而生长水泽旁，名狐媚花。

主治吐血金疮，取根敷。一切肿毒，根罨。洗疮。用叶。

金钱草

一名遍地香，佛耳草。俗讹白耳草、乳香藤、九里香、半池莲、千年冷、遍地金钱。其叶对生，圆如钱，钹儿草叶形圆，二瓣对生，象铙钹，生郊野湿地，十月二月[①]发苗，蔓生满地，开淡紫花，间一二寸则生二节，节布地生根，叶四围有小缺痕，皱面，以叶大者力胜，干之清香者真。三月采，勿见火。《纲目》有积雪草，即此。但所引诸书，主治亦小异，故仍为补之。至《纲目》所载言其治女子腹痛有殊效，其方已载《纲目》，此不赘述。

① 十月二月：据文义应为“二月”

味微甘，性微寒，祛风，治湿热。《百草镜》：跌打损伤，疟疾，产后惊风，肚痛便毒痔漏，擦鹅掌风。汁漱牙疼。

《葛祖方》：去风散毒，煎汤洗一切疮疥，神效。《采药志》云：发散头风风邪，治脑漏白浊热淋，玉茎肿痛，捣汁冲生酒吃，神效。

按：蒋仪《药镜》云：佛耳草下痰定喘，能去肺胀，止哮宁嗽，大救金寒，以之列入热部，岂以其气辛耶？

白虎丹　《祝氏效方》：鲜野甜菜，即车前草。洗净，加遍地香捣烂，用白酒和汁绞出，鹅毛蘸搽患处即消。

疥疮　《救生苦海》：钹儿草加盐少许，搓熟频擦全化，然后洗浴，三次必愈。若用煎洗，反不见效。

疔疮走黄，毒归心　《慈航活人书》：铜钱草，即遍地香。采叶捣烂，童便煎服，服后再饮好菜油二三碗令吐，如吐即不必服矣。再加生猪脑一个，同白粽子捣匀敷。

张介宾《本草正》：佛耳草味微酸，性温，大温肺气，止寒嗽，散痰气，散风寒寒热，亦止泄泻。铺艾卷作筒，用熏久嗽尤妙。

望江青

一名还精草、玉星草、银脚鹭鸶、血见愁、谷雨后发苗，生泽旁湖岸，方茎中空，叶狭长而尖，有锯齿，对节，小满后抽茎，开花成穗，细紫层层而上，寒露时枯很多须，节间方而白，极长，亦空明，根尤妙。

王圣俞云：银脚鹭鸶叶似胡麻而小，直茎可尺许长，其叶对生，根绝类水芹，味甘而多津液，采而以蜜拌蒸食，治肺虚失音，及久服最益人。西湖诸山皆有之，据此则似另一种，盖望江青根白而不长，若长者，乃银脚鹭鸶也。并存以俟考。

李氏《草秘》：望江青，俗呼天芝麻。以其叶似芝麻叶也。

方梗，对节生叶，至春节间开红紫花，生水沟泽边，形微似诸兰草。

凉苦。《百草镜》：性寒而味微苦，入肺经，吐血服之，生精还力，除湿热，去星障，疗肺痈，劳力伤，脱力黄，同金器煎服，愈惊风。

目中去星翳障　《百草镜》：望江青一两，羊肝一具，同豆腐煮食。

吐血　白蜜二两，隔汤顿熟，望江青一两，煎汁冲蜜服。不论远年新起，一切血症，二服除根。嘉庆三年，予仆孙成患血症甚剧，得此方而愈。但服此药后，每服须吃桂圆五斤，二服吃十斤，方无后患。此药服后，人如醉，惺惺然欲睡，一周时自愈。再得燕窝粥培元更妙。

乳痈乳核　《秋泉家秘》祖传天下第一奇方，专治乳痈乳核肿硬大者，服之即内消：用九龙川即龙见怕一两，细叶冬青即山黄杨五钱，龙爪紫金鞭即马鞭草又名龙爪草一两，金剪刀三钱，九节金丝草即望江青五钱，遍地金龙草即地五爪三钱，用无灰酒二碗，加香橼叶或橘叶十余片，煎钟半，饥时随量二三次服之，渣再煎服。绝疟　望江青干者五钱，煎酒服。

予表戚张石港，生平常服望江青，每日用干者三钱，北枣六枚同煎食，如是三年，身轻脚健，终身无疾，其功不下参也。

治打伤扑损，最活血，捣汁冲酒服，渣罨伤处。一人闪足，痛不能举，无苗寻其根，捣汁人煎剂三服而愈。同牛膝、芍药、当归、独活、玉钗草、活血丹、七叶草、五爪龙、放棒行、金雀脑、覆丝藤、擫[1]草等，和匀捣汁，加酒服之，损伤垂死，但得入咽可生。并治诸烂痛疮癣，吐血亦效。

[1] 擫（yè，音厌）：按压。

无骨苎麻接骨草　麻衣接骨　紫接骨附

即玉接骨，一名血见愁、玉钱草、麒麟草、玉连环，叶小圆根，如水芹。生湿阴处，立夏时发苗，逢节则粗，叶尖长，根蔓延，色白多粗节，类竹根。捣之汁粘，高者尺许，松土种之，极易繁衍。入药用根。《百草镜》云：玉盘龙，一名无骨苎麻。叶类苎麻而薄小，背不白，茎如箸，色明透，至九月，茎白明如水晶，上有细红点子。十月萎，采宜九月。一名玉梗半枝莲。捣之有白浆稠滑。《纲目》蒴藋条“释名”云：即接骨草。苏恭云：叶似芹。寇宗奭云：花白子青，十月，子乃红熟，有一二百子。时珍云：每枝五叶，按：《群芳谱》则花白而叶不类，其根乃似水芹。今人捣汁，以续筋骨损折，颇验。名玉接骨。当是此种，然《纲目》无一语治折伤，且所引形状，率多含混，故特详晰补之。

性凉，味甘淡，入肺经血分，治吐血肠红下血，跌打损伤。《采药志》云：接骨草，又名玉梗金不换。性温，能止血生肌，行肺经之恶血，引血归经，理气开胃，大有功效。

接骨草

苗如竹节，出广西。

《粤语》：此草丛生，高二三尺，叶大如柳而厚，茎有节，色绿而圆，花白，午开，自三月至九月不绝。

《群芳谱》：四季花，一名接骨草。叶细，花小色白，自三月开至九月，午开子落，枝叶捣汁。可治跌打损伤，九月内剖根分种。

《肇庆志》：接骨草出封川阳江，一名四季花，生园林中，茎绿而圆，叶长如指而尖，花白，跌伤骨节，捣烂敷之，可以接骨。而本草不载。李氏《草秘》：羊耳草又名接骨草。生墙崖上，叶如羊耳，专治接骨。

性平，治折伤，续断骨，捣罨即愈。

麻衣接骨

生背阴山脚下，或涧旁。谷雨后发苗，叶类苎麻，背不白，对节生，节下则粗如鹤膝，作紫色。

敏按：接骨草数种，俱产深山涧隰旁，近地罕得，人家间有种之者，然麻衣接骨每不易得。玉接骨性凉味甘而补，能和中调血，生髓益津，其功不仅专治折损。麻衣接骨，性温而行血，惟专治折损。故人多不传其种，辛亥，予馆临安，游西径山宝珠寺，见山门外遍隙地皆麻衣接骨，形状俨如土牛膝，而粗处作紫黯色，甚脆。折之从粗节处断，视之，紫透中心，诚为佳草，不易得。而山僧土人悉皆莫识，故得滋育盈畦也。

治跌打损伤。

紫接骨

生山上，与麻衣接骨相似，而叶茎俱紫，治跌扑劳伤损瘀。

汪连仕云：金宝相，一名金钵盂。罨金疮之圣药。又能散风透脓，一夜即透，其叶如蝴蝶花，根如商陆，即皱皮葱。今呼麻叶接骨。

敏按：汪所论，当又是一种，亦非荔枝草，而又不是似牛膝之一种接骨也。

凤眼草花上细粉

此草苗如薄荷，叶微圆，长五六寸，谷雨后生苗，立夏后，枝桠间复生二小叶，节节皆有。至秋后，二小叶中心白色，俨如凤眼，故名。八九月眼中开花，其花如须，长一二寸，紫黄色，亦可入药。

《百草镜》：风眼草，芒种后其枝桠间二小叶中心，各起蕊一粒，如人两眼，细碎如石胡荽子状。至小暑后，色转红黄，渐抽长如须，此草自苗至老，叶皆有淡红晕。

敏按：《经验广集》治小便不通，有皂角汤熏法。方中用风眼草，乃臭椿叶别名，与此名同物异。又荔枝草亦名风眼草，与此亦异。

治一切风痹，活血去风，酒煎服立效。

室女干血劳　用风眼草连根叶鲜者一两，加红花三钱，酒煎服，通经自愈。

四日两头疟　用风眼草煮红枣，饮汁自愈俱传信方。

妇女经闭不通，发热劳症　风眼草为末一两，红花炒二钱，水三钟，煎一钟，入黑糖五钱，空心服三五剂。见血方止。《医学指南》

遗精白浊　风眼草炒干，研末五钱，冲热黄酒服。《医学指南》

花上细粉

入癣药，杀虫定痒。

风膏药

《桂海草木志》：叶如冬青。

《粤志》：肇庆七星岩产风药，丛生石罅，其叶圆厚，和酒嚼之，治风疾。一曰风草，一日风菜。谚云：风病须风菜，即此。

按：《福宁府志》：风藤草一名山膏药。治风愈疮，或即此欤。

治太阳头疼，目昏眩。

竹叶细辛

即獐耳草，香胜细辛。

治脱力虚黄。《汪氏方》

离情草

出云南，夷中多有鬻之者，凡人为情欲锢闭，往往致死。得此草一茎煎服之，人口即豁如梦觉，断缘绝爱，亦不自知所以然也。按：段成式《杂俎》载左行草使人无情，范阳以之入贡，或即此类欤。又有合情草，与之相反，可知造物之生物，必有对待如此也。

已相思、绝情爱、如神。

和合草

此即合情草也。《柳崖外编》：永昌府澜沧江外，有和合草，根洁白，结男女交媾状，土人见之，用稻米周遭围之掘，方可得，否则遁去。有夫妇不谐者，服之即欢好。然载诸江船，辄沉溺不得渡，智者用长线系置岸侧，持线登舟，渡毕，然后引过。故滇省近边一带，时时有之。闻服之者曰：男视女，虽嫫母，西子王嫱不若也。女视男，虽丑亦潘安，虽老亦健儿也。

治夫妇相憎，疾煎酒服。

盐蓬碱蓬

《药性考》：二种皆产北直咸地，土人割之，烧灰淋汤，煎熬得盐，其叶似蒿圆长。至秋时，茎叶俱红，烧灰煎盐，胜海水煮者。

味咸性凉，清热消积。

知风草

《药性考》：生雷琼，蔓生，无毒，土人春日视其苗，有一节，则一次有风。入药以无节者浸酒用，治一切风痹入骨，能拔之外出。

凤头莲

出台湾内山，形如黄连，色紫，多细须茸茸然，分歧如凤头。故名。

性平，治咽喉一切诸症。

梨松果

如肥皂，出台湾。

治疔疮磨涂。

蒲包草

《活人书》：又名鬼蜡烛。《新语》云：水蜡烛，草本，生野塘间，秋杪结实，宛与蜡烛相似。有咏者云："风摇无弄影，煤具不燃烟。"以其开花结实，俨似蜡烛，故名。芦苇荡中颇多，土人采其实，以治金刃伤止血用。

治瘰疬　蒲包草连根采来，洗去泥，切寸段，砂锅煎汤，代茶饮，不论男妇皆愈。但妇人服此，愈后终不受孕。须服北京真益母丸四五两，可解之。

汪连仕《采药书》：蒲萼即蒲草。南人呼莎草，北人呼板枝花，结实为鬼蜡烛，其粉即蒲黄。

鬼扇草

《采药录》：鬼扇草生石壁上，叶面青，有直纹如白果叶状，枝枝生如扇骨，人若打死在地，捣此草汁灌，入口即苏醒。

鲇鱼须

《采药录》：鲇鱼须草梗叶青色，面起直纹，叶叶有须二条，其根如竹鞭状。

治疔疮一切诸疮。

汪连仕云：鲇鱼须沿藤如豆，叶二丫，内生二须，根白而粗，专治外科一切疔疮肿毒，罨之立消。

紫背稀奇

《采药录》：紫背生阴山，着地布苗，叶有两大两小，面灰色，有直纹，背微紫，若起心，有藤一二尺长，叶尖，对生。

治痘毒　用活草一斤作二服，酒煎下，已成速愈，未成立消。

雀　麦

汪氏《采药书》：即雀角花。此花令人斸忿，花象雀脚，猎人采熬药箭，呼为破关草。人以其能烂痔漏，呼为破管草。

性热气烈，伤人肌肤，立能溃肿，须米醋炒用，腐肠之品，不入汤剂，惟外治点痔漏用之。《汪氏方》

卷 四

草部中 七十种 附十种

金豆子 夜关门附

《百草镜》：一名金花豹子，三月生苗，十月枯。虽豆类，却不起蔓。本高一二寸，分枝成丛。叶似槐而稍大，处暑时开黄花，五出，磬口蜡梅似之，结荚向上，类跭𧿹[①]而短，长只二三寸，实似绿豆而扁，皮有紫斑，较绿豆稍大，味淡。

子 治疔痈如神。

叶 治肿毒。茅氏传方：以叶晒研，醋和敷。留头即消，或酒下二三钱。

按：傅澹庵《草花诀》：金豆子开黄花，子如绿豆，入滚茶，味清香，即草决明。明·周宪王《救荒本草》有山扁豆，即茳芒决明。味甘滑，可作酒曲，俗呼独占缸，苗叶花子，皆可瀹茹及点茶食，所载形状，亦与金豆子同。而濒湖《纲目》决明后附茳芒云：性平无毒，火炙作饮极香，除痰止渴，令人不睡调中，隋稠禅师采作五色饮以进炀帝者是也。无治疔肿之说，故并存以备考。

夜关门

叶如槐，夜即合，开黄花，仁和笕桥人多种之。俞晓园云：

---

① 跭𧿹（xiángshāng，音详双）：豇豆。

有草木二种；草本者良，木本者乃合欢也。能追风，取皮治肺痈不敛，熬膏贴毒，生肌收口。

按：《纲目》马蹄决明，叶亦如槐，昼开夜合；其叶本小末箸，秋开黄色花，或即系决明。但《纲目》于决明子下亦不言疝气，今并存之。

荚 治疝气。

接骨仙桃

一名夺命丹、活血丹、蟠桃草。生田野间，似醴肠草，结子如桃，熟则微红，小如绿豆大，内有虫者佳。

《百草镜》：仙桃草，近水处田塍多有之，谷雨后生苗，叶光长，类旱莲，高尺许，茎空，摘断不黑亦不香，立夏后开细白花，亦类旱莲而成穗，结实如豆大，如桃子中空，内有小虫在内，生翅穴孔而出。采时须俟实将红，虫未出生翅时收用，药力方全。盖此药之用全在虫，须晒焙令内虫死，若挂悬风干，恐内虫生翅而出，药亦无用矣。按：此草须芒种后采，若过夏至，则虫穴孔而出，化为小蚊，苞空无用矣。

性温，味甘淡，消痈肿跌打，或捣汁，或屑服，俱效。

治肝气和胃　《集听》云：一名八卦仙桃，此草生田野，叶如石榴叶，实如桃子，绝小，内生小虫者真。取实连虫用。一方专治肝气胃气小肠疝症，用仙桃草有虫者，金橘核、福橘核、荜澄茄，各等分，为末，砂糖调丸绿豆大，每晚服一钱许，至重者二服断根。

治劳损虚怯　《百草镜》云：取有虫仙桃草，用童便制透，入补药用。

治吐血　《百草镜》云：用新鲜接骨仙桃草捣汁，加入乳和服。按：吐血诸方，皆用凉血之剂，惟此药性热，加入乳能引血归经，故妙。

跌扑损伤　《救生苦海》：用地苏木五钱，八角金盘根一钱，接骨仙桃草五钱，臭梧桐花三钱，煎酒服。

七叶黄荆山黄荆

一名猪卧草、地五爪、珠子草、乌食草、乌蛇草、七弦琴。亦名七叶黄荆藤，生土墙脚下阴地，叶尖长，相对三四行成一瓣，茎上起棱一凹，间紫色，白露后抽心，高三五尺，开细白花成簇，结子亦细碎，霜后红如珊瑚细珠，根长而白，入药。

《百草镜》云：此种有木本者，名挺挺活。治跌扑痈肿。

味甘，生服能令人吐。治劳力伤跌打，鱼口漆疮，煎汤洗。

治便毒　捣汁，将肥皂一个煅存性，调酒服，渣敷患处罨之。

治跌扑损伤，闪腰挫气痛　《集听》云：此秘方也，用乌蛇草晒干为末，砂糖酒调服，最凶者加童便，须端午日午时收者更效。若急用，不拘时日，取鲜者捣烂服，发汗愈。此草有五名，一曰乌蛇草、一曰乌龙草、一曰猪卧草、一曰七叶黄金，因其叶七片一枝，或五片，大者九片，其根名千秋藤，九十月间顶上结红子，晒干吞之，可治疝气。

汪连仕《草药方》：七叶黄荆，俗呼扦扦活，又名放棍行，又名珊瑚配，与乌蛇草别。行血败毒，洗一切疮疥鬼箭风。

山黄荆

《玉环志》：叶似枫而有杈，结黑子如胡椒而尖，可屑粉煮食。又有水荆，似藜，结黑子，不可食。剪其枝可以接梨，入药用山荆。

消食下气。

退管方　黄荆条所结之子，炙燥为末，五钱一服，黑糖拌，空心陈酒送服。专治痔漏之管，服至管自退出。

九窍出血　《救生苦海》：黄荆有二种，赤者为蓁，青者为荆，其木心方，其枝对出，一枝五叶或七叶，叶如榆叶长而尖作锯齿，五月时开花红紫色，成穗，子如胡荽子大，有白膜皮包裹，用其叶捣汁，酒和服二合，立止。

骨蒸劳热　《养素园验方》：六月雪、黄荆子、豨莶草、何首乌、当归、川芎、熟地、白茯苓，水二钟，姜三片，煎八分服，有痰加半夏。

漆疮　《姚希周经验方》：乌蛇草不论鲜干，一握，煎汤一洗即愈。

伤寒发热而呃逆者　《回春》用黄荆子不拘多少，炒，水煎服立止。

杖疮起疔甲　黄荆子焙干为末，搽上即开，不用刀刮。

肝胃痛　《周山人方》：用黄荆子研末和粉作团食，一二次断根。

脚蛀　《周氏方》：用黄荆嫩脑叶捣烂罨上即愈。

救命王金不换附

一名死里逃生。

治小儿感冒，风寒咳嗽，大人伤力损伤吐血，诸风疼痛，无名肿毒。

金不换

亦名救命王，似羊蹄根，而叶圆短，本不甚高。此草出于西极，传入中土，人家种之治病，故山泽中不产。立春后生，夏至后枯，用根。《纲目》三七亦名金不换，与此别。又木本亦有金不换。

汪连仕《草药方》：金不换大叶者，为金钵盂大接骨草。细叶者，小接骨草。吐血颇效，因呼为吐血草，军中箭伤，罨之效。即呼箭头草。

性平，破瘀，生新，治跌打，消痈肿，止血，愈疥癣，和糖醋捣擦。

蛓[1]虫伤，有叶捣涂。治肺痈。

叶能伸臂力，开硬弓，臂痛或力弱不能弓者，取其叶揉软覆膊上，以帛束之，过夜痛者即定疼，且全力俱摄入臂上，开弓更不费力。营伍需为要药。

肿毒初起　《百草镜》：金不换草，根叶不拘、捣碎五钱，陈酒煎服。

肺痈　《百草镜》：金不换草，取根一两，或叶七瓣，捣汁酒煎服，三次愈。不论口臭吐秽物者皆效。

风痛　《杨氏验方》：金不换钱半，小活血、枳壳、苏叶、当归各三钱，乌药、川芎各二钱，花粉五钱，老酒一斤，煎热服。

跌打疼痛风气　《慈航活人书》：救命王即金不换，叶如冬莱叶，春夏用叶，冬用根，捣汁冲酒服。渣加毛脚蟹捣烂敷。如风气，只用渣敷。

《汪连仕方》：行血破血，合地苏木、落得打，共酒服。

黄麻叶

《医方集听》云：此治诸血之圣药，一名牛泥茨、一名三珠草、一名天紫苏。三月生苗如麻，叶有微毛，取叫嚼之，味如苦荬，久嚼微辛，大叶旁两小叶如杏叶，至八九月每叶生子三粒，状如粟米子，内一粒如菜子，嫩时青色，老即黑色，取子入药。治咳伤肺。开花细紫红色，自五月起，至十月止，处处有之。

治血症：《集验》取叶同虎杖龙芽用。

---

① 蛓（cì，音次）：一种毛虫。

血崩：《集验》用黄麻叶连根捣烂，酒煎露一宿，次早服之。

气症心疼肚痛，痢疾痞结。

子 治咳伤肺。

汪连仕云：大麻子即黄麻子，性热行血，医人合麻药共风茄用。

六月霜

丁未，余馆奉化，邑人暑月俱以此代茶，云消食运脾，性寒，解暑如神。五月内山村人率刈干束缚，挑入城市售卖，予以百钱买得一束，如干薄荷状，而长大倍之，茎上缀白珠成穗。土人云：子能下气消食，更甚于枝叶，偶得痞闷不快，因取一枝冲汤代茶饮，次日，即健啖异常，所言信不妄也。

《三才藻异》：一名六月冷，即曲节草也。性寒，故名。花似薄荷，叶似刘寄奴，名蛇蓝。

解暑，消积滞：小儿暑月泡茶食之佳。

性苦寒，亦厚肠胃，止痢开膈，食之令人善啖，凡伤寒时疫，取一茎带子者煎服之，能起死回生。屡试皆效。又善解毒洗疮疥，皆愈。

按：《纲目》曲节草：一名六月霜。濒湖所引《图经》云：甘平，无毒，治发背消痈拔毒，同甘草作末，米汁调服。而他治有殊功，并未言及，今仍补之。

山海螺

生山溪涧滨隰地上，叶五瓣，附茎而生，根如狼毒，皮有绉旋纹，与海螺相似，而生于山，故名。虽生溪畔，性却喜燥，枝叶繁弱，可以入盆玩。

《百草镜》云：生山土，二月采，绝似狼毒，惟皮疙瘩，掐破有白浆为异。其叶四瓣，枝梗蔓延，秋后结子如算盘珠，旁有四叶承之。

治肿毒瘰疬，取汁和酒服。渣敷患处。

汪连仕云：苗蔓生，根如萝卜，味多臭，治杨梅恶疮神效。

王安《采药方》：山海螺，一名白河车，加紫河车、红白石膏，名四圣散。治肠痈便毒脏毒乳痈疽，皆效。

水杨柳

张琰《种痘新书》云：水杨柳乃草本，生溪涧水旁，叶如柳，其茎春时青，至夏末秋初则赤矣。条条直上，不分枝桠，至秋略含赤花。凡痘焦紫干枯者，以此洗之，立见光亮，浆水即行，其效如神。已洗之后，若往视之，则已洗未洗之处，其明润焦暗，形色判然。取水行浆之效，孰有速于此者。但须用巾蘸其药水，频频与拭，必水足而后已也。若秋冬叶落，取根用之。

濒湖《纲目》木部有水杨，亦主痘毒。引魏直《博爱心鉴》浴痘法，但所载形状，与此全别。惟于“集解”下注有赤杨，与张琰所说不甚相远，而又无主治，故为补之。

性微寒，味缺。凉血解毒，痘疮焦黑，浴之立起。

治跌打损伤，痼瘟瘴疫，解暑郁恶毒。

治痘水杨柳汤　张琰治痘红紫干燥不起浆，有水杨柳汤。云古方所载是木细叶红梗，枝上有圆果，果有白须散出，此等俗呼水杨梅，以其果似杨梅也。余未试用，余常用者，乃是草生水边，叶如柳叶，其梗至秋则红赤，无果结。此草冬用枝梗及根，春夏秋用枝叶，凡痘红紫干枯不起浆者，内服活血解毒之剂。外用此煎水拭头面，连拭数次，立见光润，即具行浆之势，所未洗者，其色不变。

手足拘挛　费建中《救偏琐言》用草本水杨柳酒煎服，甚验。

痔漏洗方　《传信方》：水杨柳根煎汤洗，俟虫出愈。

膀胱落下　《刘羽仪验方》：此名茄病，其色或紫者可治，白者不可治，黄连一钱，狗脊、水杨柳根、五倍子、鱼腥草四味，多寡不拘，枯矾钱许，共为末，煎汤先熏后洗，乘热时轻轻托进，睡卧一二日即愈。再服调理药。

《毛世洪经验集》：扦扦活，即水杨柳。其根可治杨梅结毒。

小将军

一名研星草、散血丹。生阴湿地，立春后，有苗叶类狗卵草略大，茎微红，谷雨后开花细小，结①子二粒，如荷包草子。

《百草镜》：二月发苗，叶如双珠草，节间生子，如鹅不食草子而略大，三月采，五月枯。

《葛祖方》：治黄疸脚气，丹毒游风，吐血咳血。

《百草镜》：治跌扑刀伤痈肿，痰中带血，洗疥疮。

《采药志》：性温败毒，治杖伤，跌打损伤，捣汁酒和服。渣罨患处，立刻肿消而愈。

余居士《选要方》：治跌扑，用五灵脂三钱，麝香钱半，小将军草三两鲜者取汁，先将酒煎上二味，待好去渣，再入药汁滚一二沸，取服。

僧鉴平言：此草治疔肿如神，不论疔生何处，及何种疔，皆可用此。捣极烂敷疮口留头，次日即干紧肉上，洗去再敷，至重者敷二次即愈。轻者一涂即好，真救疔垂死之圣药也。亲试神验。

九鼎连环草

一名九叶云头艾。三月生苗，系子出，高二三尺，叶似艾

---

① 结：原作细，据商务本改。

菊，香亦近之，霜后枯，产口外五台山二处，近有人带种，各处可植，八九月间，起穗结蕊，类野菊蕊，但不开花结实，其实如野菊花心。

《百草镜》：春月发苗，叶类艾菊，香亦近之。八月时无花而实，实先起疙瘩，逐渐长大，内包十余子，子细长小，叶干之甚香。黄梅时，须不时焙晒，否则易霉，霉则无用。性温，通行气血，治风痹有效。

风痹　《百草镜》：用九鼎连环草干者二两，核桃肉三两，捣烂，当归一两五钱，黄酒浸，隔水煮用。

牛筋草

一名千金草。夏初发苗，多生阶砌道左，叶似韭而柔，六七月起茎，高尺许，开花三叉，其茎弱韧，拔之不易断，最难芟除，故有牛筋之名。

根入药，治脱力黄、劳力伤、治瘵。取此草连根净去泥，乌骨雌鸡腹内蒸熟，去草食鸡，良。

《百草镜》：行血长力，入肝经。

按：《湖州府志》：南天烛，亦名牛筋草，又名乌饭草。与此名同物异。

翠羽草

一名翠云草，孔雀花，神锦花、鹤翎草、凤尾草。其草独茎成瓣，细叶攒簇，叶上有翠斑。

《花镜》：翠云草无直梗，宜倒悬及平铺在地，因其叶青绿苍翠，重重碎蹙，俨若翠钿云翘，故名。但有色而无花香，非芸也。其根遇土即生，见日则萎，性最喜阴湿。

《粤志》：孔雀花可以避暑。汪连仕《采药书》：翠云草，一名翠翎草。即矮脚凤毛。治痔漏，同胡桃叶煎洗连。

治吐血神效　《百草镜》：女子吐血：翠云草三钱，水煎服。

嘉庆癸亥，予寓西溪吴氏家，次子年十五，忽腹背患起红瘰，蔓延及腰如带，或云蛇缠疮，或云丹毒，及风火所结，血凝滞而成。予疑其入山樵采染虫毒，乃以蟾酥犀黄锭涂之，不效，二三日瘰愈，大用脓，复与以如意金黄散敷之，亦不效，次日，疮旁复起红晕，更为阔大，有老妪教以用开展风毛，即翠云草也。捣汁涂上，一夕立消。此草解火毒如此，又不特治血神效也。

半娇红

一名老鹳红、水鸡冠。立夏后生苗，一茎直上，茎红叶尖，长而狭，八月结实，六角，五月采。

治风痹跌扑　煮羊肝食，退目中红障。

普贤线

《山川典》：产峨嵋山，乃树上苔须蔓引而成。长数尺，或言深谷有寻丈者。湖湘故事，载罗汗绦，即此。唐鸳湖曰：普贤线产峨嵋山，乃普贤石上青苔也。山僧采取晒干，以为上药。

《益都方物记》：仙人绦生大山中，与苔同种，但岩阴石隈多鲜翠，长二三尺，丛垂若绦。

敏按：《酉阳杂俎》：仙人縚出衡岳，无根蒂，生石上，状如同心带，三股色绿，亦不常有。縚即绦也。此生石上者方入药，无疑。

治胃脘心气疼痛，煎服，濒死者皆效。

藏红花土红花

出西藏，形如菊。干之可治诸痔。试验之法：将一朵入滚水内，色如血，又入色亦然，可冲四次者真。《纲目》有番红花，又大蓟曰野红花，皆与此别。

治各种痞结　每服一朵，冲汤下，忌食油荤盐，宜食淡粥。

治吐血　王士瑶云：不论虚实何经所吐之血，只须用藏红花。将无灰酒一盏，花一朵，人酒内，隔汤顿[1]出汁服之，入口血即止，屡试皆效。

土红花

《福建续志》：土红花大者高七八尺，叶如枇杷而小，无毛，秋生白花如粟米粒，生福州及南恩州山野中。

福州生者作细藤，似芙蓉，上青下白，根如葛头。入药薄切，用米泔浸一宿，更用清水浸一宿，捣服。

味甘苦，治劳瘼。

阿勃参

《程赋统会》云：产拂林国。

《华夷花木考》：阿勃参出挠林国，长一丈余，皮色青白，叶细，两两相对，花似蔓菁，正黄，子似胡椒，赤色，斫其枝，汁如油，其油极贵，价重千金。

油涂疥鲜即愈。

茄　连

《延绥镇志》：叶如蓝草而肥厚，种之畦塍，根圆大类葵，露出土外，开黄花，京师谓之撇蓝。

能解煤毒。

---

① 顿：根据文义应为“炖”。

灵通草

《楚庭稗珠》：僧建公之徒参悟患聋，达公谓得罗浮灵通草始瘳。参悟来博馆，入山于玉女峰得此草，茎长三尺，如箸而茎虚中，两头皆实，顶开七叶，取叶煎水服。截其虚者，贯两耳中。夜一声若雷，聋遂开。

治聋。

罗裙带

《职方典》：出广西南宁府。叶滑嫩，长二寸许，似带。

治折伤损手足者，取叶火煨微热，贴之即愈。

金狗脊

《职方典》：出粤南宁府，即赤[1]蕨。根形如狗脊，毛如狗毛，有黄黑之别。

止诸疮血出，治顽痹，黑色者杀虫更效。

雪里开雪里花附

《雁山志》：性大寒，深谷中有之，能解砒毒，冬时开花，故名。

治喉疮热毒　《万氏家抄》：取根捣汁服。

雪里花

朱楚良在镇海，其土人有采雪里花者，冬月严寒，此花始生。在招宝山龙潭旁，环渚而发，苗甚短小，如六月雪状，高不过二寸许，每雪时开白花如豆大，土人采得，干之入药。

① 赤：底本无，据稿本补。

敷痔：以雪里花为末，湿者干掺，干者麻油调搽一二度，其痔即消缩。

苦 草

《纲目》水草类载苦草云：生湖泽中，长二三尺，状如茅蒲之类，主治白带。又主好嗜干茶面黄二种病。其气味药性又失载。今依张璐《本经逢原》补之。苦温无毒，香窜，入足厥阴肝经。理气中之血，产后煎服，能逐恶露。但味苦伐胃，气窜伤脑，膏粱柔脆者服之，减食作泻，过服则晚年多患头风，昔人畏多产育。以苗子三钱，经行后曲淋酒服，则不受妊。伤血之性可知。

山马兰野马兰　独脚马兰附

《瓯江志》：别名一枝香。按：《纲目》马兰下集解注云：又有山马兰生山侧，似刘寄奴，叶无桠，不对生，花心微黄赤，大补血，而不言其有治痧开塞之功。

《百草镜》：山马兰治疔极效，故又名疔见怕。其蔓延到处节上生根，故又名鬼仙桥。皆俗见随义而呼也。

治风痧喉闭惊风，敷疔定痛，捣汁涂小儿蛇瘑①，煎汤洗痔肿疥痒。《百草镜》

风痧喉闭　《永嘉县志》：山马兰取根捣碎，用人乳浸，男病用哺女妇人乳，女病用哺男妇人乳。浸少顷，令病人仰卧凳上，将头倒垂，将乳汁男左女右滴入鼻中，候喉中有痧涎壅塞，即转身垂头开口，任痧自流，痧完病愈。但此药入鼻后，病人不许有声，一作痧即止。

小儿惊风，牙关紧闭　煎汁灌入喉中，即愈。

---

① 瘑（guāi，音乖）：恶疮。

锁喉风，头面颈项俱肿，饮食不下　《传信方》：白马兰捣烂，井华水取浓汁，白酒浆均调，下喉立效。

小儿颈项腿肋缝中溃烂　《养生经验方》：以马兰汁调六一散搽之，即愈。

马兰捣为膏，能治大人两腿赤肿流水，或湿热伏于经络，皮面上不红不肿，其疼异常，病人只叫腿热，他人按之极冷，此谓伏气之病，用此膏搽之，立愈。

流注　顾锦州传方：采山马兰煮熟，麻油酱油作蔬拌食，半月自消。

野马兰

《百草镜》云：马兰气香可作蔬，此种系野生者，其气臭不可食。三月发苗，茎赤而粗，秋开白花，成簇细碎，三月采。因其功能凉血，与马兰同，故名。茎叶根俱入药。性寒凉血，治湿热，蛇吸，小儿痱疮。

独脚马兰

李氏《草秘》：此草生河泽边，叶如柳，对叶圆梗。

治发背诸肿毒热疖　捣汁一杯人酒二杯服之，未成脓者即消，有脓者即出，重极者服半碗或一碗，再剂渣罨。

玉净瓶

俗名猪屎草、气杀郎中、白山桃，春月发苗，叶尖长排生，茎有白纹斑点，高数尺，叶对节生，夏开细白花，成簇如华盖，结实如莱菔子大，青圆，霜降后红，其根肥白，十月采入药。

味甘性平，和血行血有效，治劳伤跌扑。

汪连仕《草药方》：气杀郎中草，一名青背仙禽，又名疔见怕，山人呼疔头草。其性清凉降火，消痈毒，散肿，拔疔根。

纱帽翅

《台海采风图》：此草一茎数十，花色黄，入药用叶。

治癣。

石风丹

生石上，能疗疮毒，出云南蒙化府。

象鼻草

《职方考》：出云南府。

治丹毒跌扑损伤。

透骨草

《珍异药品》云：形如牛膝。《纲目》“有名未用”下附透骨草，亦未详其形状，据其所引治病诸用，乃风仙草也。盖凤仙亦有透骨草之名，与此迥别。

疗热毒良。《珍异药品》

治风气疼痛，不拘远年近日　《家宝方》：透骨草二两，穿山甲二两，防风二两，当归三两，白蒺藜四两，白芍三两，豨莶四两，去茎用叶，九蒸九晒，海风藤二两，生地四两，广皮一两，甘草一两，以上为末，用猪板油一斤炼蜜为丸，梧子大，早晚各五钱。酒下。

腿疼难忍　《医学指南》：核桃肉四个，酸葡萄七个，斑蝥一个，铁线透骨草三钱，水煎热服，出汗愈。不问风湿皆效。

治痞　《医学指南》：透骨草一味贴患处，一炷香或半炷香时，即揭去，皮上起泡即愈。

洗瘫痪秘方　《医学指南》：蛤蚧一个，麻黄、川椒、透骨草、防风、大盐各四两，白花蛇二钱，艾一把，槐枝一条，川乌、草乌各二两，紫花地丁一斤，用水二桶煎，大缸半埋在地入水温时坐上洗，再用水二桶煎渣，候冷时，再入热水，或一日，或一夜，临出时，用水浇顶心数次。再用芥末稀贴患处，纸绢裹热，坑上睡汗出尽为度，忌早起饮食，就卧内妙。

汪连仕《采药书》：透骨草仿佛马鞭之形，大能软坚，取汁浸龟板，能化为水，合金疮入骨补髓，兼治难产，专主炼膏丹。按：风仙白花者，亦名透骨白，追风散气。红花者名透骨红，破血堕胎。亦有透骨之名。非一物也。

不死草

《珍异药品》：出柳州：高一二尺，状如茅。

食之延年，暑时置盘中，食物不腐，并可辟蝇。

拳黄鸡子

《珍异药品》：一名水萝卜。

治霍乱吐泻疟疾，每用一钱，嚼碎水饮下。

鸡脚草

汪连仕《采药书》：即鸡爪花，其子名胜光子。去星翳，明目清肝。

根 行血治风，治大麻风，鹤膝疯，鸡爪风。

刀枪草

《粤西丛载》：此草细叶黄花。

止金疮血。

苦地胆

出粤西。

叶可贴热毒疮。

箭头风

《粤西丛载》：花似箭头。

《职方典》：产广西南宁府山中，花如箭镞。

治风，四肢骨节痛，煎水熏洗之，愈。

消痰，治气急，定喘妙方。

王登南方：取箭风草放鲜肉内煨熟，要淡，忌用盐酱，取出，去草食肉。

红果草

《丛载》云：有二种，果大者叶略尖，不入药用。又有果如小指头顶者，叶圆边花，梗有软刺，入药用。

治牙痛酒刺。

龙柏《药性考》：红果草出广西，叶圆刺弱，味辛，煎汤漱牙疼。

勾金皮

《珍异药品》云：形未详。

治无名肿毒恶毒，醋磨涂上即消，牙疼，以皮塞牙缝中，即定。咽喉乳蛾，每用三五厘，细嚼咽下。

琉璃草

出始兴玲珑岩，茎如芹梗，与肇庆风药相类，食之治风。

仙人冻

一名凉粉草，出广中。茎叶秀丽，香犹藿檀，以汁和米粉食之止饥。山人种之连亩，当暑售之。

《职方典》：仙人草茎叶秀丽，香似檀藿，夏取其汁和羹，其坚成冰，出惠州府。

疗饥泽颜。

金丝草

出陕西庆阳。

性凉味苦，能去瘴，解诸药之毒。

红珠大锯草

治臌胀黄疸　王安卿《采药志》：大锯草败毒，消肿，清火。

金刚草

治肺痈痔漏疔肿。

台七里

《台湾志》：即七里香，出台地者，能辟烟瘴，所种之地，蚊蚋不生。

辟瘴，焚其烟，化蚊蚋为水。

番薏茹

《采风图》：一名番苦苓，一名心痛草。种出荷兰，叶秀嫩似云板，晒干则香，结子青红色。

治一切心气痛。

马尾丝

《台志略》：此草叶细而长，花红而小，根如荔枝核，黄色，多细丝如发，不拘鲜干，皆可用。

治蛇蜂诸毒。

方正草

《福建续志》：出永春州，叶狭而长，蓝色，平分四方，攒茎而上，其实六瓣。

治金蚕蛊。

七仙草

《三才藻异》：叶尖细长。

治杖疮。

大母药

《四川通志》：出雪山石块上，有雌雄二种，出必双出，补元气，益髓脉，功同人参。

蓝布裙

《四川通志》：草本，出松潘卫。

治脚气，壮筋骨。

露筋草

《藻异》生施州，高三尺，春苗即花，子碧色，不凋。

治蜘蛛伤疮。

百里溪草

《藻异》：名段羊齿，产阴地，如秋海棠。

味酸，治牙疼。

黄德祖

《藻异》：德祖即石公号。此草生圯上，故名。叶如尖刀，独梗，芋花红白，头如何首乌。

治疮癣。

斑节相思

《诸罗志》：枝叶类薄荷而大，味似艾。

性能解毒。

野丈人

《藻异》：叶似芍药，花类木槿，白毛寸余披下，如白头翁。去肠垢，消积滞。

戴文玉

《藻异》：戴文玉，草名。如金钗草，黄色。

疗血疾。

金果榄

出广中。《百草镜》云：出广西，性寒，皮有疙瘩，味苦色黄。陈廷庆云：内肉白者良。但有二种，一种味甚苦，一种味微苦，入药以味苦者良。

性凉解毒。《百草镜》云：凡肿毒初起，好醋磨敷，露出患头，初起者消，已成者溃，咽喉一切症，煎服一二钱即效。如喉中痛烂，用三钱为末，加冰片一分吹之。

《药性考》：金槽榄产广西，生于藤根，坚实而重大者良。藤亦可用，味苦，性大寒，解毒，咽喉急痹，口烂目痛耳胀，热嗽岚瘴吐衄，俱可磨服。疽痈发背，焮赤疔瘯①，蛇蝎虫伤，俱可磨涂。

《柑园小识》：金苦榄种出交趾，近产于广西苍梧藤邑，蔓生土中，结实如橄榄，皮似白术，剖之色微黄。味苦，土人每凿山穿石，或深丈许取之。先君尝觅得二十枚，愈数百人。而疔喉等症，有起死回生之功，当广传之，以补本草之缺。

性寒味苦，能祛内外结热，遍身恶毒，消瘴疠，双单蛾及齿痛，切薄片含之，极神效。磨涂疔疮肿毒，立消。《柑园小识》

雁来红

一名老少年，无有用入药者，惟《急救方》有治脑漏法，用老少年煎汤热熏鼻内，然后将汤服二三口，大妙。冬间用根。

濒湖《纲目》青葙下附雁来红，亦无主治。《土宿真君本草》：雁来红制汞。

膏子眼药，去远年星障　《眼科要览》：老少年，银杏剖壳为君，官渣根大叶者佳。千里光、雄杨梅树根皮为臣，煎成浓膏，量加制甘石冰片，又方加茶树根皮。

《花镜》：老少年其苗初出似苋，茎叶穗子，与鸡冠无异，至深秋本高六七尺，则脚叶深紫，而顶叶大红，鲜丽可爱，愈久愈妍如花，秋色之最佳者。又有一种少年老，则顶黄红而脚叶绿，为别一种。枝头乱叶丛生，有红紫黄绿相兼杂出者，名十样绵。一种根下叶绿，顶上叶纯黄者，名雁来黄。

天灯笼草

一名山瑚柳，形似辣茄而叶大。本高尺许，开花白色，结子如荔枝，外空，内有绿子，经霜乃红。京师呼为红姑娘。

---

① 瘯（cù，音促）：癣疥一类的皮肤病。

按：此草主治虽伙，惟咽喉是其专治，用之功最捷。《纲目》主治下失载，故补之。

性寒，治咽喉肿如神。

汪连仕《采药书》：金灯笼，园人称为天灯笼，种盆为景，更称为珊瑚架。

性能清火，消郁结，治疝神效。敷一切疮肿，专治锁缠喉风，治金疮肿毒，止血崩。酒煎服。

又以反手取根七株，去梗叶洗净，连须切碎，酒二碗，煮鸭蛋二枚，同酒吃。治疟如神。

子 入药，保毒不大。王安《采药方》

见肿消

一名土三七、乳香草。越人曰奶草。初生苗叶，面青背紫，叶似羊角菜多歧，秋开小黄花如菊，垂丝可爱。根似芋魁，人家多种之。

按：《纲目》有见肿消，云其叶似桑，治痈肿狗咬，当别是一种。

《采药录》：见肿消，生溪涧中，叶有三角，枝梗皆青，根亦青色，形如菖蒲。根性凉，治诸疮毒，行周身活血，追风散气，此又一种。名同物异。

《草宝》云：治跌打损伤，消肿散瘀要药。

《百草镜》云：治乳痈肿毒，金疮止血，杖丹棒疮，喉癣双蛾，咳嗽。

急慢惊风　《延绿堂方》：土三七春夏用叶，秋冬用根，捣汁一钟，用水酒浆和匀灌入，自效。

杨瘌[①]毛入肉作痛　《秘方集验》：土三七，亦名金不换，

① 瘌（là，音腊）：杨瘌，一种毛虫。

用其叶捣烂立涂，即止。

千年老鼠屎

紫背天葵根也。《百草镜》云：二月发苗，叶如三角酸，向阴者紫背为佳，其根如鼠屎，外黑内白，三月开花细白，结角亦细，四月枯。

按：东璧《纲目》菟葵下注云：即紫背天葵。于主治只言其苗，不及其根之用，今为补之。出金华诸暨深山石罅间者，根大而佳。春生夏枯，秋冬罕有。

性凉清热，治痈疽肿毒，疗疮疬瘅[①]，跌扑疯犬伤，七种疝气，痔疮劳伤。《百草镜》

疬瘅敷药　《医宗汇编》：用紫背天葵子，每岁用一粒，用鲫鱼捣烂，敷之立消。

瘰疬　《救生苦海》：用千年老鼠屎捣碎，同好酒入瓶煮一炷香，隔三日，随意饮醉，盖被取汗，数次自效。

黄宾江传天葵丸，专治瘰疬：紫背天葵一两五钱，海藻、海带、昆布、贝母、桔梗各一两，海螵蛸五钱，共为细末，酒糊丸，如梧桐子大，每服七十丸，食后温酒下，此方用桔梗开提诸气，贝母消毒化痰，海藻昆布以软坚核，治瘰疬之圣药也。

诸疝初起　《经验集》：凡疝初起，必发寒热疼痛，欲成囊痈者，用荔枝核十四枚，小茴香二钱，紫背天葵四两，蒸白酒二坛，频服即愈。

辟瘟草鱼鳖金星　凤尾金星附

一名独脚金鸡，又名鸭脚金星，佩带之可辟疫气。近见市者，有小叶而短狭，大叶而长狭者，皆非辟瘟草也。小者名七星

① 瘅（chuàn，音串）：疬瘅，一种恶疮。

草，俗呼骨牌草。惟无五六，盖五六乃天地之中，不易结，寄生石树间。大者名剑脊金星，长一二尺，生山溪涧旁，老则叶背皆起星，此二种。东璧《纲目》已收载。辟瘟草叶如鸭脚，有三歧，一茎一叶，气味清香，老则有星，香气亦减。

《百草镜》云：鸭脚金星，即辟瘟草。叶如鸭脚，大而薄，背生星点，至八九月间，星老乃黄，干之，其气香冽不变，若叶太老及经水者，便不香。端午采嫩者阴干用，勿见火。

性平，味苦，气香，治伤寒疟痢，风气肿毒，时气恶气，散邪风乳痈热疮，小儿痘眼痟，喉闭生蛾，同金锁匙汁醋漱痧胀，香窜疏经络。治痟。

《百草镜》：治痧胀用鸭脚金星草，晒干为末，取少许嗅鼻中，或煎服亦可。

小泉验方：疔肿用鸭脚金星草煎酒，一服即消。

鱼鳖金星

生背阴山石上，立夏后发苗，根细如纤线，蔓延石上，叶不对节，一长一圆，长者为鱼，圆者为鳖，鱼叶经霜则老，背起金星，惟鳖叶无，亦生西湖飞来峰绝顶。

治臌胀瘰疬火毒症　《采药志》云：性凉，治痰火毒行上部。《采药方》：消痞块痰核痄腮。

《永师方》：治烟筒戳伤喉，用鱼鳖金星草煎浓汤，咽喉中伤，立止疼而愈。《永师方》，一作（永宁传方》。

凤尾金星

根类竹根，黄色有须，叶类建蕙而短，长不满尺。春月发苗，背有点子，两行相对，有数十粒极密，秋霜后乃黄，生石山下，其根蔓生。

《百草镜》：金星凤尾，其叶细碎，形似凤尾，三月发苗叶，背有星，作细白点子，秋后乃黄，生古墙石堑中。背日者佳。惟实热症可用。

性凉，治吐血咽喉火毒，诸丹毒，发背痈痺。

《百草镜》：痈疽非阳毒及非金石药毒者戒用。谢云溪云：性太凉，男女忌服，虽取效一时，但精血受寒，不能生育为虞耳。

《宁德县志》：白脚者治痢。

《家宝方》：治喉癣，金星凤尾草捣汁，加米醋数匙和匀，用竹箸裹新棉花蘸汁点患处，稠痰随箸而出，亦治喉风。

水茸角

华佗《中藏经》：状如鬼腰带竹，小窠子，生三四月，开黄花，叶如百合，六七月采，两浙呼为合萌。

治吹奶　水茸角，不拘多少，新瓦上焙干为末，临卧酒调服二钱，次日即愈。已破者略出黄水，亦效。

老鸦蒜

一名银锁匙，一名石蒜，一枝箭。《百草镜》云：石蒜，春初发苗，叶似蒜，又与山慈菇叶相似，背有剑脊，四散布地，七月苗枯，中心抽茎如箭干，高尺许，茎端开花，四五成簇，六出，红如山丹，根如蒜，色紫赤，肉白，有小毒，理喉科。《纲目》主治失载。

金士彩云：此吐药也，且令人泻。

治喉风痰核，白火丹，肺痈，煎酒服。

对口初起　《家宝方》：用老鸦蒜捣烂，隔纸贴之，干则频换，其毒自消。

双单蛾　《神医十全镜》：老鸦蒜捣汁，生白酒调服，呕吐而愈。

洗痔漏　沈惠如传方：老鸦蒜鬼莲蓬捣碎，不拘多少，好酒煎置瓶内先熏，待半日汤温，倾出洗之，三次痊愈。

痰火气急　王都官方：蟑螂花根，即老鸦蒜，洗焙干为末，糖调酒下一钱。

玉如意四方如意草

一名箭头草，剪刀草，大风草。《百草镜》云：生山间或田塍，有紫白二种，紫花者名金剪刀，白花者名银剪刀，入药白花者良。叶与人家盆栽者无异，但花小，叶狭长而尖，微衣别耳。

敏按：山野间如意草，叶上尖下圆，深青色，与人家所种无异，惟叶色稍深绿耳。其花亦有紫白二种，至狭长之叶者，乃地丁草。所谓银剪刀，白花者是也；金剪刀，紫花者是也。与如意草一类二种，其性情功效，亦不甚远。

《葛祖方》：治痞块疮毒，追风理气，逐疫肺痈。

乳痈初起　《百草镜》：用玉如意草一两，白酒煎食，饱肚时服，初起者二服即消，成脓者两剂必溃，已溃者三服易敛，疼痛者服之能止。

乳痈疔疮　《救生苦海》：白花如意草，一名银剪刀，生田野山间，较人家种者叶狭花小，捣汁服之，渣敷患处。

儿背生泡　《集验》：小儿背上起白泡，累如缀珠，一二日即破，脓血外流，痒甚，一处方好，一处又起。用如意草捣烂敷之，长巾缚定，一夜而愈。

脚上生疮　《集验》：治脚上生疮，乱孔如蜂窝者，用如意草捣烂敷之。或用干如意草为末，鸡子清调敷亦可。

按：此种又与地丁草不同，地丁小而此种大；地丁叶深绿；此叶浅绿。有云家种如意草，亦有白花者，乃真玉如意。野生者，仍是银剪刀耳。性劣，不若家种者良。

痘儿气急　《刘氏验方》：白花地丁，不拘多少，煎汤服之，立止。

炎天火痘　《刘氏验方》：暑月出痘，有一种火痘，遍身皆红者是也。用白花地丁捣汁，白酒冲服，立解。

四方如意草

汪连仕《草药方》：其叶四处分开，一名地灵芝，乃瑞草。四方开花，茎多叶繁，如如意。

治神鬼二箭，活血追风。

水杨梅

一名金勾叶、家母利、藤勾子，此草结红子如杨梅，小儿采食之。《纲目》有水杨梅，云其实类椒，乃地椒，是别一种。

叶点牙痛，取叶捣汁点眼角，饮香茶一钟，闭目少顷，牙疼即止。

野靛青

一名鸭青，处处有之，如苋菜，叶尖，中心有青晕。

治结热黄疸，定疮毒疼痛，生肌长肉。

困来草

《刘羽仪经验方》：此草又名水灌头，子如桑子，但桑子长而此子圆，又如茶纸子，但茶纸子红而此子绿，又不可不辨。

治黄疸　用困来草、石芫荽即鹅儿不食草，二味洗净，捣汁，冲陈酒一大钟服之，四五次自愈。

走马胎

出粤东龙门县南困山中，属庙子角巡司所辖，山大数百里，多低槽，深峻岩穴，皆藏虎豹，药产虎穴，形如柴根，干者内白，嗅之清香，研之腻细如粉，喷座幽香，颇甜净袭人。

研粉敷痈疽，长肌化毒，收口如神。

苍耳子油

《物理小识》：出山东。

治疯。

飞鸾草

《秋景盦杂记》：飞鸾草生钱塘葛岭后山金鼓洞，洞在道士庖蕴之右，涉泉入洞，暗处仰见一线天光，光中见有此草。形如飞鸾，有头有翅，有三尾，雪中开有五色花，中抽一茎直上着花，叶状如金丝荷叶，草面绿而背银红色光者，可治病。有黑毛而不开花者，乃断肠草。能杀人。不可误采也。故须雪中见花者为真，根如老姜，入药用叶。

性上升，味苦寒，治咽喉及口内诸病，取叶七片，滚水冲服，立愈。此草味苦寒，性反不下降，而独上升，见物即沾，窜烈可知，以此草冲于水中，用指蘸之，则苦寒全在指上，其水即淡。若沾唇，则味在唇上，水虽咽下，而味不入喉也。故治咽喉者，须以小管灌于喉中，或令病人张大口，用匙灌入，直达喉所。则味在患处矣。金鼓洞左近背阴地亦有之。

青烟白鹤草

汪连仕云：草生海岛，其性最行气，味甚猛烈，色绿如翠，能入气分血分，消积气，散郁血，续筋骨，土人以煎膏疗病，治内外一切症。其汁即阿魏，近日方士于后营打枝巷叶家园取树脂伪充射利，又有以秦皮代充者，真者亦稀见矣。

卷五

草部下六十五种 附十六种

浙贝土贝母

今名象贝。去心炒。

《百草镜》云：浙贝出象山，俗呼象贝母。皮糙味苦，独颗无瓣，顶圆心斜，入药选圆白而小者佳。

叶阍斋云：宁波象山所出贝母，亦分两瓣，味苦而不甜，其顶平而不尖，不能如川贝之象荷花蕊也。土人于象贝中拣出一二与川贝形似者，以水浸去苦味，晒干，充川贝卖，但川贝与象贝性各不同；象贝苦寒，解毒利痰，开宣肺气。凡肺家挟风火有痰者宜此。川贝味甘而补肺矣，不若用象贝治风火痰嗽为佳。若虚寒咳嗽，以川贝为宜。

张景岳云：味大苦，性寒，阴也，降也，乃手太阴少阳足阳明厥阴之药。大治肺痈肺痿咳喘，吐血衄血，最降痰气，善开郁结，止疼痛，消胀满，清肝火，明耳目，除时气烦热，黄疸淋闭，便血溺血，解热毒，杀诸虫，及疗喉痹瘰疬，乳痈发背，一切痈疡肿毒，湿热恶疮痔漏，金疮出血，火疮疼痛，为末可敷。煎汤可服。性味俱厚，较之川贝母清降之功，不啻数倍。反乌头，又解上焦肺胃之火。

张石顽《本经逢原》云：贝母浙产者，治疝瘕喉痹乳痈，金疮风痉，一切痈疡，同苦参当归。治妊娠小便难，同青黛治人面恶疮。同连翘治项上结核。皆取其开郁散结化痰解毒之功也。

吹喉散　《经验广集》：治咽喉十八症俱效。大黑枣每个去核，装入五倍子一个去虫研，象贝一个去心研，用泥裹煨存性，共研极细末，加薄荷叶末少许，冰片少许，贮瓷瓶内，临用吹患处，任其呕出痰涎数次，即愈。

对口　《杨春涯验方》：象贝母研末敷之，神效。

土贝母

一名大贝母。《百草镜》云：土贝形大如钱，独瓣不分，与川产迥别，各处皆产，有出安徽六安之安山者：有出江南宜兴之章注者；有出宁国府之孙家埠者，浙江惟宁波鄞县之樟村及象山有之。入药选白大而燥皮细者良。

《百草镜》云：味苦性平，微寒无毒，能散痈毒，化脓行滞，解广疮结毒，除风湿，利痰，敷恶疮，敛疮口。

《茅昆来笔记》：土贝母，大如钱味大苦，专消痈疽毒痰，杨梅结毒，非此不除。

乳痈初起　白芷、土贝母各等分，为细末，每服三钱，陈酒热服，护暖取汗，即消。重者再一服，如壮实者，每服五钱。

《杨春涯验方》：天花粉、乳香去油、没药、白芷、归尾、土贝母、赤芍、独活、川芎各一钱，甘草节、陈皮各八分，穿山甲三片，皂角刺一钱五分，金银花二钱五分，防风一钱二分，好酒煎服。

又方：白芷梢、土贝母、天花粉各三钱，乳香去油一钱五分，共炒研末，白酒浆调搽，再用酒浆服三钱。

乳痈　《外科全生》：紫河车草、浙贝各三钱，用黄糖拌匀，好酒和服尽醉，盖被取汗。赵贡栽云：浙贝乃宁波土贝母也。

治乳岩　《叶氏验方》：阳和汤加土贝母五钱煎服，数日可消。姚希周《济世经验方》：治乳岩已破，用大贝母、核桃槅①、金银花、连翘各三钱，酒水煎服。

瘰疬　不论已破未破，皆治。瑞安生验方：土贝母半斤，牛皮胶四两，敲碎牡蛎粉，炒成珠，去粉为细末，水发丸绿豆大，每日早晚用紫背天葵根三钱，或用海藻昆布各钱半，煎汤吞丸三钱。又瘰疬膏药　用牛皮胶水熬化一两，人土贝母末五钱，摊油纸上贴之。《吉云旅抄》：紫背天葵一两五钱，土贝母、昆布、海藻各一两，西牛黄三分，海螵蛸五钱，陈胆星三钱，桔梗一两，共为细末。酒发为丸，如绿豆大，每日服六七十丸，好酒送下。《千金不易方》：治男妇小儿生瘰疬，内消用土贝母研末，陈米醋调搽，数日即消。仙姑玉环散：治痰核瘰疬未溃，用此方：生南星、生半夏、土贝各等分，研末，醋蜜调匀敷。

瘰疬初起　土贝研细，陈米醋和搽，数日暗消。

又方：土贝母、大力子、全虫洗各五钱，紫背天葵根、昆布洗、海藻洗各一两，青皮、蝉蜕各三钱，甲片炒四钱，蜈蚣酒炙七条，当归二两，为末，蜜丸，砂仁汤下三钱，虚加人参。

种福堂敷痰核瘰疬方　用生南星、生半夏、生大黄各一两，大贝母、昆布、海藻、海浮石、铜绿、明矾各五钱，用商陆根汁、葱汁、姜汁、蜜四味调敷。又痰核瘰疬膏中用大贝母。

痰核方　人参、甘草各六分，川芎、桔梗、陈皮、木香、乌梅各八分，当归、白芷、防风、茯苓各一钱，半夏五分，生姜三片，黑枣二个，水二钟煎服。如患处有水不干，加知母一钱，土贝母一钱。

消瘰疬　《传信方》：穿山甲和沙炒，牛皮胶切碎，麦壳炒，各二两，土贝母、连翘各一两，共为末，大人三钱，小儿二钱。

---

① 槅（gé，音格）：核桃槅，核桃壳肉的隔。

治汗斑　《集验》：土贝母一两，南硼砂一两，冰片一分，共研末，搽之即愈。《家宝方》：硼砂只用五钱，以暑月出汗时频擦乃效。

治鼠疮　汇集关绍圣方：大鲫鱼一尾，皂角内独子每岁一个，川贝母三钱，土贝母二钱，将皂角子、贝母人鱼肚内，黄泥包裹，阴阳瓦炭火焙干存性，研为细末，每服三钱，食后黄酒调服，忌荤百日。

手发背　《慈惠编》：生甘草、炙甘草各五钱，皂刺二钱五分，土炒土贝五钱五分，半夏一钱五分，甲片二钱五分，炒黑，知母二钱五分，加葱姜，水酒煎二剂服，即愈。

刀割斧砍，夹剪枪箭伤损　《集验》云：土贝母末敷之，止血收口。

毒蛇咬　《祝氏效方》：急饮麻油一碗，免毒攻心，再用土贝母四五钱为末，热酒冲服，再饮酒尽醉，安卧少时，药力到处，酒化为水，从伤口喷出，候水尽，将碗内贝母渣敷伤口，垂死者皆活。

肿毒初起　《百草镜》云：此方传自异人，应验如响。重者不过三服，轻者一二服，初起即散，已成者自溃，且易收口。甲片炙捣六钱，全当归五钱，花粉八钱，白芷五钱，广皮三钱，土贝母研二钱，银花一两，角刺三钱，赤芍六钱，防风五钱，甘草节六钱，乳香炙另研一钱，没药炙另研一钱，苏木二钱，川牛膝一钱，川断五钱，酒水各半煎汁去渣，将没药乳香末调服取汗，忌鸡犬孝服男女僧尼触犯，须避静室服药。赵贡栽云：此方专于攻散，药力太重，惟可施于壮实之人，虚弱者勿服。

按：贝母有甜苦之分；有川象之别。《百草镜》云：出川者曰川贝；出象山者名象贝；绝大者名土贝。川产者味甘，间有微苦，总不似他产之一味苦而不甘者也。入药能补气利痰而不寒，虚人宜之。象贝一味苦寒，能化坚痰，性利可知。若土贝功专化脓，解痈毒，性燥而不润。以象贝皆小，土贝独大，于川产者亦异。《纲目》不分著功用，或其时尚未有此种耳。又《用药识微》云：川贝中一种出巴东者独大，番人名紫草贝母，大不道地。出陕西者名西贝，又号大贝。张石顽云：贝母川产味甘，最佳；西产味薄，次之。象山者微苦，又次之。一种大而苦者，仅能解毒，并去心用。今川中亦产一种大如钱者，土人以之捣粉作浆，刷川绸用，不知入药。然则土贝川中亦产，不特浙江也。忆庚子春有友自川中归，贻予贝母，大如钱，皮细白而带黄斑，味甘。云此种出龙安，乃川贝中第一，不可多得。信是，则川中之甜贝母亦有大者，不特金川子独甜也，并附以俟考。小儿景炎自蜀归云："川中土贝有大于钱者，彼土人取其粉以浆衣并浆川绸，为平番贝，顶面小，如桃子样者名瓦丝贝，即地名也。"

草　棉

《纲目》木棉下注云：棉有二种，似木者名古贝，今讹为吉贝；似草者名古终，今俗呼棉花，乃草棉也。按：《代醉编》：棉花种为番使黄始所传，宋末始入江南。沈黄门癖曰：番中有青黄白三种，今特传其白者耳。不知江浙草棉多种艺，而木棉罕见，即草棉中亦有黄色者，不尽是白者，入药以白为胜。《纲目》有棉花油，不言花及子功用，悉为补之。

《百草镜》云：花可止血，壳可治膈。膈食膈气，用棉花壳，八九月采，不拘多少，煎当茶饮之，三日即愈。忌食鹅。

《药性考》云：草棉甘温，御寒却冷，烧灰止血，冻瘃敷稳。子热补虚，暖腰治损，油毒昏目，涂癣疥等。

子　性热，味辛。

治肠风　《救生苦海》：棉子丸，取棉花子炒黄黑色，去壳为末，用陈米浓汁，加黑砂糖，丸如桐子。每日空心时滚水下三钱，服至三斤断根。

肠红秘方　《集验》：棉子炒为末，用白糖拌米汤和服。

血淋不止　《许氏方》：炒燥为细末，三白酒送下二钱，立止。

白带沙淋　《救生苦海》调经门：香附散中用棉子仁。

赤白带下　《百草镜》：棉花子炒黑去壳，为末，米糊丸，每服三钱。赤带用砂糖汤下；白带用白糖汤下。

种子最妙方　用棉花子、砂糖各三钱，冲酒服。

熏洗痔　《传信方》：鬼馒头、棉花子、乌菱壳、凤尾草等分，煎汤先熏后洗，如疼加乳香，痒加杨柳须或木棱藤。

又方：用棉花子同槐树梗叶煎汤洗熏，自愈。

下血血崩不止　《百草镜》：棉花子烧灰存性，酒下立止。

便毒　《济世方》：用棉花子瓦煅存性，为末，每日空腹酒下二钱，连服三次全消，兼治血崩。

阳痿不起　《祝氏效方》：棉花子水浸晒干，烧酒拌炒，去壳用仁，半斤，破故纸盐水炒，韭菜子炒，各二两，为末，葱汁为丸梧子大，每服二钱，空心酒下。

痢疾　《救生苦海》：棉花子仁新瓦炒去油焦研细，每服二钱，红用灯心汤下，白用好陈酒下。

疠痒棉花疮　《集验》：用棉花子一斗，烧酒拌和炒燥，去灰再拌再炒，以黑为度，去壳再炒，捣为末，用砂糖调和，每服三钱，服过一升许，即愈。

除壁虱　《易堂验方》：硫黄末拌棉花子，烧烟熏二三次，即绝。

中风口眼㖞斜　《便易良方》：用棉花子炒黑为末，乳香末三钱，红糖二两，饭后黄酒送下，即愈。

肠风下血　《不药良方》：生柿子二个，竹刀切去蒂核，以棉花子塞入柿内，仍盖好，瓦上煅存性，研细末，米饮热调服，重者三服痊愈。

谷道生疮，俗呼偷粪老鼠　《不药良方》：用棉花子炒去壳，磨粉，每早中晚三次打糊服一碗，半月痊愈。

治肾子大小偏坠　《回生集》：棉子煮汤入瓮，将肾囊坐入瓮口，俟汤冷，只一二次，散其冷气，自愈。

瘫痪诸风　《医学指南》：乳香、没药各三钱，棉花子六钱，白糖六钱，为末，黄酒化服，出汗愈。

风虫牙疼　《家宝方》：用韭菜子、黑核桃肉、棉花子各一两，分为末，醋糊丸，火酒浸，咬在疼处，即止。

痔漏　《家宝方》：用棉花子仁六两，乌梅六两，共捣烂为丸，桐子大，早晚每服三钱，开水送下，服完即愈。

经水过多不止　《慈航活人书》：棉花子瓦器炒尽烟，为末，每服二钱，空心黄酒下。

小便血　《刘羽仪经验方》：用棉花子炒枯存性，为末，热火酒调服，服后在左脚大指节上有毛处，以豆大艾丸将火灸之，即止。

盗汗不止　《刘氏验方》：棉子仁三四钱，每日煎汤一碗，空心服，三四日即止。

肠风、肠红下血垂危　《德胜堂方》：淮棉花核一升，槐米七钱，用传目芽茶四两泡汁，将二味炒燥，入茶汁内复泡，又炒，如此数次，汁干为度，磨末，每服三钱，空心酒调下，三日立愈。

治牙宣　《兰台轨范》：用棉花核煅灰擦。

治吹乳　《郎兴祖方》：棉花子一两，打碎，酒水同煎服。

治阴囊肾子肿大方　《集验》：棉花子仁煎汤洗之，自愈。

血崩　龚云林《万病回春》：用棉花子仁炒黄色，甘草、黄芩等分，为末，每服二钱，空心黄酒下。

又《集验良方》：用陈棕、棉花子二味，烧灰存性，黄酒送下，即止。

虚怯劳瘵、久嗽吐血不止　《集效方》：棉花子不拘多少，童便浸一宿，为末，每服一钱，侧柏叶汤下，诸药不效，此方甚验。酒调服。

治血崩　《集听云》：棉子仁止血不寒，凡血症及妇人经病带下崩淋，醋炒七次用。

心疼腹痛　《集听》：用侧柏叶米泔水浸三日，日易水一次，晒干炒黑，棉子仁末一斤，配柏末八两，如热甚者对配。

种子方　《集听》：棉子仁净肉四两，烧酒拌晒三次，熟地二两，枸杞一两，菟丝子、破故纸、茯苓、山药、陈皮、五味子、连翘、何首乌各一两，蜜丸，盐汤空心服四钱。

痔漏管　《周氏家宝方》：棉花子仁炒，急性子炒，蓖麻子仁炒，各等分，为末，每服三钱，空心好酒下，轻者半月，重者一月，管自退。

出血不止　《家宝方》：棉花子烧灰存性，为末敷之。

崩带　《家宝方》：陈莲蓬烧灰存性五钱，棉花子肉烧灰存性三钱，共一服，无灰酒调下。

治痰火后半身不遂，筋骨疼痛　核桃仁、棉花子仁、杜仲炒、巴戟、砂仁、骨碎补、枸杞子、续断、牛膝各二两，大虾米四两，菟丝饼四两，用烧酒二十斤煮服。如年高者，加附子、肉桂各一两。酒服完，将渣晒干为细末，炼蜜为丸，每服二钱，酒送下。

打老儿丸　《良朋汇集方》：久服延年却疾，棉花子一斤炒去壳，核桃肉四两打烂，用小米面打糊为丸，重三钱，滚汤服。

仙传蟠桃丸　卧云山人传，大有补益，治诸虚百损：棉花子取净仁，干烧酒拌透，下用黄酒水平对，蒸一炷香，红枣用黄酒煮熟，取净肉，各一斤，归身、牛膝、枸杞俱用酒浸，肉苁蓉酒洗去泥用，山茱萸酒润去核，菟丝子酒蒸成饼，白鱼鳔麸炒成泡，白茯苓人乳拌蒸，破故纸盐水炒，熟地酒煮如饴，以上药各四两净，巴戟酒洗去心，五两，共为细末，炼蜜为丸，三钱，早晚酒水任意送下。

棉花子丸　年希尧《集验良方》云：乌须暖肾种子，阳虚人宜此。用棉花子十数斤，用滚水泡过，盛入蒲包，闷一炷香取出，晒裂壳口，取仁，并去外皮，用净仁三斤，压去油净，用火酒三斤泡一夜，取起，蒸三炷香晒干；故纸一斤，盐水泡一夜，炒干；川杜仲一一斤，去外粗皮，黄酒泡一夜，晒干，姜汁炒去丝；枸杞子一斤，黄酒浸蒸晒干；菟丝子一斤，酒煮吐丝为度，共为末，蜜丸桐子大，每服二三钱。

长春丸治肾虚精冷之症　《集验良方》：鱼鳔一斤，蛤粉炒成珠极焦，棉花子取净仁一斤，去油净酒蒸，白莲须八两，金樱子去子毛净一斤，金钗石斛八两，炒蒺藜四两，枸杞子四两，五味子四两，炒鹿角五斤，锯薄片，河水煮三昼夜，去角，取汁熬膏，和药末为丸，桐子大，每服三钱。

健步仙方　《凌云集》：棉花子仁一斤净肉，用烧酒三斤炒干，枸杞子四两，酒浸，杜仲四两，盐酒煮炒，菟丝子四两，酒炒，归身二两，破故纸四两，酒洗炒，胡桃仁四两，共为末，炼蜜为丸桐子大，每服三钱，空心滚汤下。

紫草茸

叶大椿《痘学真传》云：紫草茸古本不见，近刻但在紫草项下，注明紫草茸染手者为佳，竟不知别有一种。予幼时见世叔华泓卿家有紫草茸，为发痘神丹，乃其高祖学士鸿山公使外国带归者。予取而藏之，每遇血热毒壅，失血烦闷，顶陷不起，痘疔肿胀，于清解药中研加四五分，无不神效。惜乎方书不载，不敢擅增本草。近见《神应心书》独标紫草茸，色淡红，出乌思藏，着大树枝上如白蜡，其价如千金，不特发痘如神。用酒服一二钱，能治诸肿毒恶疮。又云：顺手擂一钱，酒下，力能催生，此滺[1]水谭应梦屡获其效，并请正西番贡僧之语。至近时亦知茸非紫草之嫩苗，复误认胭脂渣即是紫草茸。此说更谬。

按：紫草，本草诸方皆用根，韦宙《独行方》治豌豆疮不发，煮紫草汤饮，后人相承用之。则以之治痘凉血解毒，自此始也。曾世荣《活幼新书》云：紫草性寒，小儿脾气实者，犹可用，脾气虚者，反能作泻，古惟用茸，取其初得阳气，以类触类，所以用发痘疮，则用茸亦见于此，而亦未闻有乌思藏所出一种。据叶所云，又似紫矿，亦无的解，以其亲试历效，故存其说，以俟后之博访。

治痘，及诸肿毒恶疮，催生。

己亥冬，遇刘挹清少府于余杭，言其祖曾任蜀藩，家有西藏紫草茸，皆成块如指头大，色红而明透如琥珀，知叶所载为不谬。

翟良《痘科释义》云：痘科用紫草，古方惟用其茸，取气轻味薄而有清凉发散之功，凡下紫草，必用糯米五十粒，以制其冷性，庶不损胃气而致泄泻，惟大热便秘者不必加。

独脚莲独脚一枝莲　八角莲附

《粤西偶记》：生广西。草如黄连，根极大，持入药肆，则诸药香气尽消为真。三脚五脚者次之。

《百草镜》：此药产广东，根大如拳，春月发苗，经霜雪则死。若善藏过冬，则来年宿根复发，苗高尺许，叶大如杯，宛似荷叶，色绿柔厚，茎有细毛，六七月起茎，茎有白毛，开花微垂，似山兰而小，其色微红。

《稗史》：鄱阳山间生一种草，始萌芽时，便似莲蓬，俗呼为独脚莲。移植于居宅隙地及园圃中，蛇虺不敢过其下。王季光

① 滺（yōu，音优）。

宅后榛莽丛中有蛇穴，常出为人害，乃种此草数本于穴外，自是其患不作。至暑月间，穴内臭甚，使园丁掘土访求，得死蛇十数，盖为草气所熏溃也。又一小蛇来到草旁，立化为水矣。

《采药录》：独脚黄莲苗叶如：大黄，面青背赤，根直色黄，此草根下有赤练蛇数条者方是。

按：《纲目》鬼臼亦名独脚莲，无治疗之说，至集解下注形状，又小有异同，故仍为补之。庚戌，予在临安，有医士盛天然言其地古城与余杭接界，产独叶花，生山坑，不见天日，其形一叶，中含红花一朵，俨如莲花状。其花从叶心透出，下有根，作独蒜状。其花叶闻人声，辄缩入根内不可见，遇之者记其处掘之，亦止有根，其叶与花，虽剖根觅之，亦无形迹。倘得之者，不论何等毒蛇咬，以根擦摩，蛇毒即尽。如有误服蛇变鳖者，以少许煎汤服之，即瘥。并能解一切毒虫咬螫，一切蛊毒草木毒，咽喉一十八症，皆验如神。凡人鼻发红色，生痱癗①焮痒异常，名曰痧虫食鼻。以此根磨涂，立愈。此乃天生神物，有山行遇之者，不论持何物，先掷之以镇住，然后再掘，即不能遁形。凡生独叶花地，四围约尺许无草，其上不可手取，亦勿以铁刀取，须用竹刀掘取，则不伤根。盖此草，蛇最喜蟠其旁，凡蛇咬人，亦中人毒，必退壳，若觅此物，卧其傍一宿，则人毒解，可免退壳之患。大毒蛇都喜蟠其根旁，故土最毒。近人手则手烂，然得其根，反能解百种大恶蛇毒，丐者觅此，以为得宝云。

治疗肿痈疽　以根或醋酒磨涂叶，贴痈肿能消。

治蛇咬　《祝氏效方》：用独叶一枝花，生溪滩浮土上，根如鼠粪，用根，口嚼搽疮上。

退疔夺命丹　《万病回春》云：此丹专治疔疮，防风八分，青皮七分，羌活、独活、黄连各一钱，赤芍六分，细辛八分，僵

① 癗（lěi，音垒）：皮肤上起的小疙瘩。

蚕一钱，蝉蜕四分，泽兰叶五分，金银花七分，甘草节一钱，独脚莲七分，紫河车，即金线重楼七分，上锉五钱，先服倍金银花一两，泽兰一两，少用叶，生姜十片，同捣烂，好酒镟[1]热泡之，去渣热服，不饮酒者，水煎亦可。然后用酒水各一半煎生姜十片，热服出汗，病退减后，再加大黄五钱同煎，热服，以利二三次去余毒，如有脓，加何首乌、白芷梢；在脚，加槟榔、木瓜；要通利，加青皮、木香、大黄、栀子、牵牛。

独脚一枝莲

《百草镜》：山间有之，二三月苗发，生菅茅，俗名干苛。丛中独茎无叶，高尺许，茎细强，青白色，茎端有一疙瘩，至晚秋时，疙瘩生花类莲，其根与黄麻根相似。

治疗肿痈毒流注。

八角莲

《涌幢小品》：绥宁产之，可以伏蛇。谚云："识得八角莲，可与蛇共眠。"

治一切毒蛇伤。

按：濒湖《纲目》有鬼臼，亦治毒蛇伤。郑樵《通志》云：八角盘，即鬼臼。今人所谓独脚莲是也。或《粤语》类举其名，呼为八角莲。未可知，附存俟考。

汪连仕《草药方》：八角盘起金星，名金星八角。婴儿取为独脚莲，俗呼独叶一枝花。根如赤术，多眼如马目，今人呼马目奇公。消一切毒，力能软坚透脓。

① 镟（xuàn，音旋）：用温酒器温酒。

露花粉

《粤志》：露花生番禺蓼涌，状如菖蒲，其叶节边有刺，叶落根以火煏之，成枝干而多花。花生丛叶中，其瓣大小亦如叶，而色莹白，柔滑无芒刺，花抱蕊心如穗，朝夕有零露在苞中，可以解渴，又有粉可入药。其生于他土者，蕊落结子，大如瓜，曰路头花。多不香，惟露花盛夏时露花始熟，以花覆盆盎晒之，香落茶子油中，其气馥烈，是曰露花油。蓼浦及增城人善为之，迟开者曰寒花，香益清彻，不可为油。其生东安山中者，丛卑叶小，自春至秋皆花，近水者尤香，亦不可为油。

涂儿女肌肤，止汗。

通血香

出西洋，色如干酱。《百草镜》云：出陕西，羊绒客带至杭货卖。

治血症及肝血气，入药最良。

臌胀　《救生苦海》：通血香一钱，取亚腰葫芦一个，不去子膜，入香于内，再入酒煮，仍以所开之盖合缝封固，以陈酒安锅内，悬葫芦于酒中，挨定，勿令倾倒。将锅盖密煮三炷线香为度，煮时，其香透屋墙之外，煮完，取出葫芦内子膜并药，烘干为末，每服一钱，空心时酒下，间五日再服一钱，服尽葫芦内药，服五六钱即愈。此方出《广笔记》，云治脾虚有湿者。

瘰疬　《良朋汇集》有治瘰疬内消方：紫背天葵一两五钱，海藻、海带、昆布各一两，海螵蛸五钱，贝母、桔梗各一两，通血香三钱，上药为细末，酒湖为丸，桐子大，每服七十丸，食后温黄酒送下。

痔漏通肠　《海药秘录》胡连追毒方：专治痔漏，不拘远年近日，有漏或通肠及污涩孔出者，先用此方追尽脓血，后服黄连闭管丸，取效最稳。用胡黄连八钱，切片，姜汁拌炒，刺猬皮一个，切片，炒黄为末，通血香八分，须用真者，研末，麝香二分，共和匀，软饭为丸，麻子大，每服一钱，食前酒下，服药后脓水反多，乃药之功，勿惧可也。

黄连闭管丸　故黄连净末八钱，甲片麻油内炸黄五钱，石决明煅过五钱，真通血香六分，不可少，槐花五钱，共为细末，蜜丸麻子大，每服一钱，空心清米汤下，早晚二服，重者二十一日收功，此方不用刀针挂线之苦，诚起废之良方也。如漏边有硬肉突起者，加蚕茧二十一个，炒末和入，此方及遍身诸漏并治，屡试屡效。

脏连丸　治痔漏无论新久，但举发便下血作痛，肛门坠重者，脓血不止，肿痛难坐者，并治：胡黄连净末八两，通血香钱半，用雄猪大肠尽头一段长一尺二寸，温汤洗净，将连末及通血香灌入肠内，两头以白丝线扎紧，煮酒二斤半，新砂锅内煮酒将干为度，取起肠药，各捣如泥，倘药烂，晒一时复捣，为丸桐子大，每服七十丸，空心温酒送下，久服除根。又名白银锭子，治漏有孔者，只须半月见功，神效。

三品一条枪　白砒净末一两，白矾净末二两，明雄黄二钱四分，通血香八分，乳香一钱二分，先将砒矾研极细末，铁勺熔成饼，入炭火煅，烟净取出，去火毒，为末，和入雄黄、血香、乳香细末作锭子，成条插入漏内，直透里痛处为止。每日上三次，至七日为止，半月疮结而愈。如痛未痊，用生肌散收口可也。

生肌散治诸痔、诸疮、肿毒收口，神速大妙。乳香、没药、海螵蛸，用三黄汤煮过，寒水石煅过，轻粉、龙骨煅、赤石脂煅、冰片各等分，共研细末，掺患处，外贴膏药。

野马豆

出西藏，乃番僧捻草末合成如豆形，故名。王怡堂云：藏中出一种草，彼土人呼为野马草。番僧择日采之，研为细末，置净器中，供佛前。更择日合和为药，其合药之日，率彼土男妇皆于佛前诵咒，以所和草末研为丸，男丸者为雄，妇丸者为雌。药亦分雌雄形；雄者丸上有小圆凸，雌者作长凹，色有红有黑，皆如绿豆大。丸毕，仍置净器中，必须雌雄合在一处，一二日能生出小豆如麻子屑，饲以藏红花，间日视之，红花渐少，则新生之豆渐大。久则又生小豆，以此生生不息，亦一异也。如携带远方，无藏红花，豆亦不死，惟不能化生小豆耳。

西宁人曾玉瀛言：野马豆，又呼嘛呢子。如半粒绿豆大，藏中人得此豆，每日辄诵唵嘛呢叭唥吽六字数百遍，丸豆时，亦口念此六字，故名。能治胃气心痛，惟瘩痘疟疾忌服。以其善于长化颠倒阴阳也。

马少云《卫藏图识》：藏中有子母药，大裁可绿豆，以哈达洁裹之，经时小粒渐增，有子母相生之义。传达赖喇嘛默持佛咒，以糌粑搓成者，故以奇异著。按：此即野马豆也。

朱排山《柑园小识》：喇嘛尝聚会以米麦数粒置瓶中，四人守之，诵唵嘛㗭叭呢吽六字咒，饮食则代，无间昼夜，四十九日，有红子满瓶中，大如芥子，色似朱砂，谓之嘛㗭子。佩之能避邪致祥，小儿食之稀痘。

壬子，予从戚友处觅得嘛唥子数十粒，以玻璃盆贮之，形匀圆，俨似急性子而色红。据云：初得时色不甚红，苦无藏红花，即市本地河南所产红花研屑拌之，久则色红如朱砂。平瑶海先生偶得西藏嘛唥子数十粒，一时无玻璃器，乃即置纸裹中供佛前，日诵文殊六字真言数百遍，其子能忽多忽少，又能透出纸裹外，变幻不常。异之，以告客，客曰：此物性成本得西僧咒力，其造子之法，今都中喇嘛亦能为之。每四月八日，大小喇嘛辄群聚佛前，选高行持诵者数十人，铙铃法鼓，宣扬六字真言七昼夜，其丸即用干面手搓如粟米大，口念手丸，以金盆贮之，丸时得咒力，粒粒皆能自飞。或在窗櫺，或在案格，堆结团聚，俟七昼夜满后，其不能飞者去之，其飞者用帚扫下，以送诸王大臣，名嘛嗦子。可治诸疾，变幻多寡，盖自其成性已然，无足异也。入药以西藏合者佳。癸丑冬，在上虞署晤平司马少君莱仲言：曾随任中甸，其地系西藏要路，有喇嘛等。彼地呼野马豆为舍利子，有草木佛三种，彼土富人死，必纳一粒口中，云入冥生光，土人有病，亦辄服之。

金御乘言：慈溪有患耳聋者，其家有藏中带来嘛嗦子，取服三粒，忽闻两耳中大声一震，轰然如掣去数百斤物者，嗣后耳更聪甚。其人一日忽眠食妓家，次日复聋如故，再服亦无效矣。

味微辛，性平，治百病。彼土无药，有病即服此豆。

夏草冬虫

出四川江油县化林坪，夏为草，冬为虫，长三寸许，下趺六足，脰[①]以上绝类蚕，羌俗采为上药。功与人参同。

《从新》云：产云贵，冬在土中，身活如老蚕，有毛能动，至夏则毛出土上，连身俱化为草。若不取，至冬复化为虫。

《四川通志》云：冬虫夏草出里塘拨浪工山，性温暖，补精益髓。

《黔囊》：夏草冬虫出乌蒙塞外，暑茁土为草，冬蜇土为虫。

《青藜余照》：四川产夏草冬虫，根如蚕形，有毛能动，夏月其顶生苗，长数寸，至冬苗槁，但存其根，严寒积雪中，往往行于地上。

《文房肆考》：迩年苏州皆有之，其气阳性温，孔裕堂述其弟患怯汗大泄，虽盛暑处密室帐中，犹畏风甚，病三年，医药不效，症在不起，适有戚自川归，遗以夏草冬虫三斤，逐日和荤蔬

---

① 脰（dòu，音豆）：脖子。

作肴炖食，渐至愈。因信此物保肺气，实腠理，确有征验，用之皆效。

《七椿园西域闻见录》：夏草冬虫生雪山中，夏则叶歧出类韭，根如朽木，凌冬叶干，则根蠕动化为虫。入药极热。

徐后山《柳崖外编》：冬虫夏草，一物也。冬则为虫，夏则为草，虫形似蚕，色微黄，草形似韭，叶较细。入夏虫以头入地，尾自成草，杂错于蔓草间，不知其为虫也，交冬草渐萎黄，乃出地蠕蠕而动，其尾犹簌簌然带草而行。盖随气化转移，理有然者，和鸭肉顿食之，大补。绍兴平莱仲先生言其尊人曾任云南丽江府中甸司马，其地出冬虫夏草，其草冬为虫，一交春，虫蜕而飞去，土人知之，其取也有期，过期无用也。

朱排山《柑园小识》：冬虫夏草生打箭炉，春生土中如蚕，夏则头上生苗形，长寸许，色微黄，较蚕差小，如三眠状，有口眼，足十有二，宛如蚕形，苗不过三四叶。以酒浸数枚啖之，治腰膝间痛楚，有益肾之功，以番红花同藏则不蛀。或云：与雄鸭同煮食，宜老人。

潘友新云：粤中鸦参丸，用夏草冬虫合鸦片人参合成，乃房中药也。此草性更能兴阳，则人肾可知。

甘平，保肺益肾，补精髓，止血化痰，已劳嗽，治膈症皆良。从新味甘性温，秘精益气，专补命门。《药性考》

按：物之变化，必由阴阳相激而成，阴静阳动，至理也。然阳中有阴，阴中有阳，所谓一阴一阳，互为其根。如无情化有情，乃阴乘阳气，有情化无情，乃阳乘阴气。故皆一变而不复返本形，田鼠化鴽[①]，鴽化田鼠，鸠化鹰，鹰化鸠，悉能复本形者，阳乘阳气也；矿石化丹砂，断松化为石，不复还本形者，阴乘阳气也。夏草冬虫，乃感阴阳二气而生，夏至一阴生，故静而

① 鴽（rú，音如）：鹌鹑类的小鸟。

为草。冬至一阳生，故动而为虫。辗转循运，非若腐草为萤，陈麦化蝶，感湿热之气者可比，入药故能治渚虚百损，以其得阴阳之气全也。然必冬取其虫，而夏不取其草，亦以其有一阳生发之气可用。

张子润云：夏草冬。虫，若取其夏草服之，能绝孕无子。此言恐未确，今医生虫与草全用未见有害。犹黄精钩吻之相反，殆亦物理之奥云。周兼士云：性温，治蛊胀，近日种子丹用之。

炖老鸭法：用夏草冬虫三五枚，老雄鸭一只，去肚杂，将鸭头劈开，纳药于中，仍以线扎好，酱油酒如常蒸烂食之。其药气能从头中直贯鸭全身，无不透浃。凡病后虚损人，每服一鸭，可抵人参一两。

绵絮头草

一名金沸草，一名地莲，俗呼黄花子草。生郊野，立春后发苗，叶多白毛，似绵絮。至立夏开黄花，一茎直上，花成簇，处处山坂有之。乡人初春采其叶，揉粉作糍食，清香坚韧，最适口。此草形小，布地生叶，似慎火而薄，摘之有白丝，色青白，本小如剪刀草。

按：《纲目》有鼠曲，俗名毛耳朵。叶有白茸，又名茸母，宋徽宗诗“茸母初生认禁烟”即此。蚁食此草即醉，故又名蚍蜉酒草。然其功用亦只载其能治寒热咳嗽，去肺寒，大升肺气而已。今别补其功用。

味酸性热，多食损目，治囊风湿痒，煎汤洗，愈儿疳梅疮下疳，同甘草煎洗。

鸦胆子

一名苦参子，一名鸦胆子。出闽广，药肆中皆有之。形如梧子，其仁多油，生食令人吐，作霜捶去油，入药佳。

治痢　何梦瑶《医碥》：鸦胆丸，用鸦胆子去壳捶去油一钱，文蛤醋炒，枯矾川连炒，各三分，糊丸。朱砂为衣。或鸦胆霜、黄丹各一钱，加木香二分亦可。乌梅肉丸，朱砂为衣，二方俱丸绿豆大，粥皮，或盐梅皮，或圆眼干肉，或芭蕉子肉，包吞十一二丸，立止。

里急后重　《吉云旅抄》：用鸦胆即苦榛子，去壳留肉，包龙眼肉，每岁一粒，白滚水下。

治痔　《金御乘云》：近日闽中板客皆带鸦胆子来，治痔如神。有患者，以子七粒包圆眼肉吞下，立愈。

至圣丹　治冷痢久泻，百方无验者，一服即愈。凡痢之初起，实热实积，易知而易治。惟虚人冷积致痢，医多不以为意，盖实热之症，外候有身热烦躁，唇焦口渴，肚疼窘迫，里急后重，舌上黄苔，六脉洪数，证候既急，治者亦急。轻则疏利之，重则寒下之，积去而和其阴阳，无不愈者。至于虚人冷积致痢，外无烦热躁扰，内无肚腹急痛，有赤白相兼，无里急后重，大便流痢，小便清长。此由阴性迟缓，所以外证不急，遇此不可姑息，但以集成三仙丹下之，以去其积，倘不急下，必致养虎贻患。其积日久，渐次下坠，竟至大肠下口直肠上口交界之处，有小曲摺，隐匿于此，为肠秽最深之处，药所不到之地，证则乍轻乍重，或愈或发，便则乍红乍白，或硬或溏，总无一定，任是神丹，分毫无济。盖积不在腹内，而在大肠之下，诸药至此，性力已过，尽成枇糠，安能去此沉匿之积？所以冷痢有至三五年十数年不愈者，由此故也。古方用巴豆为丸下之者，第恐久病人虚，未敢轻用，今以至捷至稳鸦胆子一味治之。此物出闽省云贵，虽诸家本草未收，而药肆皆有。其形似益智子而小，外壳苍褐色，内肉白有油，其味至苦，用小铁锤轻敲其壳，壳破肉出，其大如米，敲碎者不用，专取全仁用之。三五岁儿二十余粒，十余岁者三十多粒，大人则四十九粒。取大圆肉包之。小儿一包三粒，大人一包七粒，紧包，空腹吞下，以饭食压之，使其下行，更借此圆肉包裹，可以直至大肠之下也。此药并不峻厉，复不肚痛，俟大便行时有白冻如鱼脑者，即冷积也。如白冻未见，过一二日再进一服，或微加数粒，此后不须再服。服时忌荤酒三日，戒鸭肉一月，从此除根，永不再发矣。倘次日腹中虚痛，用白芍一枝，甘草一枝，各重三钱，纸包水湿，火内煨熟，取起捶烂，煎汤服之，立止。此方不忍隐秘，笔之于书，以公世用。

痢疾神方　《医宗汇编》：用白石榴烧灰一钱，真鸦片切片二钱，鸦胆子去壳纸包，压去油三两，人参三分，枯矾二分，海南沉香三分，共为细末，调粥为丸，重五六厘，晒干，瓷瓶收贮。红痢用蜜一匙，滚水调下。红白相兼，阴阳水送下。肚胀，滚汤下。水泻，米汤开水送下。忌油腻腥酸一月。

元宝草

生浙江田塍间，一茎直上，叶对节生，如元宝向上，或三四层，或五六层。此草有两种：一种两叶包茎，亦对节生；一种独叶，茎穿叶心，入药以独叶者为胜。

《百草镜》：元宝草生阴土，近水处多有之，谷雨后生苗，其叶中阔两头尖，如梭子形，穿茎直上，或五六层，或六七层，小满后开花黄色，气性凉。

辛寒。《百草镜》：性凉，补阴。治吐血衄血，跌扑闪腰挫疼，痈毒。

雀　梅

一名爵梅。叶如蔷薇，结实如梅而小。

《百草镜》云：有一种山雀梅，枝不蔓曲，是树不实，亦有高大者。

按：爵梅，《纲目》“主治”蚀恶疮外，皆不载，今复补其功用。《纲目》郁李下引《诗疏》云：一名雀梅，与此名同物异。亦不言治痈毒。

叶，酸寒，治乳痈便毒，有奇效，泻热解毒。

铁乌铃

《采药书》：又名铁铃草。其本色黑，叶梗极坚实如铁，其汁黑，可乌须。

主治杨梅恶疮，风气瘫痪，损折筋骨，俱煎酒服。《汪连仕方》

奶酣草

俗名奶孩儿。处处人家种之，叶尖大如指甲，有枝梗，夏月开细紫花成簇，结子亦细，今人种于盆内，妇人暑月采之插发，可辟腻膻。

芳香辟恶，去臭气，辛温和中，止霍乱吐泻，行气活血，发疟者，塞鼻，能令寒热渐轻。

土当归

荷包牡丹之根，今人呼和血草，即土当归也。

汪连仕云：用其根捣汁，酒冲服之，令人沉醉，金疮之圣药也。

开金锁

《从新》云：产江浙，叶如萆薢，高三四尺，根如首乌而无棱，肉白色而无纹，略似菝葜而无刺。

苦平，祛风湿，同苍术当归，治手足不遂、筋骨疼痛。

铁指甲

李氏《草秘》：其草叶似指甲，生墙脚阶岸石砌间。

王安《采药方》：此草沿松树上，一名佛指甲，一名寄生。

治诸疖毒火丹，头面肿胀，将危者，少人皮硝捣罨之，立愈。李氏《草秘》牙疼，煅末擦之，立效。王安

雪里青荔枝草

一名土犀角，一名过冬青。生田塍间，叶如天名精而小，布地生，无枝梗，叶有细白毛，四时不凋，雪天开小白花，又荔枝草，亦名雪里青。

《百草镜》云：雪天开小白花者，乃过冬青；三月起茎，花白成穗，如夏枯草有毛者，名雪里青。

味苦大寒，泻热，治咽喉急闭，捣汁灌之，甚效。

《王氏验方》云：能行上焦，治肿痛，散风火结滞。

咳血　雪里青根，精猪肉切片，层层隔开，白酒淡煮至烂，食之。

肺痿　雪里青捣汁，加蜜和匀，作二次服，每日服五七次，七日痊愈。

齿痛　雪里青捣汁含痛处，再用酒和服少许。

痔雪里青汤洗之。

吹喉　薄荷一两，雪里青五钱，加冰片三分为末，吹喉，或吹鼻孔，亦可。

肺痈　《集效方》：雪里青捣汁，冲酒服之，立效。

黄雨岩云：危笃肺痈痿症，第一用雪里青捣汁服，如吐尤妙。

治单双蛾　木莲蓬、雪里青根叶，捣汁，米醋滚过，冲入前汁，含少许咽之，吐出即愈。

荔枝草

一名皱皮葱，丹术家入炉火用。

《百草镜》云：荔枝草冬尽发苗，经霜雪不枯，三月抽茎，高近尺许，开花细紫成穗，五月枯，茎方中空，叶尖长，面有麻累，边有锯齿，三月采。辛亥，予寓临安署中，见荒圃中多此物，叶深青，映日有光，连有锯齿，叶背淡白色，丝筋纹辍，绽露麻累，凹凸最分明，凌冬不枯，皆独瓣，一丛数十叶，点缀砌草间，亦雅观也。

性凉，凉血。《葛祖遗方》：治咽喉十八症，消痈肿，杨梅痔疮。

急惊　《集听》：荔枝草汁半钟，水飞过朱砂半分，和匀服之，立愈。

小儿疳积　《集听》：荔枝草汁入茶杯内，用不见水鸡软肝一个，将银针钻数孔，浸在汁内，汁浮于肝，放饭锅上蒸熟食之，即愈。

喉痛或生乳蛾　《救生苦海》：用荔枝草捣烂，加米醋绢包裹，缚箸头上，点入喉中数次，愈。

双单蛾　《集效方》：雪里青一握，捣汁，半茶钟滚水冲服，有痰吐出，如无痰，将鸡毛探吐。若口干，以盐汤醋汤止渴，切忌青菜菜油。

痔疮　《活人书》：雪里青汁炒槐米为末，柿饼捣丸，如桐子大，每服三钱，雪里青煎汤下。

白浊　《张绿漪传方》：雪里青草，生白酒煎服。

无名肿毒　《叶天士效方》：雪里青一握，解者佳。加金剪刀捣烂，入酒糟半钟，共捣敷，不必留头，轻者自散，重者虽出脓无妨。

治鼠疬　《经验广集》：用过冬青，即荔枝草，又名天名精，五六枚，同鲫鱼入锅煮熟，去草及鱼，汁饮数次，愈。

汪连仕《草药方》：风眼草即荔枝草，土人称为赖师草，医家名隔冬青，凉血止崩漏，散一切痈毒最效。

落得打

一名土木香、山雄香、五香草。《从新》云：近处有之，苗高尺许，叶如薄荷，根如玉竹而无节，捣烂则粘。

按：《从新》所说似今人所名为紫接骨者。落得打，予养素园中曾种之，苗长二三尺，叶细碎如蒿艾，秋开小白花，结子白色，成穗累累，如水红花，但白色耳，故又名珍珠倒卷帘。治跌打损伤，神效。曾记辛巳年小婢失足，从楼梯坠下，瘀血积滞，因采此捣汁冲酒服，以渣罨伤处，一饭顷，疼块即散，内瘀亦泻出，叶有清香者是。此药以家种隔二三年者入药用良。野产者入药有草气，胃弱者，服之多吐。

《百草镜》云：此草立春后始发苗，十月枯，八月开花，苗叶如菊艾，有歧尖而薄，五月采嫩枝入药。

李氏《草秘》：七叶草，一名落得打，一名活血丹。虽名草实树，其树高一二尺、五七尺不等，捣汁和酒服，治打伤扑损，疔疮肿毒，煎洗痰咳瘰疬，久久自消。敏按：此言木本，当又是一种。

甘平，治跌打损伤，及金疮出血，并用根煎服，或捣敷之，不作脓。

《葛祖方》：治跌打损伤，无名肿毒，去疮瘀血死肉不痛。

《百草镜》云：性甘香温，入脾经，祛风，调气活血。

花　擦牙疼，治头风及风气。

苦花子

一名毛连子，又名小叶金鸡舌，又名苦花椒。入药梗叶并用。

治疔疮瘴毒蛇伤，热腹痛，热喉风，并效。捣汁擂水，夏冷服，冬温服。

佛手草

朱糖斋《任城日钞》：杭州秦亭山圣帝殿厨房后石台基上有草，状如百合，名百合草，一名佛手草。寺僧借以货售香客，以入药。

治疮　不论何种恶疮，以此草煎汤洗之，即愈。敏按：王安《采药方》，射干一名佛手草，不治疮，与此别。

草石蚕

余杭山中多有之，叶似大叶金星，根黑色，如蚕。

按：甘露子，亦名草石蚕，与此别。

《前溪逸志》：铜官山生石蚕，藤也。以石为土，形则蚕也，采食之，可已风痹。

《本草》石蚕，乃石似蚕者，非真蚕也。藤之蚕根于石，石之蚕伏于土，非格物君子，焉能辨其名号，识其性情哉！

治虎伤收口用之，虎咬成疮，口不敛者：为末掺上，即痂。

风痹羊毛痧。

敏按：王安《采药方》：金星凤尾，即宝剑草，其根名石蚕，能解硫黄毒蛇毒，治发背痈疽结核等症，竹木鱼刺，黄疸热淋，洗眼疾阴湿疮，似此则非藤蚕甘露子明矣。

毛叶仙桥猫舌仙桥

一名翠梅草。《百草镜》云：春月发苗，叶狭尖糙涩，微有毛，三月开花碧色，至五月间，其茎蔓延，粘土生根，两头如桥，故名。三月采，去根。

性寒。《葛祖方》：治失力黄，能退诸疮热血风火气毒。

《百草镜》云：散风火，利湿热，治白火丹疥疮，涩精。

白浊　用毛叶仙桥三钱，酒煎服。

李氏《草秘》：仙桥草，形似桥，倒地生根，叶似柳，厚背紫色者多，秋开紫花一条。治疗疮诸毒痈肿，用此草捣汁加酒服。虽发狂垂死，入口即生。

汪连仕云：细叶者紫背仙桥，背必须紫色，延蔓倒地如桥，土人名为疔疮草。能消疔肿拔根，合苍耳草酒煎服。

猫舌仙桥

汪氏《草药方》：猫舌仙桥叶面生刺，草本，塌地，生花青紫，多产水泽旁。

治疔疮，理黄疸、一切湿火。汪氏

荷包草

一名肉馄饨草，一名金锁匙。生古寺园砌石间，似地连钱而叶有皱纹，形如腰包，青翠可爱。

《百草镜》云：二月十月发苗，生乱石缝中，茎细，叶如芡实大，中缺，形似挂包馄饨，故名。蔓延贴地，逐节生根，极易繁衍，山家阶砌乱石间多有之，四月十月采，过时无。

性微寒，治黄白火丹，去湿火，兼神仙对坐草用。清五脏，点热眼，止吐血，洗痔疮，调妇人经，忌盐。

水肿初起　《百草镜》云：活鲫鱼大者一尾，用瓷片割开，去鳞及肠血，以纸拭净，勿见水，以荷包草、填腹令满，甜白酒蒸熟，去草食鱼。

利湿热，治黄白疸臌胀，白浊经闭，捣汁点热眼，煎汤洗痔疮肿痛。《百草镜》

疝气　周氏《家宝》用荷包草研烂汁，酒送服。此草形似荷包，上面有二子，初生时有叶无子，须至六七月方生。

黄疸　《家宝方》：荷包草螺蛳三合，同捣汁，澄清，煨热服。

眼中生疔　《眼科要览》：用肉馄饨草连根叶，和酒浆板捣汁，饮二三次即愈。酒浆板，即酒酿糟也。

蛇咬　《家宝方》：鹤顶红即灰藋，肉馄饨，野甜菜，三味共捣敷之。

鼠牙半支

生高山石壁上，立夏后发苗，叶细如米粒，蔓延络石，其根嵌石罅内，白如鼠牙。《百草镜》载各种半支有七十二种，此为第一。

《百草镜》：鼠牙半支二月发苗，茎白，其叶三瓣一聚，层积蔓生，花后即枯，四月开花黄色，如瓦松。

性寒，消痈肿，治湿郁水肿。

治诸毒及汤烙伤疔痈等症，虫蛇螫咬。

蒋仪《药镜》拾遗赋：半枝莲解蛇伤之仙草。

半枝莲饮　《百草镜》云：治一切大毒，如发背、对口、冬瓜骑马等痈，初起者消，已成者溃，出脓亦少，鼠牙半支一两，捣汁，陈酒和服，渣敷留头，取汗而愈。章南闻试效。

狗牙半支虎牙半支

生阴湿地，立夏前发苗，叶尖细作品字式，层覆而生。夏至时，开花黄色，类瓦松，花后即死。其年雨水多，其草必茂。叶大者曰虎牙。

治痈疔便毒，黄疸喉癣　《救生苦海》：用狗牙半支捣汁，加陈京墨磨汁，和匀漱喉，日咽四五次，甚者半月愈。

天蛇头，疼不可忍　《医宗汇编》：用半支连同香糟捣烂，少加食盐，包住患处，疼即止。

虎牙半支功同

汪连仕《采药书》：虎牙半支性寒凉无毒，叶片大者，羊角半支，叶扁大者，马牙半支，俱生阴山谷中，治疗肿火毒痔漏，神效。

马牙半支

一名酱瓣半支，铁梗半支，又名山半支。生石壁上，叶大丛生，圆如酱中豆瓣，故名。

《百草镜》云：酱瓣半支，又名旱半支，叶如酱中豆瓣，生石上，或燥土平隰皆有之，蔓生。二月发苗，茎微方，作水红色，有细红点子，经霜不凋，四月开花黄色，如瓦松。山左人以为菜茹。

江献祥云：此有二种，有红梗、青梗之别，治妇人赤白带第一妙药。赤带用赤梗者，白带用白梗者。采得，捣汁半酒盏。酸迷迷草亦有赤、白二种，赤带用赤者，白带用白者。捣汁半酒盏和匀，加绍酒半盏煮熟，一服即止，永不再发。

性寒，消痈肿，治湿热，利水和血，肠痈痔漏。

治蛇咬疔疽，便毒风痹，跌扑黄疸，擦汗斑尤妙。

《百草镜》：跌扑用酱瓣半支一握，捣汁，陈酒和服。

绝疟　《家宝方》：酱板豆草，六月六日鸡鸣时采，略洗，蒸熟一日，晒干，不干焙之，每一斤配老姜一斤，磨细收贮，一日者一钱，二日者二钱，三日者三钱，酒调服，服后饮酒至醉为妙。合时忌鸡犬妇人见之，神效。

狗咬　以酒洗净疮口血，捣酱板半支罨上，一二日即痂而愈。王小静试验

瘰疬　金养淳云：马牙半支作菜常服，多年瘰疬皆消，屡试屡验。

治急痧　用酱瓣草阴干，每服三钱，水煎服。

治淋疾　《奇方类编》：用芝麻一把，核桃一个，石上马牙半支，共捣碎，滚生酒冲服。

治水臌　汪连仕云：取酱瓣草捣合麝香，贴脐眼，如人行五里，其水即下。

狗尾半支

《百草镜》云：生颓垣墙侧，人家荒圃中尤多，俗呼狗尾草。叶如茅，六月开花，形如狗尾，采取花茎下截阴干用。《纲目》狗尾草下，只载穿疣目，去赤眼恶血，而不言别功用，故为补之。

治疗痈癣，面上生癣　取草数茎揉软，不时搓之，即愈。

风粟瘾疹　狗尾草茎刮出瘀血，避风数次，自效。见《杭集三方》。

羊毛瘕　《家宝方》：一名羊毛痧，以狗尾草煎汤内服，外用银针挑破红瘰，用麻线挤出瘰中白丝如羊毛状者，即愈。否则胀死。

金鸡独立草

散喉风　《采药志云》：散喉痈之圣药。

敏按：此即翠羽草。宜并。一名翠云草。

神仙对坐草

一名蜈蚣草。山中道旁皆有之，蔓生，两叶相对，青圆似佛耳草，夏开小黄花，每节间有二朵，故名。按：《外科全生》云：此草梗叶长青，经冬不衰。殊不知春生秋死，不衰之说谬矣。

《百草镜》云：此草清明时发苗，高尺许，生山隰阴处，叶似鹅肠草，对节，立夏时开小花，三月采，过时无。王安《采药方》：一名地蜈蚣。黄疸初起，又治脱力虚黄。

《百草镜》：用神仙对坐草、三叶白、荷包草、平地木、茵陈各三钱，水煎，分三服，早中晚下一服，痊愈。脱力虚黄，五剂。

《祝氏效方》：洞天仙草膏用之，又毒蛇咬，捣此草汁饮，以渣罨伤口，立愈。

一切疝气　《刘羽仪验方》：仙人对坐、青木香二味，捣汁冲酒服，立效。

治反胃噎膈，水肿臌胀，黄白火疸，疝气阴症伤寒。王安

紫罗兰

白花者良，产溪涧者尤佳。其根入药，不可多服，令人吐泻伤胃气。

治臌胀肿满，清利水道，土产者治跌打损伤，取根捣酒服少许。汪连仕《采药书》

龙须草野席草　乌龙须

一名叉鸡草、绿袍草、铁线草、铁线筒、人字草。似篇蓄而小，细圆，与《纲目》石龙刍别。

《百草镜》云：生山泽谷雨后发苗，与野席草相类，但席草之叶直上。此草横生布地，小满时抽茎，开花青细。

《德胜堂传方》：棒棰草，亦名丫鸡草，治跌打。

《汪仕连方》：瓯人以此织席，有石龙刍、草龙刍之名，后讹刍为须，土产者即丫鸡草。又名鹿跑草，治一切疮疥，至真织席龙须，其性温和，散风火，大理湿热。

治口咽诸毒，火症牙痛。

野席草

生山泽水旁，较席草稍短细，亦名龙须草。清明后生苗，小满时开花细小，根类竹根，黑色，入药取根用。

止血崩，风气疼痛，鹤膝风，梦遗，酒煎服，汤煎洗，出汗。《草药鉴》

利湿热，治癃淋精浊，崩中湿痹，鼻衄痄腮，明目，疣痛，口咽诸毒，火症鹤膝风。《百草镜》

瘰疬痰核。王用予

鼻中不时出血，野席草根煎服。《一盘珠》

齿牙疼痛，动摇欲落者 《仁惠方》：用野席草根煎汤代茶服，一二日牙疼自止，永不再发，齿牙动摇者，亦坚固如石。

乌龙须

徐一士云：有乡人行野田中，见老乌柏树上挂生细长草一丛，如灯心状，下垂，一道士指谓曰：此名乌龙须。乃五福星所照在树而生此，取晒藏之，可治痼疾一切血症，乡人如其教，后用颇验。

治痈肿，一切血症，劳瘵。

真珠草与莱部真珠菜异

《临症指南》云：珍珠草，一名阴阳草、一名假油柑。此草叶背有小珠，昼开夜闭，高三四寸，生人家墙脚下，处处有之。癸亥，予寓西溪看地，见山野间道旁有小草，叶如槐而狭小，叶背生小珠，如凤仙子大，累累直缀，经霜辄红，询土人皆不识。偶归阅《指南》，始悟此即真珠草也。薄暮取视，其叶果闭。则知前误以六安之真珠菜为此草，因急改正而附识于此。

治小儿百病，及诸疳瘦弱眼欲盲，皆效。为末，白汤下，或蒸煮鱼肉食。《指南》

九龙草

《百草镜》云：生石上，蔓延丈余，节处生根，苗头极多，叶绒细青色，又名九头狮子草。又名金钗草。按：《纲目》九龙草仅于杂草内附见，而所引《杨清叟外科方》一条，述其苗叶，尚是此草。至云生红子如杨梅，则误矣。

性温，行血脉，治风痹跌扑损伤，双单蛾痛风。

奶痈　《家宝方》：九龙草捣，同酱板罨。

红白蛇缠　《王氏秘方》：九龙草焙存性，麻油调搽。

《周氏家宝》治毒蛇咬，用九龙草捣汁半碗，雄黄二钱，酒冲服，痛止。此草生红子如杨梅样，捣汁亦可治喉痛。

按：此则《杨清叟外科》所载形状同，或名同物异，与狮子草迥殊，并存以俟考。

除臭虫　《经验广集》：取九头狮子草放床四角，每角用二三颗，置草荐下，任其白干，去臭虫神妙。

石打穿铁筅帚

《葛祖方》：一名龙芽草、石见穿、地胡蜂、地蜈蚣。

《百草镜》：地蜈蚣与神仙对坐相似，惟叶上有紫斑为别。且神仙对坐草之花，每节两朵，此则攒聚茎端，或三四或五六相聚为别，疑即石见穿。

龙芽草生山土，立夏时发苗布地，叶有微毛，起茎高一二尺，寒露时开花成穗，色黄而细小。根有白芽，尖圆似龙芽，顶开黄花，故名金顶龙芽。一名铁胡蜂，以其老根黑色，形似之。又一种紫顶龙芽，茎有白毛，叶有微毛，寒露时抽茎，开紫花成穗，俱二月发苗，叶对生贴地，九月枯，七月采。

按：石打穿，《纲目》于“有名未用”下列之，只言止骨痛大风痈肿，不言他用。而《葛祖遗方》载其功用甚广，并有诸名考之。《百草镜》：龙芽二种与地蜈蚣俱非一物，论其功用，石打穿治黄疸，地蜈蚣治跌扑黄疸。故《百草镜》因其用相同，于地蜈蚣下注疑即石打穿，于龙芽草下注亦名石见穿。治下气活血，理百病，散痞满，跌扑吐血，崩痢肠风下血，明明二种功用各异，不知《葛祖方》何以混为一？此书传自明末，或有舛讹，或有的识，未敢妄议，附识于此，以俟再考。

敏按：蒋仪《药镜》拾遗赋云：滚咽膈之痰，平翻胃之哕，石打穿识得者谁？注：噎膈翻胃，从来医者病者群相畏惧，以为不治之症。余得此剂，十投九效，不啻如饥荒之粟，隆冬之裘也。乃作歌以志之。歌曰：“谁人识得石打穿，绿叶深纹锯齿边，阔不盈寸长更倍，圆茎枝抱起相连。秋发黄花细瓣五，结实扁小针刺攒，宿根生本三尺许，子发春苗随弟肩。大叶中间夹小叶，层层对比相新鲜。味苦辛平入肺脏，穿肠穿胃能攻坚。采掇茎叶捣汁用，蔗浆白酒佐使全。噎膈饮之痰立化，津咽平复功最先。世眼愚蒙知者少，岐黄不识名浪传。丹砂句漏葛仙事，余爱养生著数言。”据歌中所言形状，则又似铁筅帚，故并存其说而附录之。

癸丑，余亲植此草于家园，见其小暑后抽薹，届大暑即着花吐蕊，抽条成穗，俨如马鞭草之穗。其花黄而小，攒簇条上，始悟马鞭草花紫，故有紫顶龙芽之名；此则花黄，名金顶龙芽，与地蜈蚣绝不相类。因此草亦有地蜈蚣之名，故《百草镜》疑为石见穿也。

李氏《草秘》：石见穿生竹林等处，叶小如艾，而花高尺许，治打伤扑损膈气，则石见穿之叶如艾，又与石打穿之叶深纹锯齿不侔矣。

《葛祖方》：消宿食，散中满，下气，疗吐血各病，翻胃噎膈，疟疾，喉痹，闪挫，肠风下血，崩痢食积，黄白疸，疔肿痈疽，肺痈，乳痈，痔肿。

乳痈初起　《百草镜》：龙芽草一两，白酒半壶，煎至半碗，饱后服，初起者消，成脓者溃，且能令脓出不多。

铁筅帚

山间多有之，绿茎而方。上有紫线纹，叶似紫顶龙芽，微有白毛，七月开小黄花，结实似筅帚形，能刺人手，故又名千条针。

《百草镜》：芒种时开花成簇。

《种福堂方》：铁筅帚即石见穿。《纲目》马蔺子亦名铁筅帚，其叶似薤，根如刷帚，与此全别。

《草宝》云：铁筅帚叶似紫顶龙芽，而无毛为别，七月开小黄花，结实类筅帚。能刺人手，故名。黄疸用此草干者一两，白酒煎服，四五剂即愈。

治风痹、血崩、黄疸、吐血、跌扑、鬼箭风如神。捣敷肩痈鹤膝风，鲜者连根叶，如秋冬根老，取叶汁加飞面调匀包扎，煎汤浴疮疥，立愈。

治风痹鹤膝等风　《茅昆来效方》：铁筅帚三两，龙眼肉半斤，酒煮饮。

又方：铁筅帚、白毛藤、地苏木、龙芽草、苍耳草各一两，酒煎服五剂。

风痹药酒　《救生苦海》云：并治跌打疯[1]肿，铁筅帚、八角金盘根、白毛藤、苏木、络石藤各一两，酒浸十日用。

跌打伤　《金居士选要方》：用铁筅帚三两，酒煎服。

膈症　蒋云山传方：石打穿草，按月取草头一个，如三月三

---

① “疯”：据文义应为“痈”。

个，四月四个，以月分为多寡之数，捣汁，同人乳、羊乳汁搅匀服，立效。

面上斑黡　《朱子和方》：取铁筅帚地上自落下叶并子，煎汤澄清，洗面三四次，其斑自消。

鹤膝风　《种福堂方》：石见穿草，用根梗俱红色者佳，连枝俱用，如秋冬根梗俱老，只用叶半分，俱要当日取新鲜者，隔宿勿用，同铁筅帚草一分，加飞面少许，同打扎膝眼内。

狗卵草

一名双珠草。生人家颓垣古砌间，叶类小将军草而小，谷雨后开细碎花，椏间结细子似肾。又类椒形，青色微毛，立夏时采。

《百草镜》云：蔓延而生，喜生土墙头，三四月采，五月无。二月发苗，乃小草也。三四月间节椏中结子，形如外肾，内有两细核。

性温，治疝气，行下部，发大汗为妙。治腰痛。

疝气　《澹寮方》用狗卵子草鲜者二两，捣取汁，白酒和服，饥时服药尽醉，蒙被暖睡，待发大汗，自愈。此草性温，能达下部，如无鲜者，须三四月预采晒干存贮。倘用干者，只宜一两，煎白酒。加紫背天葵五钱，同煎更妙。

庚戌，予馆临安，署后荒圃多生此草，惊蛰后发苗，似小将军而叶较小，色亦淡绿，春分后即开花，细碎，藕合[1]色，节椏辄有花，结子如狗卵，颇壮满可观。其草蔓地，千百穗并一根，立夏后多槁。予同舍许氏子髫年患疝，发辄作厥，以此草煎酒服，后永不再发。

---

① “合”，据文义应为“荷”。

一粒金丹

一名洞里神仙，又名野延胡。江南人呼飞来牡丹，处处有之，叶似牡丹而小，根长二三寸，春开小紫花成穗，似柳穿鱼，结子在枝节间，生青老黄，落地复生小枝，子如豆大，其根下有结粒，年深者大如指，小者如豆，一种黄花者蒿属，根上亦无子，采取不可误用。

治跌打损伤风气，消痈肿便毒瘰疬天蛇毒鸦翅毒，捣敷火丹痔肿风痹，闪胸腰痛。

肿毒初起　《百草镜》：取一粒金丹根上子一两，捣汁，陈酒和服，并治瘰疬初起。

兔耳一支箭

独叶一支枪　金边兔耳　兔耳酸

生阴山脚下，立夏时发苗，叶布地生，类兔耳形，叶厚，边有黄毛软刺，茎背俱有黄毛，寒露时抽心，高五寸许，上有倒刺而软，即花也。每枝只一花，故名一枝箭。入药用绵裹煎，恐有毛戟射肺，令人咳。

《百草镜》：兔耳一枝箭叶如橄榄形，边有针刺，只七八叶，贴地生，八月抽茎，高近尺许，花如柏穗而有萌刺，茎叶有毛，七月采。有小鹿衔、银茶匙、忍冬草、月下红等名。

汪连仕云：兔耳箭初生苗，名金茶匙。入血分，止吐血，治肺痈。王安《采药方》：叶底红者，名金茶匙。

性寒味苦，行血凉血，入肺经，清肺火。治吐血劳伤，调血最效，为怯弱要药。肺痈肺痿，黄疸心疼、跌打风气伤力、咳嗽咯血肿毒。

肠痈肺痈缩脚痈　《慈航活人书》：用白石楠叶嫩脑十二个，兔耳草二两，好酒煎服，肺痈二服，肠痈缩脚痈一服，即愈。

骨蒸劳怯　吴普仁方：用兔耳一枝箭蒸鸡服。

独叶一枝枪

生深山，四五月间土人采得，入市货之。长二三寸，一茎二梗，一梗一叶，叶如兔耳，又似箭头，一梗细尖，如新抽竹萌，故名。

《百草镜》：独叶一枝枪生山原，清明时发苗，谷雨后死，长二三寸，一叶一花，叶如橄榄，花似锥钻。

味甘淡，功用与一枝箭同。朱烺斋《任城日记》：诸毒虫咬，以独叶一枝枪草生擦之，即愈。

金边兔耳

形如兔耳草，贴地生叶，上面淡绿，下面微白，有筋脉，缘边黄毛，茸茸作金色。初生时叶稍卷，如兔耳形，沙土山上最多。

味甘淡，治虚劳吐血。

兔耳酸

汪连仕《草药方》：即穿地铃，治跌打损伤。

金线钓虾蟆

蔓生田野山石间，叶似三角风，光润带青黄色。根名金线钓虾蟆，又名独脚蟾蜍，亦名金线重楼。《准绳》痘毒方中用之，非《纲目》草河车及蚤休也。

《丹房本草》：金铃草，一名挂金藤，亦曰金线钓虾蟆。其子状如铃，折断茎液如乳汁，取自然汁伏雄制硫，其霜可炼雌煮汞。

《百草镜》：金线钓蛤蟆生山土，茎蔓红细，根大，叶类金锁匙，芒种时开花如谷精花，采根入药。

按：防己亦与此相似，但根形不似蛤蟆，茎不甚紫，叶不甚圆，有尖歧，叶中蛛网纹不明不多为别。

《草宝》云：金线重楼生阴山脚下，根有疙瘩，形类蟾蜍，入土不深，刨土易取，其性凉，乃吐药也。小满时发苗，蔓延紫色，叶不相对，类黄龙藤而柔软，叶上有蛛网纹甚明，若叶不圆而微尖，纹不明，茎不甚紫，形不类蟾蜍者，乃防已。非重楼也。

汪连仕《草药方》：红线者是金线钓虾蟆，青茎者乃汉防已。

王圣俞云：重楼根俨如三足蟾，其根旁又生根结蟾蜍，年久者，掘得一本之下，根有数十，蟾蜍累累横挂，其力最大。

赵贡栽云：金线钓虾蟆生者力大，干者稍次，凡大毒服之必吐，人多惧畏勿用。然吐后其病如失，毒即内消。凡发背毒气攻心，非此不治。若小毒断不可用，因药力性大，病不能相当也。不能相当，则有偏胜之害。

性平味苦，消痈去风散毒。

《百草镜》：根性凉，托痈疽，追散肿毒，治瘰疬。为外科圣药。

《采药志》：治肠痈，追风败毒。

《葛祖方》：吐痰涎，可代瓜蒂。

《扁鹊心书》：金线重楼，俗名金线钓虾蟆，采得去外黑皮，用石捶打碎，勿犯铁器，晒干为末，小瓷瓶收贮。凡遇一切要吐痰涎之症，用代瓜蒂最妙。风痰结胸，用一钱阴阳水和服。伤寒成疟，用一钱临发空心水和服。噤口痢，用一钱凉水服。忌铁器。

跌扑伤　《张氏传方》：取根捣汁，酒和服，渣敷。

百種珍本醫籍

叶　名天膏药，贴肿毒破烂，能拔毒收口，拍熟贴毒，能拔毒水外出，酒煎服，治心疼，磨水搽痔，煎膏贴百病。

汪连仕《草药方》：天膏药治疔疮恶毒流注，痺毒鼠瘘，合生酒捣服，败毒功多，食之令人吐泻。

鸡虱草

此草深秋有，开紫花，子如椒核，处处原隰皆有。叶如苎麻叶而气臭，故名鸡虱。《必效方》云：海宁沈清芝患风毒，穿流五六处，疼痛异常，觅此草服之，一剂即愈。

治风毒流火，取一握煎酒吃，或人酒煮一炷香，去渣服，俱效。

老君须

《百草镜》云：此草立夏后发苗，叶似何首乌微狭，对生，茎与叶俱微有白毛，不似首乌茎叶之光泽，根类白薇，白色极多，故名。入药用根。

王安《采药录》：老君须生溪涧边，起藤二三尺，梗青，根须白黄色，有数十条，能消痞。

按：王三才《医便》云：老军需春夏秋冬常有，青出众草为尊，茎藤青，叶似槚①叶而尖小，根如须，白似芋头根，牵藤而去，俗名社公口须，亦治肿毒。采根擂生酒服，渣敷患处。

味辛性热，破瘀，毛氏疬痺方用之，治瘰疬。

治痞结　《医便》：痞结年久成龟鳖者，累用极效。用老军须一味，春夏用茎叶，秋冬用根，不拘多少，用好生酒一罐，外用鲫鱼一双，和药同入罐内，日落时煮，以鱼熟为度。令患人先食鱼，次饮酒，再以药渣扑痞结所，至次早去之，大小便见物下

---

①　槚（jiǎ，音假）：楸树。

即效。如不应，连服三五次，追其物无迹，而神效难言。

余晓园云：治风痹，消血瘕、面黄痞块。

汪连仕云：老君须根细如白薇，理气消肿，通利关格，败毒消痈，俱以酒煎服。

王安《采药方》：金钗草根名老君须，合龙虎丹用，治三十六种风症、瘫痪、鹤膝等风。

葛公草

《传信方》云：叶似蛇卵草，又似吉庆子，面青有蒙，背白色，三叶分枝，梗似蔷薇有刺，四月间结子，取根用，子亦可入药。

治血症　《传信方》云：将葛公根一两，忌铁器，用木击碎，以水二大碗煎作一碗，加好酒一碗，再煎至茶杯八分，卧时服，服后盖暖周身，以手摩胸膈脐腹数遍，明晚和前再服一两，后日亦如前服一两，连服三日愈。

《葛祖方》：葛公草一名家母藤，治脚气肿疼，杉木槌捣汁熬成膏，鹅翎扫患处，干即润之。

芸香草

《职方考》：出云南府，能治毒疮。入夷方者，携以自随，如嚼此草无味，即知中蛊。急服其汁，吐之可解。

按：《云南志》：出昆明，有二种，五叶者名五叶芸香，韭叶者名韭叶芸香。治瘴疟。

《药性考》云：生成五叶，产昆明，治疮毒等疾，专能解蛊。捣汁服之，韭叶芸香能截瘴疟。夷人多邪蛊，携此草嚼之无味，即知中毒。

《云南志》：解蛊，治毒疮，一切疮毒瘴疟，并捣汁服。

《药性考》：味辛，治症同。

镜面草

《滇南志》：出滇中，能通血脉。

按：此草今处处有之，多生阶砌石畔，叶如指面大而圆，其边微作碎齿，叶面光如镜，深绿色，土人呼为蟢儿草。又名地连钱。不见开花，只见叶而已，亦呼镜面草。不知滇中所产，即此类否？

性凉，治肺火结成脓血、痈疽。《采药志》月闭，和瀓蘘，煎酒服。《滇南志》

石将军

一名紫罗球。秋时开花，有紫色圆晕，生高山石上，立夏后生苗，叶类龙芽草略小，对节，高不过尺，根本劲细，似六月雪。

谢云溪云：西湖凤凰山有之，生石岸旁者入药，地土上生者太肥，治症不能即验，叶如椐木对生，方梗紫色，高尺余，开细紫花成球，能活血疏风，消瘀散肿。

味淡性平，治一切跌打损伤，血瘀不散，捣汁服之。或以水酒同煎。如风寒闭塞，或痈疽初起，服之俱效。

五叶草

此即烧人场上草也。程云来即得方名五叶草，亦不载形状。

能移痘后眼翳：用此草捣如豆大一小饼，如左眼有翳，贴右眼角肉上，其翳即移至右眼；再用此饼贴左眼角肉上，其翳移至鼻梁内，即去此饼，翳膜便除。

蛇 草

《诸罗志》：形似菠薐[1]，开小白花。

按：《纲目》有蛇眼草，生古井及年深阴湿地，形如淡竹叶，叶背有红圈，如蛇眼状。捣敷治蛇伤。未知即一物否，附以俟考。治蛇伤，连根捣罨伤口，仍煎泡酒服，立愈。

汪连仕《采药书》：蛇眼草产乡间芦丛，水泽旁甚多。治一切蛇伤疔痔。俗呼蛇口半枝莲，又名落得咬。

千年健

朱排山《柑园小识》：千年健出交趾，近产于广西诸上郡，形如藤，长数尺，气极香烈，可入药酒，风气痛老人最宜食此药。忌莱菔。

壮筋骨　浸酒，同钻地风、虎骨、牛膝、甘枸杞、二蚕沙、萆薢，作理风用。

止胃痛　酒磨服。

蜈蚣萍

生溪涧田港止水中，若流水则不生，形如蕨萁，中一茎，两旁细叶攒对，似蜈蚣状，故名。叶颇糙涩，不似浮萍之光泽。《纲目》水藻集解下有马藻，叶亦对生，形亦微似，而实非一物。盖藻可食，此则不可食。故主治亦别也。俗呼连箕萍。《群芳谱》：麻藻，萍之异种，长可指许，叶相对联缀，不似萍之点点清轻也。按：麻藻，即今蜈蚣萍。

治虱　《同寿录》：蜈蚣萍晒干烧烟熏之，则一切跳蚤壁虱皆除。

---

① 薐（léng，音冷）：菠薐，即菠菜。

老鹳草

龙柏《药性考补遗》：出山东。

味苦微辛，去风疏经活血，健筋骨，通络脉，损伤痹症，麻木皮风，浸酒常饮，大有效。或加桂枝、当归、红花、芍药等味，入药用茎嘴。

鬼香油

汪连仕《草药方》：鬼香油细叶者，名天香油。连根叶捣汁，其味如香油，故名。

李氏《草秘》：鬼香油苗叶如香薷。

一人大腿肿痛二三月，有脓内溃，不得出，垂危。罨上即破脓出，数服而愈。以此草汁调敷药。尤妙。

治诸疖肿毒，冬瓜痈，附骨疽。李氏《草秘》

冬瓜痈附骨疽　用此草加甘草一钱，入酱板盐花捣罨有效。

润肌肤，滋颜色，败疮毒，土人止蛇咬蜂螫蘋毛伤，取叶擦之。汪连仕《草药方》

肥儿草

龙柏《药性考补遗》：产广西平乐县。

治小儿一切疾及痧胀，需为要药。

玉钗草

李氏《草秘》：此草对叶圆梗，生近田水沟中。

治打伤跌肿损折，捣汁服之，罨诸肿毒。

汪连仕《采药方》：草里金钗开黄花，细茎，独苗直上，如醒头草。治金疮活血，白浊遗精。开白花者，草里银钗，白玉钗草，治妇女白带白淫，合生白酒煎服。

石蛤蚆

《百草镜》：生山土，根皮色红，入药用根。

周维新云：石蛤蛆乃映山红之根。

《花镜》云：山踯躅，俗名映山红。类杜鹃花而稍大，单瓣色淡，若生满山头，其年必丰稔。有红紫二色，红者取汁可染物。

李氏《草秘》：石蛤蛆苗长二三尺，茎方，叶似竹叶，根形如蛤蚆，坚如石。

敏按：汪连仕方：映山红根名翻山虎，土人呼搜山虎，治疠痺能拔根。医风合巴山虎蒸酒服，名二虎丹。核其功用，虽不甚悬殊，而究其形状，的非一种，当以李氏《草秘》所载为是。煎洗梅疮，能消风块。

风气痛　《祝穆效方》：地蜈蚣草、石蛤蚆草各等分，绍酒煎服。

肠痈　《景岳新方》：肠痈生于小肚角，微肿而小腹隐痛不止者是。若毒气不散，渐大内攻而溃，则成大患。急宜以此药治之。先用红藤一两许，以好酒二碗，午前一服醉卧之，午后服紫花地丁一两许，亦如前煎服，服后痛必渐止为效。然后再服末药除根。

末药方：用当归五钱，蝉蜕、僵蚕各二钱，天龙、大黄各一钱，石蛤蚆五钱，老蜘蛛二个，新瓦上以酒杯盖住，外用火煅干存性，同诸药为末，空心用酒调服一钱许，逐日渐服自消。《经验广集》：石蛤蚆用叶。

秃疮　《不药良方》云：即肥疮日久，延蔓成片，发焦脱落，又名癞头疮。先以艾叶鸽粪煎汤洗净疮痂，再用猪肉汤洗之，随用踯躅油，以踯躅花根四两捣烂，用菜油一碗，煎枯去渣，加黄蜡少许，布滤候冷，以青布蘸搽，日三次，毡帽戴之，勿令见风，散毒，能令痒止发生，久搽自效。

疗肿诸毒　李氏《草秘》：石蛤蚆用酒磨服，少得入口，垂死可生。有此则不愁疔疮之患，诸肿毒，醋磨敷之。

香蕉铁树叶　铁树附

《皇华纪闻》：粤地湿热，人多染麻风，所居室人不敢处，必种香蕉木本结实者于院中，一二年后，其毒尽入树中，乃敢居。

《两广杂志》：蕉种甚多，子皆甘美，以香牙蕉为第一，名龙奶。奶者，乳也。言若龙之乳，不可多得。然食之寒气沁心，颇有邪甜之目。其叶有朱砂斑点，植必以木夹之，否则结实时风必吹折，故又名折腰娘。凡蕉叶必三，三开则三落，落不至地，但悬挂茎间，干之可以作书。花出于心，每一心辄抽一茎作花，闻雷而坼，坼者如倒垂菡萏，层层作卷瓣，瓣中无蕊。悉是瓣渐大则花出瓣中，每一花开，必三四月乃阖，一花阖成十余子，十花阖成百余子，小大各为房，随花而长，长至五六寸许，先后相次，两两相抱，其子不俱生，花不俱落，终年花实相代谢，虽历岁寒不凋。子经三四月始熟，粤人婴儿乳少，辄熟蕉子饲之。又以浸酒，味甚美，其蕉心嫩白，可为菹。《纲目》芭蕉条下所载各类，于香蕉独未明晰，今依《粤志》补之。

收麻风毒。

《五杂俎》：凤尾蕉其本粗巨，叶长四五尺，密比如鱼刺，然高者亦丈余。又有番蕉，似凤尾而小，相传从琉球来者，云种之能辟火患，是水精也。枯时以铁屑粪之，或以铁钉钉其根上，则复活。盖金能生水也。植盆中不甚长，一年才落下一叶，计长不能以寸，亦不甚作花，予种之三十年，仅见两度花，其花亦似芭蕉。而色黄不实。

铁树叶

出东洋，舶上带来，叶如篦箕，生两旁，作细尖瓣，嗅之有清气，似梅花香。

按：《群芳谱》：铁树出海南，闽广多有之，其花状如铁丝灯笼，广张千瓣，瓣各一花。程扶摇《花镜》：铁树叶类石楠，质理细厚，干叶皆紫黑色，花紫白如瑞香，四瓣较少团，一开累月不凋，嗅之乃有草气。海南人言：此树黎州极多，有一二尺长者，叶密而花红，树俨类铁，其枝桠穿结，甚有画意。入盆玩最佳。但人罕见，故称奇耳。横州驯象卫殷指挥贯家，有铁树，每遇丁卯年开花，而出五台山者，定以六月十九日开花。杨万里诗注：铁树叶似翡而紫，干如密节菖蒲。似此诸说，同一铁树。而开花与枝叶又不同如此。今洋中带来及世俗所用入药之铁树，叶形如篦箕。据云：其树须壅以铁屑乃盛，则番蕉叶也。以其食铁，故亦名铁树。其性亦平肝，取其相制为用，亦颇验。谢肇淛[1]《五杂俎》：番蕉能辟火患。将枯时，以铁屑粪之，或以铁钉钉其根，则复活。盖金能生水也。种盆中不甚长，一年才落下一叶，计长不能以寸，亦不甚作花，三十年仅见两度花耳。花亦似芭蕉，而色黄不实。《群芳谱》：凤尾蕉，一名番蕉。产于铁山，如少萎，以铁烧红穿之，即活。平常以铁屑和泥壅之则茂，而生子分种易活。江西涂州有之。《花镜》：凤尾蕉，一名番蕉。产于铁山，江西福建皆有。叶长二三尺，每叶出细尖瓣，如凤尾之状，色深青，冬亦不凋。如少萎黄，以铁烧红钉其本上，则依然生活。平常不浇壅，以生铁屑和泥壅之自茂，且能生子，分种易活。极能辟火患。人多盆种庭中，以为奇玩。友人唐振声在东瓯见凤尾蕉，土人皆呼为铁树。则知今人所用及洋船带来之叶，

① 淛：原作“浙”，误。

百种珍本医籍

皆番蕉叶，而非真正铁树叶也。濒湖于隰草部只列甘蕉蘘荷，而于虎头凤尾等蕉概不及焉，或当时未有知其性者，今录之以补其缺。

平肝，统治一切肝气痛。

难产　铁树叶三片，煎水一碗，服之即下。《指南》

铁　树

《家宝真传》云：亦名铁连草，生于铁山铜壁之上，又铁石之上亦生，并非草本，形如屏风。状如孔雀尾分张，黑色细枝，刀砍不断，斧之乃折。

治一切心胃及气痛，煎汤服，立愈。

《药性考》：树黑色，叶类石楠，逢丁卯年开花四瓣，紫白色，形如瑞香，圆小不馣[1]，树高数尺。止血下痰，其花人采以治痰火。

《留青日札》：铁树花海南出，树高一二尺，叶密而红，枝皆铁色，生于海底。谚云“铁树开花”，喻难得也。

虎头蕉

出福建、台湾五虎山者佳。一茎独上，叶抱茎生，不相对，形类蕉而小，苗高五六寸，秋时起茎，开花似兰，色红，结实有刺，类蓖麻子外面苞状。若高三四尺者，名美人蕉，系一类二种也。今闽沙县亦出。

《草宝》：虎头蕉性温力猛，有毒，能治风痹。凡服者不得过二钱，服后须避风，倘不谨慎，必发风疹。

治风痹，性热去风。

治血淋白带，一切吐血　《舟车经验方》：用芭蕉一大片，

---

① 馣（ān，音安）：香气。

入锅内炒干存性，为末，黄酒调服。立效。此方功；治一切吐血，若用美人蕉，更妙。

荨 草

《宦游笔记》：南人呼为荨麻，北人呼为蝎子草。黔境遍地有之。叶类麻，多毛刺，触之螫人，肿痛不可忍。此毒甚于蜂虿蝎蝮。

《墨庄漫录》：川陕间有一种恶草，罗生于野，其枝叶拂人肌肉，即成疮泡，浸淫溃烂，久不能愈，即荨麻也。白香山诗："飓风千里黑，荨草四时青"。此草有花无实，雪下犹青故也。

《人海记》：塞山有毒草，中人肌肤，毒甚蜂虿，自唐山营逾汗铁木岭外，遍地有之。俗名蝎子草。芦高四五尺，叶如麻，嫩时可供马秣，经霜则辛螫不可触。《纲目》荨麻条，只载其涂蛇毒，点风疹，他皆未及，悉补之。

治疯　采取煮汁洗，亦可肥豕。

解晕草即广东万年青

今人呼为广东万年青。叶如建兰而深厚，入冬不凋，初茁芽，背作紫色，长则色青，夏开紫花成穗，亦如麦冬状。其根有子，分苗种，极易繁茂，以其出自粤中，故名。《纲目》"有名未用"吉祥草下。濒湖所引吉祥草，即此也。亦呼吉祥草。时俗妇临蓐，以此草连盆移至产室，云能解产厄及血晕。此草色泽翠润，叶叶劲直如箭。入产室，则叶皆软垂，色亦槁瘁，必经数月，乃复鲜艳，亦一奇也。其根下子入药用。海宁周世任云：此草根下子大冷子宫。凡妇欲断产，取子百粒捣汁服，永一再孕矣。

性凉味甘，理血清肺，解火毒，为咽喉七十二症要药。

治急惊　《活人书》：用洋吉祥草根捣汁，加冰片少许，茶匙灌下三匙，立苏。

万年青

一名千年蒀[1]。阔叶丛生，每枝独瓣无歧，梗叶颇青厚，夏则生蕊如玉黍状，开小花，丛缀蕊上，入冬则结子红色，性善山土，人家多植之。浙婚礼多用之伴礼函，取其四季常青，有长春之义。

《百草镜》：四月八日浴佛日。杭俗，人家植万年青者，多剪其叶，弃掷街衢，云令人踏之则易长，且发新叶茂密。入药采叶阴干，煎洗坐板痔疮极效。胜于他日采者。《土宿本草》：雁来红，万年青，皆可治汞。

甘苦寒，治咽喉急闭，捣汁入米醋少许灌之，吐痰而愈。《药镜》云：其根多作草熏气，入腹令人呕吐。子可催生。《从新》：乳香汤吞一粒。男左女右，手中带出。《药性考》云：味苦微甘，解毒，清胃，降火，能止吐血。同红枣七枚劈开煎饮，用嫩叶阴干，根疗喉痹，以养心。叶短尾圆者真。

白火丹　《祝氏效方》：万年青捣汁服。

痔漏　《家宝方》：万年青叶取汁，如无汁，即用根水少许，同捣取汁搽。

老幼脱肛　《慈航活人书》：万年青连根煎汤洗，用五倍子末敷上，立效。

一切跌打损伤　《活人书》：山芝麻，橡栗树花，万年青花，铁脚威灵仙汁为丸黄豆大，每服一丸，陈酒下。

头风　《嵩崖杂记》霹雳丹，治头风如神：用万年青根削尖，蘸朱砂塞鼻孔内，左塞右，右塞左，两边痛者齐塞，神效。取清水鼻涕下，须一周时妙。

蛇毒　《德胜堂传方》：用万年青磨涂渣罨，皆妙。

---

① 蒀（yūn，音晕）。

阴囊大　用万年青根捣汁，热陈酒冲服三次，即愈。

痔疮肿痛难行　《活人书》：猪腿骨去两头，同万年青入砂锅内，水煮一炷香，乘热熏温洗，日三次，数日愈，永不发。

缠喉风　《经验单方》：用万年青根头切碎打烂，绞汁灌下，吐出痰涎，即好。倘口闭，用牙刷挖开灌下。不吐，再用发梢进喉间探之。

汪连仕云：万年青：俗呼冬不凋草。治疮毒，收湿热，洗脚气，汤泡火伤，天泡疮，白蛇缠，捣汁搽。

王安《采药方》：治中满蛊胀，黄疸心疼，哮喘咳嗽，跌打伤。

李氏《草秘》：万年青，今酒肆多种之，能解眼蛊，治白火丹。为末，酒服一二钱即愈。又治噎膈。

仙半夏各种曲

近日诸医皆用之，药肆亦多制备。相传制法系仙人所传，故名仙半夏。能化痰如神，若不信，将半夏七八粒研人痰碗内，即化为清水。其法：用大半夏一斤，石灰一斤，滚水七八碗，入盆内搅凉，澄清去渣，将半夏入盆内手搅之，日晒夜露七日足，捞出控干。用井华水洗净三四次，泡三日，每日换水三次，捞起控干。用白矾八两，皮硝一斤，滚水七八碗，将矾硝共入盆内搅晾，澄清去渣，将半夏入内浸七日，日晒夜露足，取出清水洗三四次，泡三日，每日换水三次，取出控干。入后药，甘草、南薄荷各四两，丁香五钱，白豆蔻三钱，沉香一钱，枳实、木香、川芎、肉桂各三钱，陈皮、枳壳、五味子、青皮、砂仁各五钱。上共十四味，切片，滚水十五碗晾温，将半夏同药入盆内，泡二七日足，日晒夜露，搅之，将药取出，与半夏同白布包住，放在热炕，用器皿扣住，三炷香时，药与半夏分胎，半夏干收用。有痰火者服之，一日大便出似鱼胶，一宿尽除痰根，永不生也。《纲目》半夏条“附方”载法制半夏，其制法与此不同。今药肆所售仙半夏，惟将半夏浸泡，尽去其汁味，然后以甘草浸晒，入口淡而微甘，全失本性，名曰仙半夏。并非照方制法，医家亦视虚人有痰者用之。以为性平和而不伤于燥烈，是无异食半夏渣滓，何益之有？

清痰，开郁，行气，理痹①。痰疾中风不语，研七八粒，同井华水送下，以手摩运腹上，一炷香时，即醒能语。

敏按：龚云林云：仙方制半夏，化痰成水，皆治壮人痰火有余之症，服之有效。虚人痰火忌服。

各种半夏曲

《纲目》半夏“修治”条引韩飞霞《医通》造半夏曲，云能专治各病，又不载其制法，特为补之。

生姜曲：姜汁浸造，治浅近诸痰。

矾曲：矾水煮透，兼姜和造，最能却水，治清水痰也。

皂角曲：煮皂角汁炼膏，和半夏末为曲，或加南星，稍加麝香，治风痰，开经络。

竹沥曲：用白芥子等分，或三分之一，竹沥和成，略加曲和，治皮里膜外结核隐显之痰。

麻油曲：麻油浸半夏浸五日，炒干为末，曲和造成，油以润燥，治虚咳内热之痰。

牛胆曲：腊月黄牛胆汁略加熟蜜和造，治癫痫风痰。

开郁曲：香附、苍术、抚芎等分，熬膏。和半夏末造成，治郁痰。

硝黄曲：用芒硝十分之三，同曲煮透为末，煎大黄膏和成，治中风卒厥，伤寒宜下由于痰者。

---

① “痹”：据文义应为“脾”。

海粉曲：海粉雄黄居半夏之半，炼蜜和造，治积痰沉痼。

霞天曲：用黄牛肉煎汁炼膏，名霞天膏。将膏和半夏末为曲，治沉疴痼痰。

以上诸曲，并照造曲法，草盦[①]七日，待生黄衣，悬挂风处，愈久愈佳。

建神曲 范志曲　白酒药曲附[②]

出福建泉州府，开元寺造者佳。此曲采百草罨成，故又名百草曲。以黑青色，煎之成块不散，作清香气者真。色带黄淡者曰贡曲。力和平，不及青黑者力大，此曲愈陈愈妙。

《药性考》：泉州神曲：微苦香甘，搜风解表，调胃行痰，止嗽疟痢吐泻，能安温疫岚瘴，散疹消斑，感冒头痛，食滞心烦。姜煎温服，或二三钱。造云百草：法秘不传，得名范志，块造方端，用之应效，馈远人欢。

《蔡氏药帖》云：治风寒暑湿头眩发热，表汗立愈。能消积，开胸理膈，调胃健脾，及四时未定之气。兼能止泻消肿，及饮食不进等症。又能止霍乱吐泻，咳嗽、赤白痢疾、小儿伤饥失饱一切症。倘外出四方，不服水土，瘴气肚痛，皆取效如神。

范志曲[③]

范志斋、蔡协德住泉州府城西街东塔前，向造百草神曲，即今建曲，每个重半斤或四两。乾隆辛卯五月，蔡氏正造曲，忽有一客至，视百草而叹曰：当今男妇老幼秉气衰薄，百草恐伤元气。予有奇方：共药九十六味，配合君臣佐使，另加十二味青

① 盦（ān，音安）：覆盖。

② 底本无，据稿本补。

③ 范志曲：原文无，据文义加。

百種珍本醫籍

草、紫苏、薄荷等物，捣烂煎汤，合共一百零八味。制为小方块，每块一两，按端午及六月六日诸神会聚，皆可依法制造。药性平和，气味甘香，远行者宜备。可以代茶常服，大人每服三钱，水一碗，煎七分。小儿每服一钱五分，水一茶钟，煎六分半，饥饱时服，忌生菜。惟孕妇不可服。此药切片煎汤，药渣不散，须认形色淡黄者为真。

福建泉州府城内范志吴亦飞驰名万应神曲，气味中和，清香甘淡，能搜风解表，开胸快膈，调胃健脾，消积进食，和中解酒，止泻利水，治四时不正之气；感冒发热，头眩咳嗽，及伤食腹痛，痞满气痛，呕吐泻泄痢疾，饮食不进等症。痘疹初发，用托邪毒。

又治不服水土，瘴气疟痢，外出远行，尤宜常服。大人每服三钱，水一汤碗，煎七分。小儿每服一钱半，或一钱，水一大茶钟，煎七分，每钱破作五六块，外感发热头眩咳嗽疟疾呕吐，俱加生姜同煎。泄泻加乌梅同煎。惟痢疾一症，须加倍用。大人每用五钱小儿二三钱，加好箔茶心同煎。每斤价银一两六钱。若用匣装，每个五文。店住学院考棚边桂檀巷内，观音亭顶南畔第三间，范志吴氏牌匾为记。

白酒药曲

《药性考》曰：白酒药曲，松江得名。良姜四两，草乌半斤。吴萸白芷，黄柏桂心，干姜香附，辣蓼苦参，秦椒九味，一两等分。菊花薄荷，二两齐称，丁皮益智，五钱杏仁，共为细末，滑石五斤，米粉斗八，河沙拌匀，造丸干用，酿酒芳馨，炒焦拌食，滞积消灵。

帕拉聘

《七椿园西域闻风录》：帕拉聘，草根也。全似三七，但色蓝或黑，出温都斯坦，回地人多往采取，重价货于回城。云可治疾，中土人弗达，不敢尝也。

治一切阴冷痼疾，服之立除。

一枝蒿

绍郡府佐李秉文：久客西陲，言巴里坤出一种药，名一枝蒿。生深山中，无枝叶，一枝茁土，气味如蒿。四月间，牧马卒驱马入山，收草携归，煎膏以售远客，有贩至兰州货卖者。

活血解毒，去一切积滞，沉痼阴寒等疾，驱风理怯。

香　草

石振铎《本草补》：西国产香草，山野遍生，树高尺许，枝干虬曲，经冬不凋，花小而色紫白，成实时中有小黑粒，春时插之即活，恶肥而喜洁。遇夏即生小虫，因蝇卵所致，见小白点与丝网，宜去之。衣袖触动，芬芳袭人，可纫以为佩。采其花藏衣箱中，能辟诸虫。焚其枝叶，能辟除瘟疫岚瘴，房屋溽秽气自除。

主治解郁：凡心怀忧闷，以布包置左胁下之旁，能令胸膈舒畅。除蚤虱，壁虱　取枝叶暴干为粉，以布包贴肌肤上，须多乃效。

体受风寒不快　以枝叶煎汤浴之，浴后睡片时，即愈。

食不知味　以叶煎酒，空腹饮之，同面食，使舌本津津餍饫。

面有黑瘢　取叶或水或酒浓煎，每晨涂面，能灭斑滋颜。

齿痛动摇　醋煎叶，乘热擦之漱之。

又治胃火盛口臭，头多风痱，并发秽触人，与记舍脑也不坚固　取叶煎水，服时加醋，不特除头外之病，并裨头之内司，盖人之记舍在脑故也。

敏按：以上所说，皆出泰西《石氏本草》，核其形状功用，则似今人所名奶孩儿草近是。但奶孩草正名奶酣草。见霜即萎，并非经冬不凋。入春子种，其宿根亦不发，亦罕有尺许虬曲之枝干，或泰西地暖土肥，如粤中之茄，可以经冬成树，或又别有一种木本者，姑存其说以俟考。

臭　草

《本草补》：泰西既产香草，复产臭草。虽薰不同莸，效用则一。其本高尺余，开小黄花，摘花蕊阴干待用，与叶同功。结子成实，裂分四房，每房子数粒，春秋二仲皆可种之。春月将枝插之亦活，不畏霜雪，亦不喜肥，须浇以清水，人以手捋之，便臭气拂之，亦非秽污朽腐可比也。其功用亦与香草等。植树下，能杀树上虫。植圃中，能辟蛇、蝎、蜈蚣等诸毒。

泄泻及小便不通　取臭草叶或生或煮食之。

服毒并蛇蝎蜈蚣等毒　急取臭草叶生食，其毒自解。

腹内蛔虫　以清油煎臭草叶，捣烂敷脐上，胜食使君子远矣。

鼻血　取臭草叶捣烂，塞鼻孔即止。

危急重病昏晕　采叶醋烹，搓熟塞鼻，即醒。

耳痛　以臭草叶捣烂，取自然汁，置石榴皮内煅过，滴耳中。

目痛　以叶置清水内，露二三夜，将叶蘸水点眼。

目力过劳　以臭草叶自然汁，加蜂蜜一滴，并略加小茴香自然汁调和点眼，久则光明。

杨梅疮　以自然汁略加好酒并清水粉，同煎治之。

妇人心气痛病，由于子宫上冲　用臭草叶嗅之，以愈为度。大庾曹上士曾用此方，叹其灵验。

小儿大便肠出　以好酒煮臭草叶捣烂，用布作膏贴之。

卷 六

木　部 七十九种 附二十四种

响　豆

《池北偶谭》：乐安有孙公者，年九十，强健如四五十岁人。自言生平惟服响豆，每岁槐子将熟时，辄令人守之，不令鸟雀啄落，既成即收，作二枕，夜听其有声者，即响豆也。因弃其余，如是数月，而得响豆所在。每树不过一枚，每岁不过服一粒，如是者数十年，无他术也。

《颜氏家训》：庾肩吾常服槐实，年七十余，目看细字，须发犹黑。抱朴子云：槐子服之令人补脑，发不白而长生，殆即此欤。

明目，悦颜色，开心志，强筋骨，补血髓。

纪晓岚先生《姑妄听之》云：响豆者，槐实之夜中爆响者也。一树只一颗，不可辨识。其法，槐始花时，即以丝网罥[①]树上，防鸟鹊啄食，结子熟后，多缝布囊贮之，夜以为枕，听无声者即弃去。如是递枕，必有一囊作爆声者，取此一囊，又多分小囊贮之，枕听如初，得一响者，则又分二枕。如是渐分至仅存二颗再分枕之，则响豆得矣。

百种珍本图籍

① 罥（juàn，音倦）：捕捉鸟兽的网。

木　蛇

《百草镜》云：木蛇似蛇，有鳞甲，内纹黄色，如菊花瓣，亦奇物也。

治狗咬。

通香木

《边志》：木长数尺，出塞外，以沸汤沃之，取其汁洗衣服，及灌一切花卉，洒屋宇壁，经年香气不灭；烧之能降天神，香气达数百里，契丹珍之。

治奇疾，人不知名者，服之即愈。焚之，辟瘟疫、秽气、邪祟。

闰月棕皮

徽州者，色紫为上。《救生苦海》：棕榈皮每岁只生十二瓣，逢闰月多生一瓣，惟此瓣中间有界纹为异。按：《詹氏小辨》云：棕每月生一片，岁生必十二片，唯当闰月之年，值所闰之月，则此一片仅有其大半，亦不成片，家有棕园，每岁腊尽剥之历验，此无中气之征也。据此，则闰月棕皮，无全瓣者。

《石室奇方》：棕榈遇闰年则生半片，岁长十二节，闰月增半节。

治血症　郭大林云：煅存性研，陈年者尤佳，服二三钱，试过效验。王巽初云：用一瓣烧存性，作二服亦可。

南天竹

即杨桐，今人多植庭除，云可辟火灾。《纲目》木部南烛条，载其枝叶功用云：苦平无毒，止泄除睡，强筋益气，久服长生不饥，变白却老。并引《上元宝经》言，服草木之王气，与神通，食青烛之精，命不复殒，皆谓指此。而于其寻常日用功用，概不著录。至其所引“附方”，亦仅取《圣惠方》中之治风疾及误吞铜钱而已。余亦未之及焉，故悉补之。

王圣俞云：乌饭草乃南烛，今山人寒食挑入市，卖与人家染乌饭者是也。南天竹乃杨桐，今人植之庭除，冬结红子，以为玩者，非南烛也。古方用乌饭草与天烛，乃山中另有一种，不可以南天竹牵混，此说理确，可从之。

明日乌须，解肌热，清肝火，活血散滞。《食物宜忌》云：南烛叶味苦性平。《从新》云：苦酸涩平。

子 名红杷子 治八角虱，同水银捣烂擦之即除。亦可浸酒去风痹。《从新》云：南烛子酸甘平，强筋骨，益气力，固精驻颜。子白色者，名玉珊瑚。

小儿天哮三奇方 用经霜天烛子、腊梅花各三钱，水蜒蚰一条，俱预收，临用，水煎服，一剂即愈。

下疳久而溃烂，名腊烛疳 《不药良方》：红杷子烧灰存性一钱，梅花冰片五厘，麻油调搽即愈。

阴茎泄 《慈航活人书》：红杷子烧灰存性一钱，加冰片五厘，麻油调搽。

三阴疟 《文堂集验》：南天竹隔年陈子，取来蒸熟，每岁一粒，每早晨白汤下。

解砒毒 《刘霞裳云》：凡人食砒垂死者，用南天竹子四两，擂水服之立活。此方，刘在松江府署亲试验者。如无解者，即用于子一、二两煎汤服，亦可。

叶 洗眼，去风火热肿，眵泪赤痛，及小儿疳病，取其叶煎汤代茶服。

却疫仙方 《行箧检秘》：凡人稍觉头疼，身体酸困，便即感冒寒邪，急宜服此药发散，毋使传经，变成时疫。此方经验多人，神效异常。用乌梅、红枣各三枚，灯心三十根，南天竹叶三十片，芫荽梗三段，无芫荽，以葱白三节代之，亦可。甘草、麦冬各三钱，小柴胡二钱，水二钟，煎一钟，不拘时温服，微汗即愈。

瘰疬初起 《百草镜》南竹叶、威灵仙、夏枯草、金银花各四两，陈酒四壶，隔水煮透，一日三服，半月除根，每服药酒，须吞丸药。

丸药方：僵蚕一斤，炒研，砂糖和丸桐子大，每次吞一钱。

梗 今人画眉笼中置之，可去鸟风。作箸，可治膈食、膈气。

查克木

《宦游笔记》：塞外有查克木，丛生，树高五尺许，无皮，枝干清翠可爱，叶似三春之柳。然质甚坚，并无柔条垂丝，颇耐霜雪。若伐以为薪，着火即燃，形似炭，有红焰而无烟，置径寸于炉中，历一二日乃烬。惟生于瀚海沙碛之地，遇大风根株即拔，因入土未深，是以夭折，无经久者。

《西北域记》：查克木产推河，似丝柳而不垂，无皮，耐霜雪，色青时，入炉即燃，数日乃烬，然大者拱，高者寻，风斯拔之，何者？地沙且咸，根难据而易朽也。

治产难，临蓐之时，握其木易产。心痛，烧灰服之。

绿益子

《边志》：出辽东，树高丈余，其叶两两相对，开花如盏大，黄色，花谢结实，亦两两相对，大如木瓜，绿色，春生夏熟，人不可食，误食之，入口即齿落如屑，舌黑如漆，满口裂碎，血出如水，终日不能食，经旬方止。又能碎骨如泥，彼处橐驼初生，取以润其蹄，则千里可行，否则不能行。其性刚利如锥，举而刺之，利如刀锯，凡作角器，必用此。

性烈大毒，能腐骨碎齿，人外科方术家用。

丁香油

《百草镜》：丁香油出南番，乃用母丁香榨取其油，色紫，芳香辛烈。番人贮以琉璃器，盖偶不密，即香达于外。粤澳门多有之。

《药性考》：丁香油出西番。

气味甘辛，性大热，透关窍，驱寒，力更速于丁香，治胃寒痛，或滴少许人煎药，或以油涂脐上痛处。暖丹田，除水泻，涂暖脐膏贴。解蟹毒，以一滴同姜汤服。揩牙，治口臭。

《药性考》云：壮阳暖肾，疝痛阴寒。

按《齐民要术》：鸡舌香即母丁香，时珍所谓雄为丁香，雌为鸡舌香也。丁香中雌者独大，而可取油；雄者细小，不中榨取。予内兄朱放鹇曾宦于粤，据云丁香油亦近时始有，其性热而淫，凡衣饰器物经染其气，数日不灭，近日豪贵家多珍之，为房帷用。以色紫同玫瑰，滴水中搅之散而复聚者为真。伪者曰樟木油，色稍淡，紫中带黄黑色，气辛烈，触鼻作樟脑气，滴沐器洗衣，或入香佩，可以辟汗，不入药用。《纲目》于丁香下附丁皮及根枝，不及油，或其时尚未有，即有亦未行入中土也。

涂脐，散臌痞。受寒胃痛，好酒和服。

金御乘云：胃寒呃逆呕吐甚者，用丁香油擦透中脘。痛痹擦痛处，皆立效，试过极验。

《祝穆试效方》：治瘰疬，化核膏用之，取其香烈直透经络，辛以散结滞耳。

檀香油

《药性考》：出粤中，舶上带来。

味苦，除恶，开胃，止吐逆。

肉桂油

《百草镜》：粤澳洋舶带来，色紫香烈，如肉桂气；或云，肉桂脂也；或云，桂子所榨，未知孰是。

性热气猛，入心脾，功同肉桂。

《传信方》：治各种疟，用灯草一茎，约长三四寸，以水稍润，再以肉桂油涂之，贴背脊风府穴下，至肺俞止，外以绵纸条封之，须临发前一二时为之，或先一日更妙，贴后次日，发疟更重，嗣后渐减，盖风寒暑湿，尽为提掣而然也。

水安息

出广中，洋舶带来，波斯、交趾皆有之。形如荔枝而大，外有壳包裹，皮色亦如鲜荔枝，开之中有香，如胶漆，黄褐色，气甚馥郁。此物如开用不尽者，须连外壳置碗中，方不走溢，否则遇五月黄梅时，其汁自满，溢出壳外，虽壳内所存不过少许，也会溢出，亦一异也。《纲目》安息香本条所言皆干者，云是树脂。“集解”下引叶廷桂《香录》云：有如饧者，谓之安息油，即是此种。濒湖又未详其功用。今时颇行，故采补以备用。其壳有丝毫裂缝，油即走溢，须以沥青熬化滴之。

《百草镜》云：安息香有水、旱二种，水安息难得，焚其香，旁置水盂试之，其香烟投水中，还结为香，惟分两稍减耳。《五杂俎》云：安息香能聚鼠，其烟白色如缕，直上不散。

辛平无毒，通心神，除邪魅，辟蛊毒，止心痛，下鬼胎，入心经，通肾气，尤益房箔，故龟灵剂用之以兴阳，反魂丹用之以救急，然大耗真气，凡气虚挟火者不可服。忌见火。

《药性考》：水安息香辛苦性温，除风寒霍乱，暖肾兴阳，治心腹蛊气，血淋遗精，鬼交鬼孕，熏劳瘵。

辟瘟丹　陈杰《回生集》：用红枣二斤，茵陈切碎八两，大黄切片八两，水安息五钱，合为锭，每晨焚之。

种子二方　《周氏家宝》：潮脑飞升白霜一两，麝香二钱，枯矾三钱，龙骨三钱，良姜三钱，五倍子二钱，明雄二钱，水安息、母丁香、苏合油各五钱，官桂三钱，轻粉二钱，紫梢花二钱，大山慈菇三钱，共为细末炼蜜为丸，桐子大，腊丸封固。月信后纳一九，次日再纳一丸，种子如神。并治血淋、白带、阴疮、阴蚀、杨梅疮毒等症。

又方：真川附子一个，重一两二三钱者，山慈菇四钱，此二味要童便浸透，焙干研末；川乌八钱，五倍子三钱，此二味同研末；水安息五钱，生蟾酥八钱，此二味同研；不麻草乌五钱，明雄五钱，此二味同研末；官桂五钱，母丁香八钱，同研末；苏合油五钱，真鸦片三钱，同研末；紫梢花三钱，蛇床子一两，倭硫黄五钱，轻粉五钱，上药为末，同白及五钱煎水，合前药打成锭。每行时用津磨少许搽茎首，能治精滑并久不生子，且能解毒，遇疮不染。若早、午、晚各搽一次，久不断，更有神效。与前方男妇同用更佳，或再加人参五钱尤妙。

穿腮起管，年久不愈　《许氏方》：用水安息搽之，管化毒愈。

夜　兰

《岭南杂记》：产粤，道旁小树也，状如木兰，亦类紫薇，高一二尺，叶大如指头，颇带蓝色，叶老则有白篆文如蜗涎，名鬼画符，叶下有小花如粟米，至晚香闻数十步，恍若芝兰。又名蚊惊树，暑月有蚊，折此树逐之即惊散。

《粤语》：夜兰木本，高尺许，叶如槐，花如粟米，至夜则芳香如兰，折之可以辟蚊，插门上，蚊不敢入，一名蚊惊树。有病，取其叶生啖或煎水，即吐痰数日而愈。叶上有篆文如符，又名神符树。

关涵《岭南随笔》：夜兰生罗浮幽谷中，有香无形，与肉芝同为神物，与此名同物异。

敏按：《粤志》步惊木，以嫩叶和米数粒微炒煎汤饮之，可愈呕泻寒痰。花有幽香，步行遇之，往往惊为蕙兰，故亦曰步惊。永安人以嫩叶干之，持入京师作人事，核其功用形状，或即夜兰欤。

治一切风寒诸病，取叶煎汤服，少顷大吐痰涎，或行路侵寒暑，吐泻危笃，采数叶嚼，或吐或不吐，病即愈。

黎椒 白胡椒　山胡椒　马思答吉

《边州见闻录》：川椒故有名，产自黎大所城隅者尤香冽，大小必双，肉理细密，罅裂而子不堕，俗呼抱娃子椒。

《四川志》：各州县多出椒，惟茂州出者最佳，其壳一开一合者尤妙。

性同川椒，入药尤效。

按：黎椒近日亦罕有真者，外方所得，俱属彼土人以他产伪充，其功效亦仅与川椒相埒。据刘少府挹清云：真者含一二粒口中，可辟瘴毒，解鱼虾食毒，更可为导淫具，彼土中有一种生恶疮妓女，人不敢近，惟吞黎椒三粒与之接，则无害，次日便出椒，内尽包其毒，不入脏腑也，故真者彼土亦珍贵之，罕有出售于外者。

白胡椒

《通雅》云：广舶胡椒，有一种玉椒，色白，味独辛于他椒，今宁波洋货店颇多，其色如雪，以内外通白者为上，皮白内黄者劣。解鱼虾毒，入房术用。

蓬莱李金什言：洋船带来白胡椒，据彼中人云，即用胡椒之嫩者，生去其皮，晒干即如白玉色，非别有他种。《物理小识》：

胡椒出番国，亦是蔓生，有白色者，或曰即荜澄茄。

胃痛　《百草镜》：用大红枣去核七个，每个纳入白胡椒七粒，线扎好，饭锅上蒸七次，共捣为丸，如绿豆大，每服七丸，温滚水下，如壮实者，用十九。服后痛止，而胃中作热作饥，以粥饭压之，即安，此寒食痰饮皆治。

治九种心疼　《叶天士方》：丁香去顶盖、广木香、雄黄、巴豆去油净、白胡椒各三钱，枳壳、红花、五灵脂各一两，共为细末，好酒发为丸，如菜子大，候干收贮瓶内，每服八厘，唾津送下，忌生冷油腻，半月除根。

白痧药　《种福堂方》：白胡椒一两，牙皂一钱，火硝、檀香末、明矾、丁香、蟾酥各三钱，北细辛二钱，冰片、麝香各五分，金箔量加。

山胡椒

《百草镜》：云南木邦土司，出一种山胡椒，色黑颗大，主止痛破瘀。

马思答吉

《五杂俎》：出西域，似椒而香酷烈，彼土以当椒用，主开胃消食，破积除邪。

金刚纂

《滇志》：金刚纂花黄而细，土人植以为篱，又一种形类鸡冠。

《涌幢小品》：金刚纂生天目，其树长不满三四尺，多屈曲，虽春夏亦无叶，每触其枝，曳裾不前。夷缅国有是种，相传锉其末渍水，水必毒，饮者立死。曰人瘴，又能借之为诱淫之法。

张洪《使缅录》：缅地有木曰金刚纂，状如棕榈，枝干屈曲，无叶，锉以渍水，暴牛马令渴极而饮之，食其肉必死。

刘魁若《程赋统会》：云南大侯州出金刚纂，青色如刺桐，最毒。

《滇记》云：金刚纂碧干而猬芒，孔雀食之，其浆杀人，以为草者误，今曲江、建水、石屏处处有之。

性有大毒，入丹术家用。《丹房本草》：金刚纂纯阳草也，伏硫，与柳叶藤同用，其功最神。

锻树皮

《本草补》：泰西有锻树，吕宋亦有之，其色红，状如杜仲，初因人取树皮包切肉数脔，抵家合成一片，始知其皮能合肉接骨也，因名曰锻树。本草人参条下所载椵木音贾，而此锻音断，不同，或系二种，当与有识者辨之。敏按：椵叶与乌血柏相似，而大如团扇，有钜[1]齿，初生时可裹饼饵蒸食，霜后鲜赤若丹枫，照耀岩谷，其皮柔韧如麻皮，乌喇之人采以治绳，作鱼网，入水不濡，又可为鸟枪火绳，中国所无也。

治折伤胎疝，一切损伤，肉破骨断，取皮捣碎，煎酒服，又以渣敷患处，完好如初。幼儿患疝，由于胎中得者，此因皮开裂，肠入肾囊，疼痛难忍，亦能戕命，此叶久贴皮膜裂处，自然复合，永无患矣，但非幼童之年，则不可治。方用锻树皮，或捣烂，或削片，以油润湿摊布上，贴患处，外以布牢系腰间，或半年三个月方愈。

黄葛树川槿皮

《边州闻见录》：蜀多黄葛，宜宾学宫前骑墙树而生，根未至地，已合抱。此树以某月种，每岁必某月始芽。入药用根皮，

---

① “钜”：据文义应作“锯”。

药肆中多取其皮以代川槿。

《峨嵋山志》：嘉树在罗目县东南三十里阳山江溉，两树对植，围各二三尺，上引横枝，亘二丈，相援连理，荫庇百夫，其名曰黄葛，号嘉树。苏子由诗："予生虽江阳，未省到嘉树"，即此。

《益部谈资》：黄葛树叶似桂稍大，团栾荫数亩，冬春不凋，干则拥肿，根皆蟠露土上，至于石崖之侧，全欲不藉土生者，夔之梁方最多，惜无材用。

按：王阮亭《居易录》：云南多黄果，似海棠稍大者，香如佛手，甘脆如梨，多津液。蜀产者树而不结实，其皮类川槿，亦能愈癣，今日黄葛，或音之讹耳。

治疥癣，取其根皮煎汤浴之。

川槿皮

生川中，色红皮厚，而气猛烈，产孟获城者，只一株，传为武侯遗植，杀虫如神，生剥其皮，置蚁其上即死，今亦罕有。他省产者名土槿皮，薄而气劣，不得混施。今川人多用黄葛皮代之，以售他处。

《通雅》：真川槿皮切断，中有丝，白茸如杜仲。

《群芳谱》：川槿色红，气厚力优。

癣疮　杨起《简便方》：癣疮不愈，以川槿皮煎汤，用肥皂去核及内膜，浸汤时时擦之，或以汁磨雄黄，搽尤妙。观《不药良方》。

顽癣多年不愈　《活人书》：川槿皮二钱，轻粉五分，斑蝥七个，大枫子七粒，河、井水共一钟，煎半，露一夜，笔蘸涂之。

又方：川槿皮四两，轻粉、雄黄各四钱，百药煎四饼，斑蝥一钱，巴霜钱半，大黄二两，海桐皮二两，研如粉，阴阳水和，抓损敷之，必待自落愈。

荷叶癣　《活人书》：川槿皮切片、海桐皮、槟榔各二钱，轻粉钱半，红娘子五分，阴阳水浸一二日，用鹅翎扫上，如痒，以竹片刮破，搽此药，夜露三宿，更妙。

遍身顽癣　大枫子四十九枚，川槿皮二两，斑蝥去翅、足五个，川椒一钱，轻粉二钱，杏仁三钱，海桐皮二钱，共末，河、井水各一碗，浸一夜，鹅翎蘸汁搽之。

癣疮不愈　《不药良方》：川槿皮煎汤，取肥皂去核及肉膜，浸汤内，时时搽之。

牛皮癣癞　《毛世洪经验集》：川槿皮一斤，勿见火，晒燥，磨末，以好烧酒十斤加榆面四两，浸七日为度，不时蘸酒搽擦，二三十年者，搽一年断根。如无川槿，土槿亦可代之。

治顽癣　《种福堂方》：川槿皮、海桐皮、尖槟榔、樟冰、苦参、黄柏、白及各二钱，雷丸一钱五分，大枫子、杏仁各二粒，木鳖四个，用火酒浸七日，将穿山甲刮癣，少碎，以酒搽之，即愈。

五仙散　《经验广集》：治久年顽癣、牛皮癣，神效。红粉霜五分，明矾、川槿皮、杏仁各一钱，密陀僧三钱，为末，津调抹，一日三次，三日痊愈。

粉刺　孙台石方：川槿皮一两，硫黄二两，杏仁二两去皮尖，轻粉二钱，樟脑五钱，麝香少许，为末，鸡子清调，早洗晚搽。

秘传雄鼠骨散　治牙落，可以重生：用雄鼠骨一具，生打活雄鼠一个，剥去皮杂，用盐水浸一时，炭火上炙，肉自脱落，取骨炙燥，入众药内，同研为末。香附、白芷、川芎、桑叶晒干，地骨皮、川椒、蒲公英、青盐、川槿皮、旱莲草共为末，擦牙，百日复出，固齿无不效。

土　漆

《玉环志》：皮如桃树皮，粘着人手，即发肿，若刀疮见血，捣此皮敷之，即止。

止金疮出血。

水团花

李氏《草秘》：生溪涧近水处，叶如蜡梅树，皮似大叶杨，五六月开白花，圆如杨梅，叶皮皆可用。

治金刃伤，年久烂脚疮，捣皮叶罨上一宿即痂。《草秘》

麻枥果

治胎疝　《毛世洪经验集》：凡小儿初生发疝，只见啼器，不见病形，延至一周两岁，始知是疝，诸医不效，用麻枥树上之鸳鸯果一对，其果连树枝取下，可辨真假，一对果可治三人，荔枝核七枚杵碎，平地木三钱，同煎饮即瘥，亦不复发。

千张纸木蝴蝶

木实也，出云南广南府，形似扁豆，其中片片如蝉翼，焚灰用。

治心气痛。

按：千张纸《滇志》以为木实，据程豹文言，千张纸乃仙人掌草，晒干，其中心层层作罗纹卷心，折之如通草状，故名。此物用七张烧灰酒服，可治胃脘痛。杨桐岗云：苏州有之，状如通草，约手掌大，曾用入丸中，可治浸淫恶疮，今并存其说，以俟考。《本草纲目》杂草内，有宜南草，即此，形状亦同，云

珍本古医籍

主[1]邪，小儿女以绯绢袋盛佩臂上，辟恶止惊，而不知其可服食也。

木蝴蝶

出广中，乃树实也，片片轻如芦中衣膜，色白似蝴蝶形，故名。四边薄而明，中心微厚，不甚明透，似有子壁钱白膜状。

治肝气痛　用二三十张。铜铫上焙燥研细，好酒调服。

贴痈疽　项秋子云：木蝴蝶出广西，俨如蝴蝶，中心如竹节，色更白，凡痈毒不收口，以此贴之，即敛。

治下部湿热。

风　叶

《稗史》：郴之桂阴县产风叶，充茗饮，能愈头风，故名。亦可浸酒，性微热，前人志记不载。

性微热，追风活血，可浸酒服。

拔尔撒摩

《坤舆图说》：木名，出白露国，此树生脂膏极香烈，可入药。

敷金刃伤，一昼夜肌肉复合如故，涂痘不瘢，涂尸千年不腐。

枫果即路路通

即枫实。一名樼[2]子，乃枫树所结子也。外有刺球如栗[3]壳，

---

① “主”：据文义应作“辟”。

② 樼（shè，音射）：枫树。

③ “栗”：据文义应为“粟”。

内有核多孔穴，俗名路路通。以金箔贴之，村妪簪于发，云可明目、宜老。出浙临安县署后安乐山者，名钱坟枫果，最佳。焚之香郁，可熏衣辟瘴疫。《纲目》枫脂香载：其木皮不及其实之用，今补之。宜于焚烧，未有入汤液之用。其果冬用即孕枫蚕子于中，交春内生蚕，每果中有一个，立夏后乃化蛾飞去，入药取无虫、陈久者用。

《槐西杂志》：枫香果出云南者，焚之杀鬼去邪，辟瘴湿。

辟瘴却瘟，明目除湿，舒经络拘挛。周身痹痛，手脚及腰痛，焚之嗅其烟气，皆愈。熏衣被，可除蚤。

敏按：枫果去外刺，皮肉圆如蜂窠，即路路通。其性大能通十二经穴，故《救生苦海》治水肿胀用之，以其能搜逐伏水也。

治癣　《德胜堂传方》：枫木上球十个，烧灰存性，白砒五厘，共末，香油搽上即愈。

脏毒　《古今良方》：路路通一个，煅存性，研末酒煎服。

咬人狗刺晕

《台湾府志》：咬人狗其木甚松，手掐之便长条迸起，可为火具，木高丈余，叶长大似烟叶，有毛刺，刺人入毛孔甚痒，搔之发红肿痛，一昼夜乃止。

治瘰疬。《台海使槎录》

刺　晕

李氏《草秘》：其树形似乌柿，有刺，刺人即晕，故名。

治痈肿定痛取树脑叶人酱板盐花，罨发背痈疽肿毒，痛甚者罨上即止痛，不问已未溃，罨至愈。

桂子桂丁　桂耳　桂根

《学圃余蔬》：有一种四季开花而结实者，此真桂也，闽中最多，常以春中盛开。凡桂四季者有子，此真桂也。江南桂八九月盛开，无子，此木樨也。

《临海志》：唐垂拱四年三月，月桂子降临海，芳香有桂气味，食之和畅。宋绍定间，舒某于天台山得月桂子二升，大如樟子，无皮，色似白玉，纹如雀卵，中有仁，嚼之作芝麻气，以之杂菊入囊为枕，有散佚石缝中者，旬日辄出，树叶柔长，经冬犹在，种人盆中，久之亦失所在。

性温、味辛，平肝暖胃，胃脘寒痛甚宜。

《药性考》：甘辛温中，暖胃平肝益肾，散寒止哕。

桂　丁

《百草镜》云：形如吴茱萸，出广西交趾，乃肉桂子也。

治心痛，辟寒邪胃痛　《百草镜》：桂丁研细，酒下三钱。

桂　耳

出开化山中，乃多年老树蒸出蕈也，面红色，土人采得，以治血疾。

治一切血症及吐血。

按：《纲目》分桂为五种：曰桂，即今所谓交桂；曰牡桂，今广桂；曰箘[①]桂，俗呼木犀；曰天竺桂，浙中山桂也，有子如莲；曰月桂，四季有花者，此桂子乃天竺桂子也。《纲目》失载主治，若月桂则固载其子矣。曰桂丁，乃广桂之子，《纲目》亦不言其主治。至于桂耳，则各桂皆有之，性亦略同，《纲目》皆不载，悉为补之。

《和霁园夜谈随录》：吕司马季弟琪，从司马官岭南署中，有小院颇幽静，旧有古井在轩右，井畔有二老桂，大合抱，值夏

---

① 箘（jùn，音俊）。

夜月光甚皎，琪纳凉轩下，闻井中有声不绝，凭栏窥之，见井水白如银，中有红丸，大如弹子，约数十百点，光明如火，向上竞相跳跃，渐跃渐高，去栏仅尺余，琪惊白司马。次日，命夫缒下，探之无他异，得桂子数十粒，鲜赤如新，琪即戏以井水服之，日七枚，七日而尽，盖适取得四十九枚也。后琪寿至九十九岁，无疾而逝，平原董太史曲江与琪善，亲见而志之。

敏按：今月桂子如莲菂，鲜者色青，干之淡黑色。吕琪所见，大如弹丸，鲜赤如新，当别是一种。考《天地运度经》云：太山北有桂树七十株，天神青要玉女三千守之，其实赤如桔，人食之一年可以上升，或是此种，惜琪公所服只四十九枚耳，故得寿。

桂 根

陈年入土最深者，入药用。

贴牙痛可断根，即取桂树根上皮用。

《学斋咕哔》：花中惟岩桂四出，予谓土之生物，其数皆五，故草木花皆五。惟桂乃月中之木，居西方地，四乃西方金之成数，故花四出而金色，且开于秋云。

椶 木

似桧，亦名水松。抱木生者性韧，皮同。乘鲜剥削造屐，俗称抱香屐，潮州颇多。

能治湿脚气，辟邪风。

樟 皮樟梨附

此香樟树皮也。《纲目》有樟材、樟脑、樟者、而皮与子皆不及焉。今山人率以皮子治病有效，因急补之。树皮以年久老樟者为准。治天行温疫，湿毒流注，浴疥癣，洗脚气。

百種珍本醫籍

心疼　《玉局方》：香樟树皮，取时去面上黑色者，用内第二层皮，捣碎煎汤服，即止，永不再发。

刑杖伤　《神锦方》：樟树皮用老酒炖出味，调老公鸡冠血食，止痛散血立效。

霍乱上吐下泻　《传信方》：樟树皮一把，水煎温服，立止。

脚上生疮　《家宝方》：此疮个个如小笔管，大者用樟树叶牙咬熟，略掺拔毒丹，外贴樟树叶，连换即愈。

敏按：樟木《纲目》言辛温香窜，性能除湿，故山居人患病多宜之。《象山县志》：万历中邑大疫，有一道人，教人取千年老樟树皮煎饮可愈，并言树老久饮霜雪，其性转清凉，可消疫气。此即藏器所云：樟木能治恶气、中恶、鬼疰之意。

樟　梨

即樟树子也。出处州府遂昌县福罗坞仙人坝周公园，大者为贵，小者次之。予友黄庆春与一遂昌人相善，其人馈以樟梨，云可治心胃脘疼，服之立效，即香樟子也，较他产者略大，盖千年樟树所结，故效如神。叶南郊自处州回，询以樟梨，据云，此非子，乃千年樟树所结于枝椏间者，如瘤然，土人以形似梨，故名之，然则此乃樟瘤也。然与予所见又不类，姑并存其说，以俟再考焉。

磨涂肿毒，治中酒心胃疼，皆效。

榕　须

《药性考》：榕叶似大麻，子如冬青，枝干拳曲，木本棱凹，不成材器，而结奇香，其脂与漆相似，可以贴金，胶物胜于楮脂。

《岭南杂记》：榕树闽广最多，他省则无，故红梅驿以北无榕。大者荫十余亩，离奇古怪，备木之异，然体曲不中梁柱，理斜不中材用，质虚不中薪爨[①]，庄子所谓以不材而寿者也。漳浦黄石斋先生有榕颂，其木年久者常结伽南香，焚之致鹤，植于水际，其子可以肥鱼，细枝曝干，束为炬，风雨不灭，其脂乳可以贴金接物，与漆同，其须可入药用。《说文》以㝐为古松字，六书故以古松字为㝐，而㝐为南方之榕。《通雅》云，榕当别出，状木始于稽[②]含，分字始于戴侗。柳宗元诗："榕叶满庭莺乱啼"，《后山丛谈》言：蔡州壶公观有大木，四垂旁出，人莫能识，张戣[③]，闽人，尝至蔡，为余言，乃榕木，此木无用，惟枝上垂根，曝之可作火绳以发炮，又可染黑。《赞宁志》所云：倒生木不死树，横枝生根，下地如柱，即榕无疑。《粤志》：榕之怪在根，自上生下，语曰：榕木倒生根。

《粤志》：榕叶甚茂盛，柯条节节如藤垂，其干及三人围抱，则枝上生根，连绵拂地，得土石之力，根又生枝，如此数四，枝干互相联属，无上下皆成连理。其树可以倒插，以枝为根，复以根为枝，故一名倒生树。干多中空不坚，无所用。离之木也，其象如离之大腹，其中空处常产香木，炎精所结，往往有伽南焉，粤人以其香可来鹤。子可肥鱼，多植于水际。其脂乳可以贴金接物，与漆相似。性畏寒，逾梅岭则不生，故红梅岭有数榕，为炎寒之界。有红、白、大叶、小叶数种。

按《泉州府志》：榕有二种，一种矮而盘桓，其须着地，复生为树；一种名赤榕，上耸广大，二种荫最宽广，入药用有须者。

固齿　《羲复方》止牙痛：取榕根须摘断，入竹管内，将

---

① 爨（cuàn，音窜）：烧火作饭。

② 稽：据文义应为"嵇"。

③ 戣（kuí，音葵）。

盐塞满，以泥封固，火煅存性为末，擦牙摇动者亦坚，竹管不用。

椆七树

治腹中蛔痛　《救生苦海》用椆七树柴内，取之烧灰，研细酒下，或滚水下三钱，且能除根。

破伤风　《百草镜》：椆七树刮去外面粗皮，取内白皮，捣烂酒煎服，渣和白面，捣敷患处自愈。

柏　瘿

《百草镜》：老树生此，其状如瘤，柏性西指，乃禀西方兑金之气，故能平胃土而治胃痛，亦取其气相摄服耳。

治胃痛。

柏子壳

《纲目》有柏实无子壳，近时奇功散用之。

解砒霜如神　《集验良方》奇功散：用柏子壳三钱，炒红土三钱，同研为末，用鸡子清调服，服后作一寒颤即愈，重者不过两服。

松　球松皮膏

此即山松所结卵球，初青，久则裂作鳞甲形，片片四开而坠，儿童拾之，盈筐携入市，货与茶炉代炭，能益茶味，入药取青嫩者。《纲目》松下列松实，云见果部，不知果部乃海松子，出关东，与山松异，山松球内，老亦有子，细如粟米，不中食品。

白癜风　《家宝方》先以葱、花椒、甘草三味煎汤洗，再以青嫩松球，蘸鸡子白、硫黄同磨如粉，搽上，八九次除根。

松皮膏

色如琥珀，出西域伊犁等处。《西域闻见录》：乌鲁木齐乾隆四十年改为迪化州，其土人取松皮为膏，谓之松树膏药。

性温，治血，一切虚怯劳瘵、妇女血枯血闭诸症，服之有效。

陈海曙家有此膏，自西域带来，黑如漆，上盖松皮一块，云其松皮厚者二三尺，即此皮所熬，曾以治劳嗽，十日病减，又十日而病痊，又十日而生肌，渐复如旧，每服三钱，空心白水调下，服一月，无不愈者。

《槐西杂志》：田耕野官凉州镇时，携回万年松一片，性温而活血，煎之色如琥珀，妇女血枯血闭诸症，服之多验，亲串家递相乞取，久而遂尽。后予至西域，乃见其树，直古松之皮，非别一种也。土人煮以代茶，亦微有香气。其最大者，根在千仞深涧底，枝干直出山脊，尚高二三十丈，皮厚者二尺有余，奴子吴玉保尝取其一片为床，意直盘古时物，万年之名，殆不虚矣。

罗汗松实

《物理小识》：罗汗松阔瓣厚叶，树老结实，长四五分，底平上锐，色紫黑，干之可入药。《本草纲目》所未载也。

永宁僧云：罗汗松叶长者名长青，能结实，叶短者名短青，不结实，其结实俨如佛，大者如鸡子，小者如豆，味甘可食。

味甘补肾，其香益肺，治心胃痛，大补元气。

汪连仕《采药书》：罗汗松一名金钱松，又名径松，其皮治一切血，杀虫瘴癣，合芦荟、香油调搽。

金　松

《物理小识》：出台州，垂条结子如碧珠，三年子乃一熟，每岁生者相续，璀灿其间。

子治肠风。

山西柏油松油附

其色黑若紫者，系此油脚也。其气若松香，竹箸挑之悬丝不断者真。

杀壁虱　凡人家床凡板壁患此者，以油滴缝内，其虱尽死。又搽秃疮。

治癣　《集验良方》：真柏油四两，黄蜡一两，雄猪胆一个，斑蝥三钱，川椒去目并闭口者三钱，先将斑蝥、川椒二味研末听用；次将生柏油入砂锅内熬极熟，似有生烟之状，然后将蜡入油内熔化；再将猪胆汁倾入，即离火，将斑蝥、川椒二味末子拌入，用竹节急急搅匀，将药放在滚水盆上，浸三日，去火毒，然后入瓷罐内，封固听用。

治诸般癣，多年近日痈毒　生柏油一瓶，涂患处，后用年老枯桑柴火熏烤，内有毒虫即死，待好即止，如一次尚不瘳，再熏即愈。

又癣方　《经验广集》：真柏油调轻粉涂上，起泡，泡消即愈。

治狗癣疹　《同寿录》用柏油不拘多少，铁勺内熬，次下鹁鸽粪、鸡粪同和，加香油少许擦之。

治头面耳上黄水疮　《活人书》：真柏油、真香油各二两，同熬成膏，搽上如神。

赤游丹　《医林集秘》：蜒蚰十条，土蛛窠五六个，出草屋老壁内，柏油，旧漆器上刮漆少许，共捣，以柏油调搽患处，立愈。

松　油

其取油法：以有油老松柴截二三寸长，劈如灯心粗，用麻线扎把，如茶杯口大，再用水盆一个，内盛水半盆。以碗一只坐于水盆内，用席一块盖于碗上，中挖一孔如钱大，再以扎好松把，直竖放于席孔中间，以火点着。少时，再以炉灰周围上下盖紧，勿令走烟，如走烟，其油则无。候温养一二时，其油尽滴碗内，去灰席，取出听用，一名沥油。

治疥疮久远不愈，百药不效　以此油新浴后擦之，或加白矾末少许和擦，更妙。

茶　油 即�树子油　枯饼

乃梣树子油也。豫省闽粤皆食茶油，而不知为梣树子油，俗呼茶油，实非茶子之油也。煎熬不熟，食之令人泻。

味甘性凉，气腥色绿，润肠清胃，杀虫解毒，不宜生食，燃灯益目，抹发解膻。

枯　饼

《药性考》云：饼能浣衣，除垢最洁，烧灰敷疮，亦可下积，洗风瘙痒，可用皮叶。

杉木油

《经验广集》有取杉木油法：用纸糊碗面，以杉木屑堆碗上，取炭火放屑顶烧着，少时火将近纸，即用铁箸抹去，烧数次，开碗看，即有油汁在碗内。

治一切顽癣　先用穿山甲刮破，用羊毛软笔蘸油涂上，甚加疼痛，停半日再涂，癣自结痂而愈。如已破者，不必刮，癣药极多，都不及此真神方也。

清明插檐柳

清明日插在屋檐下枯柳枝朝南者，入药。

《物类相感志》：清明杨柳，能止酱醋之潮溢。

甜疮　《济世良方》以清明插过柳枝烧存性一钱，银朱七分，共研，再入飞矾一分，敷之。

小儿胎火不尿　《济急方》：凡初生小儿小便不通，乃是胎中热毒未化，不可有寒凉金石之剂，只须取清明插檐柳枝朝南者一握，煎汤服之，即尿。大人小便闭，服之亦效。

治尿梗　《周子象方》：用清明插屋檐下枯柳一大把，折碎煎汤，倾坐桶内，被围住熏，片时即通，再内服。

白浊卢复《芷园臆草》：清明所插柳条煎之，治白浊，盖势为肝苗，柳为卯木，同类也；浑浊之色，清明之气，相待也，用药恰好有如此。

下痢后成腌鱼水，此险症也　《慈惠小编》：用清明人家插檐柳，取叶来煎汤，下如止可救。起病不多日，下腌鱼水，年少者，方可治，老者难治。少者劳伤之症，肉而化成血水，平和调理，可以挽回十分之二三；老者血气久成衰弱，故成此症，神仙难治。

柳　椹柳屑、柳蕈

此乃柳花未放时，其枝垂下如椹形，所谓柳蕊也。淡黄色，若俟花出则无用矣。《纲目》有柳华，无柳椹。《别录》乃有柳实，或即此欤。

明目驱风，壮筋骨，坚牙齿　《岣嵝神书》有柳椹牢牙法：以柳椹揩牙，去其宣露，诸风不生。明日驻颜，黑发聪耳，壮筋力，益寿轻身。

《急救方》：柳椹阴干为末，日用擦牙，去风明目，乌发固齿，久用不彻，可咀金石。

柳　屑

即空心柳树中屑也。

治湿气腿肿　《慈幼筏》：淮阴卑湿，民多粗腿，偶得一法，治之甚效，用空心柳树中屑，取出筛细，入锅内炒热，以臭泔水洒湿，又炒，加面少许拌匀，趁热取起，敷腿上，候水出再炒，敷数次自愈。

柳　蕈

《陈氏笔记》云，柳树上蕈也，煎服治心痛。

柽　柳

俗名西河柳，性最透发。《纲目》柽柳下云，其枝叶消痞，解酒毒，利小便，不及治疹瘄之用。

弘治《绍兴府志》：柽俗呼西河柳，其叶甚细，似桐而香，天将雨水，则生花，试之多验。

《本草汇》：柽柳甘得土气，咸得水气，故能解血分之毒，消痞利便，是其本功。近世往往以治痧疹热毒不出，用为发散，不知本自何氏。《本草乘雅》之柽柳，缪仲淳《本草经疏》广之以治痧疹，此不独取其能通，又取其象形。疹亦三显三隐，三而三之，合为九，亰以应九脏也。

《芷园臆草》：柽一岁三开花，一日三眠起，自成一家，不与四时之生长收藏相流行，超五行而纯二气，无杀机而唯生机者也。且雨以阴阳气和而作，先知之应，从可知矣，第气魄鲜小，未可以大道载。《灵枢·阴阳二十五人》之外，有阴阳五人，此当属阴阳和平之人，又当启阴阳自和之汗也。

《逢原》云：柽柳独入阳明，故其功专发麻疹，兼解酒毒，去风，煎汤洗浴，风症身痒效。

性平疏散，驱风解表，治斑疹麻瘖不出。《经验方》：或因风而闭者，俱用西河柳叶，同樱桃核煎汤洗之，即透出。

《救生苦海》：草痧药方用之，又肝天清莲散用之。

《急救方》：治小儿痧疹不出，喘嗽烦闷，躁乱，用西河柳叶风干为末，水调四钱，顿服，立定。

疹后痢　《从新》用西河柳叶为末，砂糖调服。

疹发不透，喘嗽闷乱　西河柳煎汤去渣，半温，用芫荽蘸水擦之，但勿洗头面，并忌夜间洗之，盖痧疹昼发而夜敛也。乳母及儿，仍以西河柳煎服。

酒积成病　《良方集要》：西河柳晒干为末，每服一钱，温酒送下。

桑瘿铁扇子　桑榾柮①桑叶滋　桑油

《百草镜》：桑老则树生瘿，其壮如瘤，用刀斫下，阴干入药。

去风痹诸湿，浸酒用，治胃痛。百草镜

铁扇子

《百草镜》：桑叶，采过二桑者勿用，只采过头叶，其二叶力全，至大雪后，犹青于枝上，或黄枯于枝上，皆可用。须经大雪压过，次日雪晴采下，线穿悬户阴干，其色多青黑色，风吹作铁气声，故名铁扇子。冬至后采者良。

治肠风目疾，咳嗽盗汗。《百草镜》

洗一切天行时眼，风热肿痛，目涩眩赤，取铁扇子二张，用无油茶碗一只，要有盖者，置铁扇子于中，以滚水冲半盏盖好，

---

① 榾柮（gùduò，音故舵）：断木头。

候汤温，其色黄绿如浓茶样，为出味，然后洗眼拭干，隔一二时再以药汁碗隔水炖热，再洗，每日洗三五次即愈。此水一盏可洗三四十人。《养素园验方》

中年眼目昏花　《眼科要览》复明散：用经霜雪桑叶，叶须腊月在树不落者，同甘菊、侧柏叶、荆芥穗、桑白皮，如有眵泪加艾叶、苍术，发痒加赤芍、川椒，为粗末，等分和匀，煎汤熏洗，惟红肿者不可洗。

风眼下泪　《不药·良方》：腊月不落桑叶，煎汤，日日温洗之，或加入芒硝少许。

桑榾柮

乃多年老桑，数被剪伐嫩条，其枝头长成如拳者是也。

治膈症　梁侯瀛《集验方》：用老桑榾柮烧红存性，为末，好酒送下即愈。

桑叶滋

鲜桑叶摘开，其叶筋有白汁，名桑叶滋，又名桑脂。《纲目》桑叶载其用最广，独未及此。

性微寒，味苦，有天丝入眼，以此点之。

《山海草函》：桑叶滋点眼，治蜈蚣咬。

治乳痈　《集听》：用桑叶不拘头、二叶，摘取半段，取后半段脂三分，黄柏八钱，水煎干，只用三分，饭锅蒸一次，夜露一宿，涂患处，虽烂见骨者，亦能收口平复。

小石疖，今人呼为扎马疔　钱峻《经验单方》云：小石疖采二蚕桑叶，滴下滋水点上，愈。

消瘿瘤　《秋泉秘方》用蝌蚪一钱，蛇蜕泥球包煅为末三分，鬼馒头滋干一钱，桑滋干一钱，乳香、没药各三分，麝香一分，共为细末，饭和捣为锭，临用时，再取鬼馒头滋化开，以鸡翎搽患处，过宿即消。

桑　油

《万氏家抄》有取桑油法：鲜桑木捶碎，装入瓶内，用一瓶盖口倒埋土中，糠火煨之，油自滴下，贮罐听用。

治小儿身面烂疮　轻粉、雄黄各五钱，猪胆一个，滑石一两，硫黄五钱，穿山甲十五片，炙凤凰蜕烧存性五钱，为末，用桑油、猪胆汁调，绢包擦之。

伽㑲香

今俗作奇楠。《乘雅》作奇南栈、香栈、木速香名，而广人亦呼奇南为栈，名同而香异也。《粤海香语》：伽㑲杂出海上诸山，凡香木之枝柯窍露者，木立死而本存者，气性皆温，故为大蚁所穴，大蚁所食石蜜遗渍其中，岁久渐浸，木受石蜜气多，凝而坚润，则成伽㑲。其香木未死，蜜气未老者，谓之生结，上也；木死本存，蜜气膏于枯根，润若饧片者，谓之糖结，次也；岁月既浅，木蜜之气未融，木性多而香味少，谓之虎斑金丝结，又次也；其色如鸭头绿者，名绿结，掐之痕生，释之痕合，按之可圆，放之仍方，锯则细屑成团，又名油结，上之上也。伽㑲本与沉香同类，而分阴阳：或谓沉，牝也，味苦而性利，其香含藏，烧乃芳烈，阴体阳用也；伽㑲，牡也，味辛而气甜，甘香勃发，而性能闭二便，阳体阴用也。然以洋伽㑲为上，产占城者，剖之香甚轻微，然久而不减；产琼者名土伽㑲，状如油速，剖之香特酷烈，然手汗沾濡，数月即减，必须濯以清泉，膏以苏合油，或以甘蔗心藏之，以白萼叶苴之，瘗土数月，日中稍暴之，而后香魂乃复也。占城者静而常存，琼者动而易散，静者香以神行，动者香以气使也。藏者以锡为匣，中为一桶而多窍，蜜其下，伽㑲其上，使熏炙以为滋润，又以伽㑲末养之，他香末则不香，以其本香返其魂，虽微尘许，而其元可复，其精多而气厚故也。寻常时勿使见水，勿使见燥，风霉湿土则藏之，否则香气耗散。

《本草乘雅》云：奇南与沉同类，因树分牝牡，则阴阳形质嗅味情性各各差别。其成沉之本为牝为阴，故味苦厚，性通利，嗅含藏，燃之嗅转胜，阴体而阳用，藏精而起亟也；成南之本为牡为阳，故味辛辣，嗅显发，性禁止，能闭二便，阳体而阴用，卫外而为固也。至若等分黄栈品成四结状肖四十有二则一矣沉香有四十二品。第牝多而牡少，独奇南世称至贵，即黄栈二等，亦得因之以论高下，沉本黄熟，固坎端棕透，浅而材白，嗅亦易散，奇本黄熟，不唯棕透，而黄质邃理，犹加熟色，远胜生香，爇炙经旬，尚袭袭难过也。栈即奇南，渡重者曰金丝，其熟结、生结、虫漏、脱落四品，虽统称奇南结，而四品之中，又有分别，油结、糖结、蜜结、绿结、金丝结，为生为熟，为漏为落，井然成秩耳。大都沉香所重在质，故通体作香，入水便沉。奇南虽结同四品，不唯味极辛辣，着舌便木，顾四结之中，每必抱木，曰油、曰糖、曰蜜、曰绿、曰金丝，色相生成，迹迥别也。

奇南一品，本草失载，后人仅施房术，及佩围系握之供，取气嗅尚尔希奇，用其形味，想更特异，沉以力行行止为用，奇以力行止行为体，体中设用，用中具体，牝牡阴阳互呈，先后可默会矣。

《宦游笔记》：伽傰一作琪蝻，出粤东海上诸山，即沉香木之佳者。黄蜡沉也，香木枝柯窍露，大蚁穴其窍，蚁食石蜜，归而遗香其中，岁久渐渍，木受蜜气，结而坚润，则香成矣。香成则木渐坏，其旁草树咸枯，有生结者，红而坚；糖结者，黑而软，琼草亦有土伽傰，白质黑点。今海南人取沉速伽傰于深山中，见有蚁封高二三尺，随挖之，则其下必有异香。南中香品不下数百种，然诸香赋性多燥烈，熏烧日久，能令人发白血枯，唯伽俑香气温细，性甚益人，而范石湖《桂海香志》独不载及，讵不使宝鸭金猊之间，少一韵事乎！但佳者近亦难得。

陈让《海外逸说》：伽俑与沉香并生，沉香质坚，雕剔之如刀刮竹；伽俑质软，指刻之如锥画沙，味辣有脂，嚼之粘牙，其气上升，故老人佩之，少便溺焉。上者曰莺歌绿，色如莺毛，最为难得；次日兰花结，色微绿而黑；又次日金丝结，色微黄；再次日糖结，黄色者是也；下曰铁结，色黑而微坚，皆各有膏腻，匠人以鸡刺木、鸡骨香及速香、云头香之类，泽以伽俑之液屑伪充之。

《物理小识》云：奇南与沉同类，自分阴阳：沉，牝也，味苦性利，其香含藏，烧更芳烈，阴体阳用也；奇南牡也，味辣沾舌麻木，其香忽发，而性能闭二便，阳体阴用也。其品有绿结、油、糖、蜜结、金丝虎斑等，锯之其屑成团，舶来者佳。

《东西洋考》：交趾产奇南，以手爪刺之能入爪，既出，香痕复合。又有奇楠香油，真者难得。今人以奇楠香碎片渍油中，蜡熬之而成，微有香气，此伪品也。

黎媿曾《仁恕堂笔记》：柬埔寨，日本支国也。夜中不睹奎宿，国人多骑象，产奇楠，其取奇楠之法：国人先期割牲，密祷卜有无，走密林中，听树头有如小儿语者，便急数斧而返，迟则有鬼搏人，隔年始一往，取先上王及三桐读如马，彼国专政之将军也。重加洗剔，视上者留之，厚酬其值，次者下者，乃听别售也。

《查浦辑闻》：榕树千年者，其上产伽俑香。

金立夫言：盛侯为粤海监督时，须上号伽俑入贡，命十三洋行于外洋各处购求，岁余竟无佳者，据云，惟旧器物中，还有所谓油结，色绿，掐之痕生，释之渐合者，今海外诸山，皆难得矣，即占城所产，香气轻微，久而不减，冬寒香藏，春暖香发，静而常存者，是蜜结，嗅之香甜，其味辛辣，入手柔嫩而体轻，为上上品，今时亦罕有。其熟结、生结、虫漏、脱落四结之中，每必抱木，曰油、曰糖、曰蜜、曰绿，曰金丝，其生结者红而坚，糖结者黑而软，或黄或黑，或黄黑相兼，或黑质白点，花色相生，成迹迥别也。现在粤中所产者，与东莞县产之女儿香柑似，色淡黄，木嫩而无滋腻，质粗松者，气味薄，久藏不香，非香液屑养不可，不足宝贵，其入药功力亦薄，识者辨之。

味辛性敛，佩之缩二便，固脾保肾，入汤剂能闭精固气，故房术多用之，不知气脱必陷之症，可以留魂驻魄也。濒湖《纲目》香木类三十五种，质汗返魂，尚搜奇必备，而独遗此何欤？

《药性考》：伽俑味辛，下气辟恶，风痰闭塞，精鬼蛊着，通窍醒神，邪风追却，十香返魂丹中，配药以香，中带辛辣，红坚者佳，其次黑软，至虎斑金丝，皆杂木性下品也。

藏奇南香，以锡匣贮蜜苏合，凿窍为桶则润。若枯者用白萼叶苴之，瘗土数月即复，日中少暴尤香。

忍尿法　《物理小识》：伽俑糖结末作膏，贴会阴穴，则尿不出。

特迦香

《五杂俎》：出弱水西，形如雀卵，色颇淡白，焚之辟邪去秽，鬼魅避之。《博物志》载汉武帝焚西使香，宫中病者尽起。徐审得鹰嘴香，焚之，一家独不疫疾，即此类欤。

辟邪去疫，安魂魄，定惊悸。

气　结

出交趾、真腊、占城、琼海等处。单斗南云：此乃伽俑香树中空腹内所结，借伽俑芬烈之气，得日月雨露之精凝结而成，故名气结。形亦同香块，而酥润松腻，不甚坚大，约伽俑得其质，此得其魂，亦如天生黄出汤泉，为硫气熏结而成者，然颇难得，

百种珍本医籍

世不多见。

治噎隔　用一二厘，酒磨服下，咽即开。

飞沉香

《查浦辑闻》：海南人采香，夜宿香林下，望某树有光，即以斧斫之，记其处，晓乃伐取，必得美香。又见光从某树飞交某树，乃雌雄相感，亦斧痕记取之，得飞沉香，功用更大。

此香能和阴阳二气，可升可降，外达皮毛，内入骨髓，益血明目，活络舒筋。

《方舆志》：生黎居五指山，山在琼州山中，所产有沉香，青桂香、鸡骨香、马蹄栈香，同是一本，其本颇类椿及榉柳，叶似橘，花白，子若槟榔，大如桑椹，交州人谓之蜜香。欲取者先断其积年老根，经岁皮干朽烂，而木心与枝节不坏者，即香也。坚黑沉水者为沉香，细枝坚实不烂者为青桂，半沉半浮者为鸡骨，形如马蹄者为马蹄，粗者为栈香。

地蜡香

黄梦珠轮绝句云："石火平分地蜡香。"注云：地蜡香出哈密，可辟蚤虱。

辟蚤虱。

金鸡勒

查慎行《人海记》：西洋有一种树皮，名金鸡勒，以治疟，一服即愈。嘉庆五年，予宗人晋斋自粤东归，带得此物，出以相示，细枝中空，俨如去骨远志，味微辛，云能走达营卫，大约性热，专捷行气血也。

治疟　澳番相传，不论何疟，用金鸡勒一钱，肉桂五分，同煎服，壮实人金鸡勒可用二钱，一服即愈。

解酒　煎汤下咽即醒，亦澳番传。

臭梧桐臭牡丹

生人家墙砌下甚多，一名芙蓉根，叶深绿色，大暑后开花，红而淡，似芙蓉，外苞内蕊，花白五出，瓣尖蒂红，霜降后苞红，中有实，作紫翠色。

《百草镜》云：一名臭芙蓉，其叶圆尖不甚大，搓之气臭，叶上有红筋，夏开花，外有红苞成簇，色白五瓣，结实青圆如豆，十一月熟，蓝色，花、叶、皮俱入药。

周廷园云：臭梧桐一年三月、十月两次作花，若叶无红筋，搓之不臭者，非。

《学圃余疏》：臭梧桐者，吴地野产，花色淡，无植之者，淮扬间成大树，花微红者，缙绅家植之中庭，或云“后庭花”也。独闽中此花鲜红异常，能开百日，名百日红，花作长须，亦与吴地不同，园林中植之，灼灼出矮墙上，至生深涧中，与清泉白石相映，永嘉人谓之丁香花。

汪连仕《采药书》：秋叶俗呼八角梧桐，味臭，又名臭梧桐。取根皮捣汁如胶，为土阿魏，能宽筋活血，化痞消瘕。

《群芳谱》：臭梧桐生南海及雷州，近海州郡亦有之，叶大如手，作三花尖，长青不凋，皮若梓，白而坚韧，可作绳，入水不烂，花细白，如丁香而臭，味不甚美，远观可也，人家园内多植之，皮堪入药，采取无时。

敏按：臭桐与梧桐有家、野之别：家生者成树而高大，野生者本小不成树，不过三四尺，花色粉红，亦无大红纯白者，二种俱可入药，功用亦相近。

治独脚杨梅疮，洗鹅掌风，一切疮疥，煎汤洗汗斑，湿火腿肿，久不愈者，同菴蔄子浸酒服。并能治一切风湿，止痔肿，煎酒服。贴臁疮，捣烂作饼，加桐油贴，神效。

半支风　《百草镜》取叶连根挂于风头廊下，吹干，将叶烧灰入瓶内，每早服三钱，酒吞。

又邢虎臣验方：用臭梧桐叶并梗，晒燥磨末，共二斤，用白蜜一斤为丸，早滚水下，晚酒下，每服三钱，验过神效。

治半边头痛　用川椒五钱，臭梧桐叶二两，先将桐叶炒黄，次入椒再炒，以火酒洒在锅内，拌和取起，卷在绸内，扎在痛处，吃热酒一碗，取被盖颈而睡，出汗即愈。

一切内外痔　《急救方》用臭梧桐叶七片，瓦松七枝，皮硝三钱，煎汤熏洗，神效。

花　治风气头风　《集听》：凡头风，用臭梧桐花阴干，烧灰存性为末，每服二钱，临卧酒下，三服无不愈。

止痢　《必效方》用隔年臭梧桐花煎汤服，即愈。

叶　消臌胀疝　《救生苦海》：臭梧桐叶一百片，煎汤服三四次。

拄心疝　华玉先试效之方：臭梧桐叶，每岁用一片，共岁若干，叶若干，清水洗叶，用无灰白酒煎服。

外痔　《黄氏医抄》用臭梧桐叶煎汤洗，数次愈。

梧桐酒　《经验广集》：治内外一切乳毒，用臭梧桐，春夏取头三个，秋冬取根捣烂，绞汁，对陈酒热服取汗为度，神效。

豨桐丸　《济世养生集》：此丸治男妇感受风湿，或嗜饮冒风，内湿外邪传于四肢，脉络壅塞不舒，以致两足软酸疼痛，不能步履，或两手牵绊，不能仰举，凡辛劳之人，常患此症，状似风瘫，服此丸立能痊愈：用地梧桐，俗谓臭梧桐，不论花、叶、梗、子，晒干切碎为末一斤，豨莶草炒磨末八两，二味和匀，蜜丸如桐子大，早晚以白滚汤送下四钱，忌食猪肝、羊血、番茄等物。或单用臭梧桐二两，煎汤饮，以酒送之，连服十剂，其痛即瘥。或煎汤洗手足亦可。

茎中虫　治风毒流注。

臭牡丹

叶形与臭梧桐相同，但薄而糙，气亦臭，五月开花成朵，一蒂百花，色粉红。

洗痔疮治疔　《赤水玄珠》：苍耳、臭牡丹各一大握，捣烂，新汲水调服，泻下黑水即愈。

一切痈疽　淳安陈老医云：用臭牡丹枝叶捣烂，罨之立消。

脱肛　《秘方集验》：先将臭梧桐叶煎汤洗，后将浮萍草末掺上，不脱矣。应昌按：梧桐二字疑牡丹之讹，否则此方宜列入臭梧桐诸方之内，惜不得原书正之。

木八角草八角

木高二三尺，叶如木芙蓉，八角有芒，其叶近蒂处有红色者佳，秋开白花细簇，取近根皮用。

唐王周金盘草诗注：金盘草生宁江、巫山、南陵林木中，其根一年生一节，人采而服，可解毒也。其诗云："今春从南陵，得草名金盘，金盘有仁性，生在林木端，根节岁一节，食之甘而酸，风俗竞采掇，俾人防急难，巴中蛇虺毒，解之如走丸，巨叶展六出，软干分长竿，摇摇绿玉活，袅袅香荷寒，世云酷暑月，郁有神物看，天之产于此，意欲生民安"云云。味诗意，则似今之草八角，其性又能解蛇毒也。

苦辛温，有毒，治麻痹风毒，打扑瘀血停积，其气猛悍，能开通壅塞，痛麻立止，虚人慎用。

草八角

《药鉴》：出于潜昌化深山中，叶角仰上，色黄，独茎一叶，五六月开花，双朵成对，粉红色，下垂，根圆而不长，俗名孩儿撑伞。

《百草镜》云：草八角高尺许，根生疙瘩，独茎一叶，入秋开花，只有两朵相对，粉红色，又名红孩儿。结子红色成对，如孩儿也。其根可以消毒，入药，得草本者良，根治痈毒，余功同木八角。

《葛祖方》：性温，治骨内之风。

按：八角金盘有草木二种，木本者，其叶尖，角仰起如盘之状，叶背色黄，故曰金盘；草本者，叶尖角不仰，叶背不黄，微有分别。此药性热力猛，有毒，咀之味麻，虽壮实人亦宜少用。服药后忌鱼腥猪羊牛马等肉，犯之令人癫狂，惟白菜菔应昌按：菜字疑莱字之讹，否则菜字下当补一莱字可解。入药用近根皮，酒煎服取汗即愈。力弱者发战作吐，病亦愈。戚孔昭云：木八角之须乃麻黄，未知确否。

鸟不宿

俗名老虎草，又名昏树晚娘棒，梗赤，长三四尺，本有刺，开黄花成穗。其根下虫，治风毒流注神效。《纲目》有楤木，名鹊不踏，与此别。

性热，追风定痛，有透骨之妙。治风毒流注风痹，跌打劳怯，合保生丸，治虚劳如神，下胎催生。

汪连仕《采药书》：鸟不宿又名鸟不踏，又名刺根，白皮，性温，行血追风；治紫云风、大麻风，筋骨疼痛。

《济世良方》：妇人将产时，以鸟不宿茎叶锉碎一大把，加甘草一钱，酒水各半，煎一大钟服之，易产，且产后无病。其叶如杏叶，而枝梗有刺，鸟不可宿，故名。又名石米刺。

跌扑《百草镜》：鸟不宿根皮鲜者一钱，干者七分，加入药中，煎服取汗，极妙。

难产　《家宝方》：鸟不宿叶一两，甘草五钱，好酒二碗，煎一碗，或一次二次服，即产。

敏按：《救生苦海》云：茨梧桐，又名晚娘棒，多生山坞，最高者四尺许。皮色如桑，细者大如大指，老者大如甘蔗，若根曲而皮色紫者，非也。取根去泥，剥其白皮，捣汁，用二钟，加米醋一钟，清水半钟，和匀，口中噙咽，可治双单蛾。若喉闭，用鹅毛搅之即开，噙咽如前，吐出痰涎三四碗，即能饮食如常，此乃以色紫者为非晚娘棒，或同名而物异耶，存以备考。

破布叶

《广东通志》：从肇庆新桥而上，人烟寥落，山路多歧，乃三县交界之区。舟人及此险地，即燃梦香，客皆酣卧昏迷，遂被启鐍[①]，易赀财以砾块，封识宛然，若枕间置水一盂，则迷药皆涣散矣，又有药名破布叶，可解。行者歌曰："身无破布叶，莫上梦香船"。按《广志》注：梦香船中，以胡蔓草合香焚之，人即迷闷。

解梦香毒，能醒迷。

《肇庆志》：破布叶出阳江春恩平，状如掌而绿，岭南舟人多用香烟及毒水迷闷过客，以此草煎汤服之，立解。

天成沙

生苏木中，劈破取之，但难得，须嘱染坊陆续收存，不拘多少入药用。

治卒心痛　《救生苦海》以天成沙温酒和服，治心痛，神效。

淡竹壳

此乃淡竹嫩时所苞箨解下者是。《纲目》竹条，止载慈竹

① 鐍（jué，音决）：锁。

篺，而淡竹略焉，不知其性能去目翳，功同熊胆，故为补之。

此君丹治翳　《一草亭眼科方》：用淡竹壳不拘多寡，以布拭去毛，烧灰存性，每药一钱，加麝香三五厘，同擂细末，点在翳上，最妙。

桃丝竹二黄

李氏《草秘》：诸痈疮痘疔烂久不愈，用桃丝竹刮取二黄为末，敷之。

降痰火，煎服，功胜淡竹茹。

治蛇咬天蛇毒。

王安《采药方》：治发背不长肉，取桃竹茹作饼贴之。

血崩　取竹青炒末，水调服。

桃竹笋　治六畜疮痈内蛆，煎汤洗之即绝。草秘

白浊　煎服即愈。《草秘》

桃竹笋壳　治杨梅疮，煅灰，酒调服。王安

竹　衣

此乃金竹内衣膜，劈竹取鲜者入药。

治喉哑劳嗽　张景岳《古方因阵》：治一切劳瘵痰嗽，声哑不出，难治者，服之神效。用鲜竹衣一钱，竹茹弹子大一丸，即金竹青皮也，刮取之，竹沥即取金竹烧取，麦冬二钱，甘草、橘红各五分，白茯苓、桔梗各一钱，杏仁七粒，去皮尖研，水一钟半，加竹叶十四片，煎七分，入竹沥一杯，和匀服。

枸　橘

今之臭橘，山野甚多，实小壳薄，枝多刺而实臭，人多弃之。《纲目》枸橘条下，叶、刺、核、树皮俱收，而其实独略。叶天士家抄本草有主治，特录出补之，入药陈者佳。

《橘录》：枸橘色青香气烈，小者似枳实，大者似枳壳。近时难得枳实，人多植枸橘于篱落间，收其实，剖干之以和药，味与商州之枳几逼真矣。疗子痈及疝气　俱取整个枸橘，煅存性，研末，陈酒送服。

解酒毒。《逢原》

胃脘结痛　取枸橘实煅存性，酒服方寸匕。

内伤诸痛　以实醋浸熬膏贴，须久贴方不复发，以其力能破气散热也。

叶底红

乃小木也。生山土，长不过一二尺，叶如石楠，四月生蕊，五六朵成簇，垂如芝麻铃样，花作青白色，六七月结小子如天竺子，霜后色红，俨如天竺子而大，俗呼矮脚樟，以其似樟叶而本短也。山人每掘之人市，售作盆玩，又名叶下红。

李氏《草秘》：叶下红一名平地木，长五六寸，茎圆，叶下生红子，生山隰等处。

治吐血　《杨春涯经验方》：叶底红即矮脚樟，用二两洗净，木槌捣烂，猪肺一个洗血净，将叶入肺管内，河井水各三碗煮烂，至五更去叶，连汤食之，一二次愈，多食绝后患。

陶殿元语予云，某抚军得宫传秘方，治吐血劳伤，怯症垂危，久嗽成劳，无不立愈。曾经试验多人。用平地木叶干者三钱，猪肺连心一具，水洗净血，用白汤焯过，以瓦片挑开肺管，将叶包裹，麻线缚好，再入水煮熟，先吃肺汤，然后去药食肺，若嫌味淡，以清酱蘸食，食一肺后，病势自减，食三肺，无不愈者。但所用乃平地木，与叶下红有别，或一类相同，其性本通耶。

治偏坠疝气　李氏《草秘》：捣汁冲酒服半碗，屡效。

茶树根烂茶叶　经霜老茶叶

《纲目》茶子、茶油俱载，惟茶根及烂叶经霜老茶叶未收，故补之。

口烂　《救生苦海》：茶树根煎汤代茶，不时饮，味最苦，食之立效。

烂茶叶

此乃泡过残茶，积存瓷罐内，如若干燥，以残茶汁添入，愈久愈妙。

治无名肿毒、犬咬及火烧成疮，俱效如神。捣烂似泥敷之，干则以茶汁润湿，抹去再换，敷五六次痊愈。《救生苦海》

痘毒　《家宝方》：用泡过茶叶晒干为末，五倍子各等分，鸡子清调敷。

诸毒胬肉不退　《保和堂秘方》：硫黄研细末敷上即退。再用后收口药，烂茶叶五钱，乌梅三个，烧灰，共为末，敷上即收。

经霜老茶叶

治羊癫疯　《家宝方》：用一两为末，同生明矾五钱为细末，水法丸，朱砂作衣，每服三钱，白滚汤送下，三服痊愈。

好吃茶叶　《家宝方》：即以茶叶入肉汁汤内，饭锅上蒸，吃二三次，即不喜吃。

雨前茶

产杭之龙井者佳，莲心第一，旗枪次之，土人于谷雨前采撮成茗，故名。三年外陈者入药，新者有火气。

清咽喉，明目，补元气，益心神，通七窍，性寒而不烈，以其味甘益土，消而不峻，以其得先春之气，消宿食，下气去噫气，清六经火。

下疳　《外科全书》：雨前茶、麻黄各一钱五分，用连四纸方七寸许，用铅粉钱半擦纸上，铺前二药，卷成筒子，火灼存性，研细，加冰片一分，研匀用之。

偏正头风　《医方集听》：升麻六钱，生地五钱，雨前茶四钱，黄芩一钱，黄连一钱，水煎服。

又治头风，百发百中　赤、白首乌各一两，真川芎一两，藁本二钱，细辛一钱，苏叶一钱，此散邪方也。风寒甚者，可加川羌活、川乌服，此以散邪；不愈，便进后方：真雨前茶四钱，赤、白首乌各二钱，北细辛四分，米仁一钱五分，炒牛膝八分，大川芎一钱五分，甘草五分，煎药时令病者以鼻引药气，服后宜密室避风，至重者四贴痊愈，加金银花二钱更效。若生过杨梅疮者，加土茯苓四两，煎汤煎药。

肚胀　《集听》：凡人肚胀不思饮食，用五虎汤治之，核桃、川芎、紫苏、雨前茶，以上药先煎好，好时加老姜、砂糖在汤内，即服。

三阴疟　《集听》：真雨前茶三钱，胡桃肉五钱，敲碎，川芎五分，寒多加胡椒三分，未发前入茶壶内，以滚水冲泡，乘热频频服之，吃到临发时，不可住。

不论新久诸疟　《慈航活人书》：白芥子一两，炒为末，雨前茶和服一撮，疟久者不过二次即愈。

远年痢　《风联堂验方》：臭椿皮一两五钱，雨前茶钱半，扁柏叶二钱五分，乌梅、枣头各二枚，酒水各一碗煎好，缓缓服，恐泛。

五色痢　《慈惠编》：陈年年糕、陈雨前茶、冰糖、茉莉花，共煎汤一盏，服之立愈。

消痰止嗽膏　米白糖一斤，猪板油四两，雨前茶二两，水四碗，先将茶叶煎至二碗半，再将板油去膜切碎，连苦茶、米糖同下，熬化听用，白滚汤冲数匙服之。

治痞　蜈蚣一条，用顶好细茶叶煎服，以身痒为度。《医学指南》

又《家宝方》治痞：陈年雨前茶一两，枳壳三钱，水煎，渣再煎，次日服。

伤寒无汗　《汇集》：用白糖、雨前茶入水熬数沸，服下汗出即愈。加生姜，又治红白痢疾。

疗猪癫羊儿疯　《陈氏笔记》：用晋矾一斤，雨前茶一斤，为末，茶汁米饮为丸，每服四十九丸，发日前用二服，茶送下。

风痰痫病　生白矾一两，细茶五钱，为末，蜜丸桐子大，一岁十丸，茶汤下；大人五十丸，久服痰自大便中出，断病根。《指南》

风眼烂皮　《眼科要览》：甘石童便淬七次，黄连汁淬七次，雨前茶淬七次，出火气，入冰、麝研匀点。

头风满头作痛　《家宝方》：川芎七钱，明天麻三钱，雨前茶一钱，酒一碗，煎六分，渣再用酒一碗，煎四五分，晚服，过夜即愈。

杨梅疮　雄黄四两，雨前茶四两，生芝麻四两，共为细末，黄米磨细，粉糊为丸，桐子大，每早白汤下三钱。《家宝》

上清丸　苏薄荷二两，雨前茶、白硼砂各七钱，乌梅肉、贝母、诃子各三钱，冰片三分，炼蜜为丸。

风寒无汗，发热头痛者　用核桃肉、葱白、雨前茶、生姜等分，水一钟，煎七分，热服，覆衣取汗。

气虚头痛　《不药良方》：用上春茶末调成膏，置瓦盏内覆转，以巴豆四十粒，作二次烧烟熏之，晒干擂细，每服一字，别入好茶末，食后绞白汤服之，立愈。

肩背筋骨痛　《医学指南》：槐子、核桃肉、细茶叶、芝麻各五钱，入瓷罐内，二碗熬一半，热服，神效。

五虎汤：治外邪在表无汗而喘者　麻黄三钱，杏仁去皮尖三钱，石膏五钱，甘草一钱，细茶一撮，有痰加二陈汤，生姜、葱水煎热服，加桑白皮一钱尤效。《医学指南》

千杯不醉　干葛、橄榄、细茶等分，为末，逢半酣时，以茶服下。

普洱茶

出云南普洱府，成团，有大中小三等。

《云南志》：普洱山在车里军民宣慰司北，其上产茶，性温味香，名普洱茶。

《南诏备考》：普洱府出茶，产攸乐、革登、倚邦、莽枝、蛮专、慢撒六茶山，而以倚邦、蛮专者味较胜。

味苦性刻，解油腻牛羊毒，虚人禁用。

苦涩，逐痰下气，刮肠通泄。

按：普洱茶大者，一团五斤如人头式，名人头茶，每年入贡，民间不易得也。有伪作者，名川茶，乃川省与滇南交界处土人所造，其饼不坚，色亦黄，不如普洱清香独绝也。普洱茶膏黑如漆，醒酒第一；绿色者更佳，消食化痰，清胃生津，功力尤大也。

《物理小识》：普雨茶蒸之成团，狗西番市之，最能化物，与六安同。按：普雨即普洱也。

普洱茶膏能治百病，如肚胀受寒，用姜汤发散，出汗即愈；口破喉颡，受热疼痛，用五分噙口过夜即愈；受暑擦破皮血者，研敷立愈。

闷痞　《百草镜》云：此症有三，一风闭、二食闭、三火闭，惟风闭最险，凡不拘何闭，用茄梗伏月采，风干，房中焚之，内用普洱茶二钱煎服，少顷尽出，费容斋子患此，已黑黯不治，得此方试效。

研　茶

《粤志》：东莞人以芝麻薯油，杂茶叶煮煎而成。

去风湿，解除食积，疗饥。

龙脊茶

出广西，亦造成砖。

除瘴解毒，治赤白痢。

安化茶

出湖南，粗梗大叶，须以水煎，或滚汤冲入壶内，再以火温之，始出味，其色浓黑，味苦中带甘，食之清神和胃。

性温，味苦微甘，下膈气、消滞，去寒澼。

《湘潭县志》：《茶谱》有潭州铁色茶，即安化县茶也，今京师皆称湘潭茶。

雪　茶

出滇南，色白，久则色微黄，以盏烹瀹，清香迥胜，形似莲心，但作玉芽色耳。

平莱仲云：雪茶出丽江府属山中，雪地所产，色白味甘，性大温，怯寒疾如神。

甘苦性温，治胃气积痛，疗痢如神。

敏按：雪茶出云南永善县，其地山高积雪，入夏不消，雪中生此，本非茶类，乃天生一种草芽，土人采得炒焙，以其似茶，故名。其色白，故曰雪茶。己亥腊过余杭，往访刘挹清少府，啜雪茶，云带自云南，茶片皆作筒子，如蜜筒菊蕊瓣样，询所主治，因言此茶大能暖胃，凡严寒冰冻时，啜一盏，满腹如火，若患痨损及失血过多之人，腹胃必寒，最忌食茶，惟此茶不忌，乃相与烹瀹食之，果入腹温暖，味亦苦冽香美，较他茶更厚。

《大观茶论》：白茶自为一种，与常茶不同，其条敷阐，其叶莹薄，崖林之间，偶然生出，非人力所可致，有者不过四五家，生者不过一二株，所造只于二三镑[①]而已，芽英不多，尤难蒸焙，汤火一失，则已变而为常品。须制造精微，运度得宜，则表里昭澈，如玉之在璞，它无与伦也。

《东溪试茶录》：白叶茶，民间大重，出于近岁，园焙时有之，地不以山川远近，发不以社之先，芽叶如纸，民间以为茶瑞。

武夷茶

出福建崇安，其茶色黑而味酸，最消食下气，醒脾解酒。

单杜可云：诸茶皆性寒，胃弱者食之多停饮，惟武夷茶性温，不伤胃，凡茶僻停饮者宜之。

治休息痢　《救生苦海》：乌梅肉、武彝茶、干姜，为丸服。

松萝茶

产徽州。《本经逢原》云：徽州松萝，专于化食。

《秋灯丛话》：北贾某，贸易江南，善食猪首，兼数人之量，有精于岐黄者见之，问其仆曰：每餐如是，已十有余年矣，医者曰：病将作，凡药不能治也。俟其归，尾之北上，将以为奇货，久之无恙。复细询前仆，曰：主人食后，必满饮松萝数瓯。医爽然曰：此毒惟松萝可解。怅然而返。

姚希周《经验方云》：凡患眼翳服羊肝者，忌服松萝茶，以

① 镑（kuǎ，音垮）：量词，计量茶叶的单位。

沙苑蒺藜煎汤代茶。

消积滞油腻，消火下气除痰。

病后大便不通　吴兴钱守和《慈惠小编》：用松萝茶叶三钱，米[1]白糖半钟，先煎滚，入水碗半，同茶叶煎至一碗，服之即通，神效。

治顽疮不收口，或触秽不收口　《梁氏集验》：上好松萝茶一撮，先水漱口，将茶叶嚼烂，敷疮上一夜，次日揭下，再用好人参细末，拌油咽脂涂在疮上，二三日即愈。

羊儿疯　《集效方》：好松萝茶末八两，生矾末四两，米粥捣为丸，临发日清晨及常日，各服三钱，米汤下。

水臌气臌　《汇集》：服此药不忌盐酱，一服立消，活鱼一尾，重七八两，去鳞甲，将肚剖开，去肠净，入好黑矾五分，松萝茶三钱，男子用蒜八片，女七片，共人鱼腹内，放在瓷器中，蒸熟，令病人吃鱼，连茶蒜皆食更妙。从鱼头吃起，就从头上消起；如从鱼尾吃起，即从脚上消起，立效。

绣球风　《活人书》：五倍子炒，松萝茶各五钱，研末，茶和敷。

黄病　《刘羽仪验方》：生芝麻八合，好松萝五合，砂仁二合，以上三味，先将芝麻研细，再另将茶叶烘脆研，再将砂仁研，各为细末和匀，每日常服。如年久病深者，服到黄退乃止。如因好食茶叶者成黄，此方不可用。

一切头风兼热者　王站柱《不药良方》：荜茇为细末，用猪胆汁拌过，嗅鼻中，作嚏立愈。如兼湿者，以瓜蒂、松萝茶为末，嗅鼻中出黄水，立愈。

治五瘿　《医学指南》破结散：用海蛤、通草、昆布、海藻、洗胆草、枯矾、松萝茶各三分，半夏、贝母各二分，麦面四

① 米：据文义应为“水”。

分，为末，酒调服，日三次，忌鲫鱼猪肉。

治痢疾神方　核桃五个，带壳敲碎，松萝茶、生姜、糖各三钱，用水三盏煎，如红痢用红糖，如白痢用白糖，如红白相兼，用红、白糖各一钱五分，煎服，重者连渣服。

五臌验方　松萝茶研末，鸡毛管炒研各等分，每服二钱，白汤下，二十服痊愈，忌盐百日。

半身不遂　《秘方集验》：白糖、槐豆子、化皮红、谷子、松萝茶各五钱，水三钟，煎一钟服，出汗即愈。十日后，方可出门。

小儿牙疳　《同寿录》：松萝茶、花椒去目、乌龙尾、食盐各一钱，童便一钟，水一钟，煎汤漱口，口内含之，不可咽下。

白浊　《古今良方》：车前草五六棵，陈松萝茶一二钱，灯心一二十根，三味煎服，止后，宜服水陆二仙丸以固之。

除瘟救苦丹　专治一切瘟疫时症，伤寒感冒，不论已传未传，百发百中。有力者宜修合以济人，阴德最大。李炳文《经验广集》：天麻、麻黄、松萝茶、绿豆粉各一两二钱，雄黄、朱砂、甘草各八钱，生大黄二两，共为细末，炼蜜为丸，弹子大，收瓷器内，勿令泄气。遇症，大人每服一丸，小儿半丸，凉水调服，出汗即愈。重者连进二服，未汗之时，切不可饮热汤食热物，汗出之后不忌。

治烂眼皮方　《种福堂方》：用挂金灯净壳，每壳一个，掺入研细透明绿胆矾二厘，或用壳十个，或二十个，装套好，外用净黄泥包裹好，勿泄气，炭火煅至中间壳将成黑灰，存性，放地上，用碗盖熄火，将中间灰研细包好，放土地上，一夜出火毒。每用灰少许，放在茶杯内，以冷松萝茶浸之，用薄棉纸盖在茶面上，俟茶渗出纸面上，将此水洗眼皮，每日五六次，二三日即愈。

乌须方　《吉云旅抄》，王守副家传乌须药甚验，用五倍子二钱，皂矾四分八厘，青盐六分，紫铜末一分五厘，榆香末六分，松萝茶三钱，共为末，蒸透用。

六安茶

张处士《逢原》云：此茶能清骨髓中浮热，陈久者良。

年希尧《经验方》有异传终身不出天花法：用金银茶拣净七两，六安茶真正多年陈者三两，共为粗末，冲汤代茶，每日饮数次，终身不出天花，虽出亦稀，极验。

《千金不易方》稀痘丹：用新抛羊屎一粒，六安茶一钱，甘草节二分，灯心二十七寸，赤、黑、绿豆各二十一粒，珍珠一分，银簪一枝，洗净油气，水二碗，煎八分，温服。

太上五神茶　《经验广集》：治伤风咳嗽，发热头痛，伤食吐泻，陈细六安茶一斤，山楂蒸熟，麦芽、紫苏、陈皮、厚朴、干姜俱炒各四两，磨末，瓷器收贮高燥处，大人每服三钱，小儿一钱，感冒风寒葱姜汤下；内伤，姜汤下；水泻痢疾，加姜水煎，露一宿，次早空心温服。

消疽膏　《广集》：治一切疽仙方，松香、官粉、细六安茶各三钱，蓖麻仁去皮四十九粒，为末，先将蓖麻捣烂，然后入药末捣成膏，如干，少加麻油捣匀，摊青布上，贴患处，再以棉纸大些盖好扎住，七日痊愈。

普陀茶

《定海县志》：定海之茶多山谷野产，又不善制，故香味不及园茶之美。五月时重抽者，曰二乌，苦湿[1]不堪。产普陀山者，入药，不可多得。

治血痢肺痈。

---

① 湿：据文义应为“涩”。

江西岕[1]片罗岕

《宦游笔记》：出赣州府宁都县，制法与江南之岕片异。《茶疏》：岕茶不炒，甑蒸熟，然后烘焙，此指江南者言耳。出江西者，大叶多梗，但生晒，不经火气，枪叶舒畅，生鲜可爱，其性最消导，贮饭一瓯，以茶泡之。经半日，饭不加涨，而消少许，故饱食者宜饮此茶。别有一种极细炒岕，乃采之他山，炒焙以欺好奇者，反非其真，然则茶亦不可以貌取也。

《花镜》：岕片产吴兴，似茶而实非茶种。

味苦，性刻利，消宿食，降火利痰。虚人禁用，以其能峻伐生气。

罗　岕

《茶疏》：长兴罗岕疑即古人顾渚紫荀也，介于山中谓之岕，罗氏隐焉，故名罗。西吴枝乘：湖人于茗不数顾渚，而数罗岕，顾渚之佳者，其风味已逊龙井，岕梢清隽，然叶粗而作草气。嘉靖《长兴志》：罗岕在互[2]通山西土地庙后，产茶最佳，吴人珍重之。凡茶以初生雨前者佳，惟罗岕立夏开园，梗粗叶厚，微有萧箬之气，还是夏前六七日如雀舌者，最不易得。然庙后山西向，故称佳，总不如洞山南向，独受阳气，专称仙品，只数十亩而已。凡茶产平地，多受土气，故其质浊。罗茗产高山岩石，纯是风露清虚之气，故可尚。

《长物志》云：浙之长兴者佳，价亦甚高，今所最重，荆溪稍下。采茶不必太细，细则芽初萌而味欠足；不必太青，青则茶已老而味欠嫩，惟成带叶绿色而团厚者为上，不宜日晒，炭火焙

① 岕（jiè，音介）：山名。

② 互：据文义应为“五”。

百种珍本图籍

过，扇冷，以箬叶衬罂贮高处。盖茶最喜温燥，而忌冷湿也。

味甘，气香，性平，涤痰清肺，除烦消臌胀。

治咳嗽秘方 《医学指南》：用川贝母、茶叶各一钱，米糖三钱，共为末，滚汤下。

水沙连茶

产台湾，在深山中，众木蔽亏，雾露濛密，晨曦晚照，总不能及，色绿如松萝，每年通事于各番议明，入山焙制。

性极寒，疗热症最效，能发痘。

红毛茶

《台湾志》：草属也，黄花五瓣，叶如瓜子，亦五瓣，根如藤，刨取晒，或遇时气不快，熬茶饮之，即愈。

治时气腹胀，或闷郁不舒。

角刺茶

出徽州，土人二三月采茶时，兼采十大功劳叶，俗名老鼠刺，叶曰苦丁，和匀同炒焙成茶，货与尼庵，转售富家妇女，云妇人服之，终身不孕，为断产第一妙药也，每斤银八钱。

味甘苦极香，兼能逐风活血。绝孕如神。

栾 茶

《范石湖集》：修江出栾茶，盖石楠树叶也。毛文锡《茶谱》云：湘人四月采杨洞[1]汁作饭，则必采石楠芽作茶，乃能去风。

治头风。

---

① 洞：据文义应为“桐”。

云芝茶

《宦游笔记》：山东蒙山在蒙阴县城南三十里，高二十里许，周围约三百余里，产茶曰云芝茶，土人售于市曰蒙山茶，然绝非茶类，乃山石中所生石衣，如苔藓之属，土人掬而沃之，冒登茗荈①。

《五杂俎》：蒙山在蜀雅州，其中峰顶，尤极险秽，蛇虺虎狼所居，得采其茶，可蠲百疾。今山东人以蒙阴山下石衣为茶当之，非矣。然蒙阴茶性亦冷，可治胃热之病。

性寒，能消积滞。

《纲目》有石蕊，云性温，不言消积滞。

红花茶

出粤西，似红花嫩苗为之，土人制以赠客。宋邹道乡有诗："消膈滞宿食，辟烟岚瘴气。"

乌药茶

出东莞，以芝麻薯油杂茶为汁煎之。

去风湿，破食积，疗饥。应昌按：乌药茶与前研茶制造主治皆同，未知是一是二。

泸　茶

《四川通志》：泸州出，通呼为泸茶。

味辛性热，饮之可以疗风。

① 荈（chuǎn，音喘）：泛指茶。

瘟 茶

《闽志》：出福宁府。

治瘟。

乐山茶

《茶谱》：鄂州乐山出茶，黑色如韭。

又云：出鄂州东山，名东山茶，色黑如韭，性与韭相反。食之已头痛。

卷　七

藤　部二十五种 附一种

鸡血藤胶

产猛缅，去云南昆明计程一月有余，乃藤汁也。土人取其汁，如割漆然，滤之殷红，似鸡血，作胶最良。近日云南省亦产，其藤长亘蔓地上或山崖，一茎长数十里，土人得之，以刀斫断，则汁出如血，每得一茎，可得汁数升。彼处有店市之，价亦不贵，干者极似山羊血，取药少许，投入滚汤中，有一线如鸡血走散者真。《云南志》：顺宁府出鸡血藤，熬膏可治血症。

《滇游杂记》：云南顺宁府阿度里地方，有一山，绵亘数十里，产藤甚异，粗类栋梁，细似芦苇，中空如竹，剖断流汁，色赤若血，故土人名之为鸡血藤。每岁端阳日携带釜甑人山斫[1]取，熬炼成膏，泡酒饮之，大补气血，与老人妇女更为得益；或不饮酒者早晚用开水化服亦能奏效。按顺宁刑售药单云：顺宁府顺宁县阿度吾山产此。又云：阿度吾里万名山寺龙潭箐所产，载于郡志，有二种，其一种起鼓丁刺者尤佳，或盘屈于地，或附树而生，伐之中通细窍，汁凝如脂，煮之有香者真。或云，两种糯者为雌，放者为雄。应昌附注。

壮筋骨，已酸痛，和酒服，于老人最宜。

治老人气血虚弱，手足麻木瘫痪等症。男子虚损，不能生育，及遗精白浊。男妇胃寒痛。妇女经水不调，赤白带下。妇女

---

① 斫：据文义应为“砍”。

干血劳，及子宫虚冷不受胎。陆象咸云：曾见妇人合药服之，多年不育者，后皆有子。

《滇志》：鸡血藤胶治风痛湿痹，性活血舒筋，患在上部，饱食后服；在下部，空心酒服，不饮酒者，滚水调服。其色带微绿，有清香气，酒服亦能兴阳。

尤明府佩莲云：此胶治跌打如神，其太夫人一日偶闪跌伤臂，痛不可忍，用山羊血、参三七治之，多不验，有客教服此胶，冲酒一服，其疾如失。其性捷走血分可知。

顺宁土人加药料煎熬鸡血膏，其煎膏之时，忌有孕妇看见，决熬不成，亦神物也。统治百病，能生血、和血、补血、破血，又能通七孔，走五脏，宣筋络。治妇人经水不调，四物汤加减八珍汤加玄胡索为引；妇女劳伤气血，筋骨酸痛转筋，牛膝、杜仲、沉香、桂枝、佛手、干木瓜、穿山甲、五加皮、砂仁、茴香为引；大肠下血，椿根皮煎汤送下；男子虚弱，八味加减为引。服此胶忌食酸冷。

吾杭龚太守官滇，带有鸡血藤回里，予亲见之，其藤皮细洁，作淡黄色，切开中心起六角棱，如菊花样，色红，四围仍白色；干之，其红处辄突出二三分许，竟成红菊花一朵，亦奇物也。闻其藤最活血，暖腰膝，已风瘓。戊申，长儿景炎在四川叙州府，与滇之昭通接界，因嘱其往觅此藤，所寄来者，外形不殊，而中心惟作小红点，干之也不突起。据来书云，实金沙江土司山中所得，然与龚太守所带来者绝不相类，岂此藤亦有二种耶？附记于此，以俟考。

辛亥予在临安，患臂痛，胡春熙明府长君名什曾，宦滇南归里，蒙赠鸡血藤胶，皆方块，每块一二两不等，外涂以蜃灰作白色，剖视其内，皆黑色如膏药胶状，云风瘫痹痛有效，其外灰见水即脱去。据言其藤产腾越州铜壁关外新街所属地，遍山谷皆是，新街守弁，每岁辄命卡兵斫取熬膏，除馈遗各上司及僚友外，余剩者转市客商，贩入中土，借沾微利，以为守资，渠所有即售自彼处也。外必以蜃灰饰之，庶久藏不坏。因带归以示儿子景炎，则又全非其所见。景炎曾馆昭通大关司马白公家，见其所藏鸡血藤胶，猩红成块，俨如赤玉，光润可爱；今胡公所赠，内作黑色，或系年久色黯，抑系新街所产与大关有别。惜不能亲历其地，为之细核，附笔于此，以俟后之君子考订焉。

乜金藤

性温无毒，治中风痰迷，半身不遂，左瘫右痪，不省人事，痰涎上壅，攻心作咽，用一钱，白汤磨下。

小儿急慢惊风　大者五分，小者一二分，白汤磨下，立效如神。

鹿角藤

一名白毛刺。《汪连仕方》云：木本藤也，刺长伤人皮肉，立肿痛不休，又名不薪木，山人不斫[1]。

性大热，气臭，打痞积，治风气如神，皆用根捣，共香糟罨之。

叶　蒸酒服，能钻筋透骨。

子　食之，大能醉人。

买麻藤

《职方典》：出肇庆，缘树而生，有子味苦可食，山行断取其汁饮之，可以上渴。

《粤志》：买麻藤其茎多水，渴者断而饮之，满腹已，余水尚淋漓半日，性柔易治，以制履坚韧如麻故名，言买藤得麻也。

---

① 斫：据文义应为“砍”。

珍本医籍

治蛇咬　鲜者干者俱效。

红木香红皮藤附

一名广福藤，又名紫金皮。立夏后生苗，枝茎蔓延，叶类桂，略尖而软，叶蒂红色，咀之微香，有滑涎。根入土，入药用，须以水洗净，去外粗皮，取内皮色红者用之。人口气味辛香而凉沁，如龙脑。

治风气痛，伤力跌扑损伤，胃气疼痛，食积痧胀等症。俱酒煎服，紫金锭中必不可少。

雷头风肿痛贴痛法：紫金皮、独活、赤芍、白芷、菖蒲、葱头煎浓如膏，调敷，药到立止，如神。

汪连仕云：金谷香今人呼紧骨香，即红木香，一名木腊，正名紫金皮。土产者功浅，入膏用，行血散气。

红皮藤

朱烺斋《任城日钞》：钱塘门外道姑桥下有红皮藤，凡患半肢风及大麻风者，取藤四两，浸无灰酒一大壶，入锅内隔汤煮三炷香，取起饮酒，量好者以醉为度，每酒一碗，入药酒三四匙，陆续饮至药酒完，则风气自愈。其风从指甲缝中出，对指尖以竹纸铺几上验之，纸能吹动，即是指尖风出也。

雷公藤

生阴山脚下，立夏时发苗，独茎蔓生，茎穿叶心，茎上又发叶，叶下圆上尖如犁耙，又类三角风，枝梗有刺。《物理小识》：犁头刺藤，其叶三角如犁头，多在篱边生，可治瘰疬，亦可截疟。一名霹雳木，方胜板，倒金钩，烙铁草，倒挂紫金钩，河白草，犁尖草，括耙草，龙仙草，鱼尾花，三木棉。出江西者力大，土人采之毒鱼，凡蚌螺之属亦死，其性最烈。以其草烟熏蚕子，则不生，养蚕家忌之。山人采熏壁虱。

治臌胀、水肿、痞积、黄白疸、疟疾久不愈、鱼口便毒、疬痒跌打。除壁虱，茎烧床下。

一切毒蛇伤　《万病回春》云：凡被蛇伤用板扛归不拘多少，此草四五月生，至九月见霜即罕有，叶尖青如犁头尖样，藤有小刺，子圆如珠，生青熟黑，味酸，用叶捣汁酒调，随量服之，渣罨伤处，立愈。

白火丹　《救生苦海》用雷公藤五钱，平地木三钱，车前四钱，天青地白叶、三白草各三钱，煎服。又洗方：雷公藤、河白草煎浴。

水肿胀　《救生苦海》：平地木三钱，雷公藤五钱，车前草四钱，天青地白草三钱，路路通五个，打碎煎服，重者十服愈。

坐板疮　《秋泉家秘》：乌贼骨五钱，雷公藤三钱，共为细末，擦之，干则以菜油调敷。

《汪连仕方》：蒸龙草即震龙根，山人呼为雷公藤，蒸酒服，治风气，合巴山虎为龙虎丹，入水药鱼，人多服即昏。

治翻胃噎膈、疟疾、吐血便血、喉痹、食积心疼、虚饱腹胀、阴囊肿大、跌打闪肭[1]、发背疔疮乳痈、产后遍身浮肿。王安《采药方》

藤黄

《纲目》“主治”条下，只言点蛀牙自落，无他治也。张石顽云：藤黄性毒而能攻毒，故治牙虫蛀齿，点之即落，毒能损骨伤肾可知。叶氏《得宜本草》云：服藤黄药忌吃烟。按三黄宝腊丸、黎峒丸俱用藤黄，以其善解毒也。有中藤黄毒者，食海蜇即解。

---

① 肭：据文义应为“胸”。

《百草镜》：藤黄出外洋及粤中，及藤脂也，以形似笔管者良，大块者名牛屎藤黄，不佳。入药取色嫩纯明者，用水蒸化，滤去渣，盛瓷器内，隔水煮之，水少时再添煮干，以三炷香为度，以帛扎瓷器口埋土中，七日取出，如此十次，晒干用。

《粤志》：广中产黄藤熬汁，即藤黄也。性最寒，以青鱼胆和之，治眼疾间有白者，叶如土茯苓，身小而长，外有箨包，以茎浸水洗目，并无肿痛。

性酸涩，有毒，治痈疽，止血化毒，敛金疮，亦能杀虫。

治刀斧木石伤及汤火伤，竹木刺入肉，一切诸伤　神效膏：用真麻油一斤，藤黄八两，白蜡八两，先将油入铜锅，次将藤黄捶碎熬透，以麻布滤去渣，加入白蜡，至滴水成珠为度，贮瓷罐。其膏夏老冬嫩为宜，敷之即能止疼止血，收口取效如神。

金不换治跌打刀伤　苏州周慎庵传：藤黄一两研细末，麻油四两，白蜡五钱，黄蜡一两，将二蜡入麻油内铜勺熬化，取起，放地上，一人徐徐下藤黄末，一人不住手搅匀，以尽为度，即成膏。敷于患处，用油纸摊贴绸帕缚好，一二日即愈。

治一切无名肿毒风气膏　王站柱《不药良方》：藤黄四两，白蜡八两，小磨麻油十二二两，先将油煎熟，将成珠，入水不散，再加黄、白搅匀，瓷瓶收，面上乃以麻油养之，临用摊贴。

《祝氏效方》一笔消　用大黄二两，藤黄一两，明矾、蟾酥各五钱，麝香、乳香、没药各二钱，用蜗牛捣烂作锭，遇小疖毒未出疖头，以此醋磨，新笔蘸药圈外，愈圈愈小，圈毒消尽而止。

又一笔消方，治一切痈肿　雄黄、胆矾、硼砂、藤黄、铜绿、皮硝、草乌各一两，麝香二钱为细末，和蟾酥为条，如笔管大，金箔为衣，用时以醋磨浓，新笔蘸药，涂毒四围，数次即愈。

消毒散治痈疽疖毒及初生多骨疽　《良方汇选》：大黄一

两，芙蓉叶晒干为末，五倍子各一两，麝香、冰片各三分，藤黄三钱，生矾三钱，共为末，米醋调成如厚糊，涂于多骨疽之四周，中留一头如豆大，以醋用鹅翎不时扫之，若不扫，任围则无益，一日夜即内消。其余痈疖，亦以此敷之，神效。

又方：雄黄二两，麝香三钱，藤黄一两，人中白五钱，朱砂、白及、生白蔹各二钱，蟾酥一两，共研末，用广胶三钱，烊化，和药末为锭，遇毒将此药磨醋水涂之。

消毒方治一切无名肿毒及对口发背　《救生苦海》：用滴花烧酒磨藤黄敷，不住手敷之，不至半日即消。

无回丹治一切疔痈脑疽　《众妙方》：用碱藤黄、雄黄、大黄各一两，蟾酥、麝香各二钱，血竭、甲片炒各五钱，醋磨涂，立效。

移毒方　《救生苦海》云：如毒生在肢节穴道险要处，不成漏症，即为废人，须用此药，只涂半圈，即移过一边。用白及、白蔹、三七、五倍子、大皂角、山慈菇、藤黄各等分，俱锉薄片，除藤黄，余皆入砂锅内水浸一日，煎汁倾出，入水再煎，如此数次，滤净熬膏；以藤黄将水蒸烊加入，搅匀再熬，入碗晒干，用时以鸡蛋清磨出浓汁，新笔蘸涂。

又方：藤黄、银朱等分，醋和敷，赶毒至他处，出脓。如用地榖[1]树汁调，可搽癣，一、二次即消。

大提药方：围毒初起，凡对口发背恶疽，四五日即消《良方汇选》：雄黄、藤黄、麝香各一钱，朱砂三分，蓖麻肉三钱，红升丹一钱五分，先将蓖麻研如泥，后和各药研烂，用象牙匣封藏，外以虎皮包之，方不泄气。

种福堂提药方治诸毒不起，敷之立起　藤黄、雄黄各三钱，蟾酥、红药各二钱，冰片、麝香各一钱，蓖麻肉一两，先将蓖麻

① 榖（gǔ，音古）：榖树，即楮树。

肉去皮，打如鱼冻水，人诸药，打成膏，瓷罐收贮，勿令泄气，或云：宜红药三钱，冰片、蟾酥勿用，止加麝香三分，辰砂一钱；又黄提药方：郁金、雄黄、藤黄各二钱，牛黄、蟾酥、硇砂、冰、麝各五分，巴豆肉八钱，蓖麻肉一两，共捣烂瓷瓶贮，遇症放膏药上少许贴之，治一切恶毒，未成可消，已成用之化腐，疔毒更妙。

诸毒围药　《祝氏效方》：南星炒四两，五倍子炒黑，白及炒各二两，藤黄、姜黄炒各一两，共为细末，醋调涂；重者加牛黄一钱，鹿茸五钱。

又《种福堂方》：无脓即消，有脓即溃　五倍子一两，白芷六钱，藤黄、百草霜各三钱，生半夏、生南星、白及、陈小粉飞面各四钱，共为末，红醋调敷。

箍毒　《活人方》：五倍子略焙一两，藤黄四两，铜青少许，小粉炒八两，作锭，用时醋磨涂。

一切无名肿毒　藤黄五钱，五倍子二两，白蜜、葱头各一两，用米醋调围患处，留顶勿敷。

五色蟾酥墨能立消肿毒　雄黄、银朱、胆矾、韶粉、藤黄、铜绿、硼砂各一两，麝香一钱，共为末，蟾酥为条，如笔管大，水磨涂。

疔疮　吴兴杨氏《便易良方》：银朱、蜒蚰、白甘菊、人中白、苎根内白心、雄黄、藤黄、大黄共捣敷上，即退。

坐板疮　《仙遗拾珠》：藤黄捣碎，用雄猪网油，青布一长条，将藤黄掺在网油之上，青布卷成条子，线扎紧，浸菜油内一夜，火燃取滴下油，杯积埋土中，一夜出火毒，涂疮即效。

五黄散治一切顽癣　鸡脚大黄、硫黄、雄黄、姜黄、藤黄各等分，为细末，菜油调整涂患处，七日勿洗浴，痊愈。

金氏离洞膏治臁疮如神　万应油五两，藤黄一两五钱，净黄蜡二两，共熬黑棕色，摊贴。熬万应油法：香油六十两，以十六两官秤作准，净[1]桃枝一两，柳枝一两，槐枝一两，桑枝一两，葱一两，男发四两，花椒五钱，蓖麻二两，马前四两，荜茇五钱，桂枝一两，白芷二两，夏浸三日，冬七日，春秋五日，然后熬至渣枯，去渣。每斤生油熬熟，汁得八折。此油凡一切膏药，可作地子。

金锁银开

《百草镜》云：俗名铁边箕，处处山野有之，叶似天门冬叶，又似土茯苓叶，但差狭小耳；藤生，或缘石砌树上竹林内亦有之，非海金沙也；其根黑色，两旁有细刺如边箕样，故名，入药用根。

敏按：今俗所用治一切喉症。金锁银开乃天荞麦之根，形如累丸，粘结成块。产山上者，皮黄；污泥中者，皮黑，与《百草镜》所言各别，或名同而物异耶。

李氏《草秘》：天荞麦亦名金锁银开，形若荞麦，治乳痈风毒，入诸散毒药内，取根二分，生姜一分，水煎服，愈。治败血久病不痊，又洗痔血，皆佳。

李氏《草秘》又云：小青草藤上蔓，有倒摘刺，细如稻芒，开粉红花，生蓝子，叶似荞麦，又名野荞麦，煎洗痔漏之圣药。

治白浊用根，捣汁冲酒服。

喉中风火　孙玉庭云：其根专治喉闭，故得此名。喉风喉毒，用醋磨漱喉，涎痰去而喉闭自开矣。

痰核瘰疬，不拘何等疬痺结核初起者　梁湖陈府秘方：用金锁银开须鲜者，将来捣汁冲酒服；其茎、叶用白水煮烂，和米粉作饼饵食之，不过二三服立消。若破烂者，以梁上乌龙尾揉去粗屑，纳疮中，外贴膏药，亦服根汁，吃饼饵五六次，自结痂

① 净：据文义应为“浸”。

而愈。

洗痔漏，治蛇伤木蛇毒　捣汁和酒服。《草秘》

汪连仕《采药书》：金须钭，俗呼金锁银开，其苗柔而坚性不断，今名象毛，力能软坚化痞，合米醋捣汁盥口，能开锁缠喉风，虽枯根亦可透锁喉。

乳　藤

《粤志》：乳藤蔓如悬钩倒挂，叶尖而长，断之有白汁如乳。妇人产后，以藤捣汁和米作粥食之，乳湩[1]自通。

初生嫩条可食，其大实曰冬荣子，大如柚子，中有瓤，瓣瓣相叠，白如猪脂，炙食皆甘美，身怀数日，香不减，秋末冬初间，采以相饷，矜为服食之珍，行血通乳。《粤志》

李氏《草秘》：乳汁藤生山麓林中，高二三尺，叶似葡萄，子蓝色一丛，根皮掐之出汁如乳，为诸乳毒痈疮中之圣药。

排脓散毒，生肌止痛，消肿益血，痛不可忍者，罨之即止；已成未成，已溃未溃，始终皆不可少。李氏《草秘》

汪连仕《草药方》：乳门草即乳汁草，又名土奶奶，性寒凉，行乳汁通气，而能入血分，根止痢疾。

细藤者，即遍地金，又名鸡盲草，合鸡肝蒸服，专治小儿一切疳眼。

蝙蝠藤

此藤附生岩壁乔木，及人墙茨侧，叶类葡萄而小，多歧，劲厚青滑，绝似蝙蝠形，故名。

治腰痛瘰疬。

腰疼　《澹寮试效方》：用蝙蝠藤二两，老人用三两，酒煎

① 湩（dònɡ，音动）：乳汁。

服，二剂即痛止，不可再服；若多服一剂，腰反倾倒不支。

皆治藤

蔓延墙壁间，长丈余，叶似泥藤。中暑者以根、叶作粉食之，虚损者杂猪胃煮服。

无根草

《采药录》：此草无根无叶，生在柴草上，缠结而生，名无根金丝草，色有紫有黄。

《百草镜》：无根金丝草一名大[1]焰草，即菟丝苗也，生毛豆茎上者佳。此草与女萝相似，以色黄如金而细如线者真；若色红紫粗类灯心者，名女萝。又紫背浮萍，亦名无根草，与此别。

《药鉴》：无根金丝草茎细而赤，无叶无根，惟有青色细累，附于茎际，蔓延极长，多缠草木上。其性凉，味微甘，利水治湿热。三四月采。

李氏《草秘》：缠豆藤一名豆马黄，无叶有花，子即菟丝子，最治血，解豆疮毒，难产，酒煎服。

《药性考》：金丝草无根叶，用苗，此药功在凉血散血，故治痈疽肿毒诸症；味苦性寒，吐、衄、崩、便、咳、咯诸血，服之能止。解诸药毒，瘴疠疔痈恶疮。

《台志》：利水通淋。

《葛祖方》：治狐臭骚气，辟汗愈疟。

《百草镜》：治瘰淋浊痢，带下黄疸，预解痘毒，敷红丝疔。

消毒保婴丹　王之才《医便》：凡小儿未出痘疮者，每过春分、秋分日服一丸，其痘毒即渐消化。若只服一二次者，出痘稀少；若服三年六次者，永不出痘，此方屡验，万勿轻视。

---

① 大：据文义应为“火”。

百种珍本医籍

缠豆藤一两五钱，其藤八月收取，毛豆荚上缠绕细红丝，采取阴干，以此为君，妙在此药上，黑豆三十粒、赤豆七十粒、山楂肉一两、新升麻七钱五分，生地黄、荆芥、防风、川独活、甘草、当归各五钱、连翘七钱五分、黄连、赤芍药、桔梗各五钱，牛蒡子一两、朱砂另研，甘草同煮过去甘草，一两五钱，苦丝瓜两个，各长五寸，隔年经霜者妙，烧灰存性，上药为极细末，砂糖拌匀，共捣千余下，丸如李核大，每服一丸，浓煎甘草汤化下。其前项药预办精料，遇春分秋分，或正月十五日，或七月十五日修合，务在虔诚，忌妇人、鸡、犬、猫、孝服见之，合药须净室焚香，向太阳祝药云：神仙真药，体合自然，婴儿吞服，天地齐年，吾奉太上老君急急如律令敕，一气七遍。

《慈惠小编》治小便不通，诸药无效　金丝草一握，同韭菜根头煎汤洗小肚，即通。金丝草多附黄豆莽上，无根无叶，细丝如棕色，近水滩诸树上皆有之。

麦裹藤

各麦地皆有，临安县乡间尤多，四月采之，茎缠麦上，叶类神仙对坐草而略尖，微有毛，叶对节生，茎细，节微紫，叶小者佳，叶大者无力。

跌扑　《张氏传方》：以干者一钱，酒煎服。

白毛藤

亦名天灯笼，又名和尚头草。白毛藤生人家墙壁上，茎、叶皆有白毛，八九月开花藕合色，结子生青熟红，鸟雀喜食之。

《百草镜》：白毛藤多生人家园圃中墙壁上，春生冬槁，结子小如豆而软，红如珊瑚，霜后叶枯，惟赤子累累，缀悬墙壁上，俗呼毛藤果。采其藤干之浸酒，云可除骨节风湿痛。

止血淋、疟、疝气　汁滴耳中，止脓不干。入药内，保肿毒不大。

治疬痈　用煮牛肉精者食之。

清湿热，治黄疸水肿，小儿蛔结腹痛。

《采药志》云：性热活血，追风生血，治鬼箭有效。

风痛　《杨氏验方》：桑黄二两，白毛藤二两，切碎，用绍兴原坛酒六斤，煎三炷香，每日服一饭碗。

黄疸初起　《百草镜》：白毛藤、神仙对坐草、大茵陈、三白草、车前草各等分，白酒煎服。

大气脬　《不药良方》：用白毛藤，无灰酒服。

天球草

一名盒子草，俗呼盒儿藤，好生水岸道旁，苗高三四尺，叶如波斯花，有小绒，五月结实为球，球内生黑子二片，生时青，老则黑，每片浑如龟背，又名龟儿草，丹术家取其汁伏硫汞，根伏雌雄。

《百草镜》：鸳鸯木鳖，一名水荔枝、盒[①]儿藤。叶长尖，有锯齿，生水涯，蔓生，秋时结实，状如荔枝，色青有刺，壳上中有断纹，两截相合，藏子二粒，色黑如木鳖而小。《孙氏丹方》：盒子草，子及叶有小毒，蔓生岸旁，叶尖花白，子中有二片，如盒子。

《纲目》附于植藤后，花、实、根形俱不甚详。

性有小毒，主蛊毒及蛇咬，捣敷疮上即愈。

痞积初起　《百草镜》云：鸳鸯木鳖三钱，煎服愈。

敏按：此草似预知子，近时人罕用，而吴氏遵程著《从新》，以预知子为近日所无，直不知即天球草也。世不用，而草医又易以他名。

---

① 盒：据文义应为“金”。

松　萝

《山川志》：出武当山，生高峰古木上，长者丈余。

治蛇虎伤，汤火烙伤，及顽疮等症。

《药性考》：松萝甘平，能平肝气，瞋怒痰热，温疟吐痢，头风头疮，瘿瘤结聚，亦能探吐膈痰，去热。

松上寄生

利水导痰，除胸中热。

枫上寄生

汪连仕云：吊杀猢狲，一名上树猢狲，又名铁角狲儿，乃枫树上风木藤，至年远，结成连珠傀儡。能追风，不换时刻，酒蒸服，加金雀根土、当归、石床花根、石蚕，治瘫痪勾急之要药。

蛇莆藤

《职方典》：产福宁，茎细，叶如猴耳。

治喉齿百痛。

李头藤

《职方典》：产福宁，其藤腐朽者，可代香用。

止呕血，活经络。

龙须藤

《粤东小录》：藤产东莞，微细如发，直起数丈，无一节，常飞越数树，如千百游丝牵缀，红者名红龙须，紫者名紫龙须，有五色，然生无根蒂，以秽物投之即消释，不知所去。土人以其液和细土石灰，涂衅糖釜，其坚如铁，虽猛火不裂。其花与子皆入药。

浸酒服，补筋骨，祛风解毒，能循脉络，无微不到。

《药性考》：五色龙须藤，细如发，生无根蒂，挂树长发。

臭藤根

《草宝》云：此草二月发苗，蔓延地上，不在树间，系草藤也。叶对生，与臭梧桐叶相似。六七月开花，粉红色，绝类牵牛花，但口不甚放开。搓其叶嗅之，有臭气，未知正名何物，人因其臭，故名为臭藤，其根入药，本年者细小，二三年者大如莱菔，可用。

李氏《草秘》云：臭藤一名却节，对叶延蔓，极臭，煎洗腿足诸风寒湿痛、拘挛不能转舒，如神。

汪氏《药录》：臭葡萄蔓延而生，子如葡萄而臭，治风。又云：野葡萄气重味臭，功能败肠胃之痈。

治瘰疬　用根煎酒数服自愈，未破者消，已溃者敛。

治风痛肠痈，跌打损伤，流注风火瘴毒，散郁气，洗疝，合紫苏煎汤汪连仕方。

黄练芽

今呼黄连芽，一名黄楝①头。春初采嫩芽，小儿生食之，取其清香可口，味带苦涩如黄连，故名。亦可以盐汤焯食，漉出曝干为盐菜，暑月食之。

《百草镜》：此物藤生，引蔓大树上，叶如桑寄生，尖长柔滑，颇光润肥厚，二三月枯枝生芽，淡红色，如椿芽，生食苦中带甘，入口生津。安徽人家多腌以为菜，与芹芽、椿芽、芦芽并重。

---

① 楝（liàn，音练）：一种树。

百种珍本医籍

《药性考》云：叶似槐而尖，嫩时揉干代茶胜茗，木[①]甚细腻，苦中带甘，味如橄榄，盐食酸甜。解喉痛咽哽，消热醒酒，舌烂口糜，嚼汁可解。

味苦涩、性寒，解暑、止渴、利便。《食物宜忌》生津明目，清积热，解毒。《药检》

敏按：方以智《物理小识》：黄楝头一名回味，俗呼黄连头。树分叶如椿，大者合抱，春采其叶，味苦而甘，皮可合香入药，治痢及霍乱。《纲目》遗此未收。如方氏所云，则木也。与《百草镜》所云互异，或地土有不同耶？抑其物本有二种耶？并存俟考。

木龙藤

周益生《家宝方》：藤出钱塘横山，喜沿人家墙壁及石崖上，土人多识之。

治肺痈、吐[②]痈、肠痈、胁痈四症，捣汁，老酒冲服，冬月以酒捣取二碗服，立效。

蒌　油 按：蒌即扶留藤

蒌即蒟也。岭南人取其叶合槟榔食，今人名橹叶，用其叶封固，晒半载，收贮待用，可留数十年，非独疏积滞，消瘴疠，治病亦伙，惟西洋人有之。

治手足红肿或疼，以蒌叶油揉擦，用布包裹；滴耳治耳痛；刀伤拉伤，以棉花浸蒌油贴裹伤处；又治背痈及疖毒，贴之，初起者即解散，已成即速溃脓，亦可敷贴杨梅毒疮漏痔，以上俱泰西应振铎《本草补》。

---

① 木：据文义应为“味”。

② 吐：据文义应为“肚”。

花　部二十一种 附十二种

梅　花梅梗

《纲目》载梅花无治方，只言点汤煮粥助雅致而已。《食物宜忌》云：梅花味酸涩、性平，并无主治。殆亦不知梅花之用，入药最广，而功效亦最大。

《百草镜》：梅花冬蕊春开，其花不畏霜雪，花后发叶，得先天气最足，故能解先天胎毒，有红、白、绿萼，千叶、单叶之分，惟单叶绿萼入药尤良。采能不犯人手更佳。含苞者力胜。性寒，或日子，味酸涩清香，开胃散郁，煮粥食，助清阳之气上升；蒸露点茶，止渴生津，解暑涤烦。

《谈撰》：卉木皆感春气而生，独梅开以冬，盖东方动以风，风生木，故曲直作酸，则酸者木之性，惟梅之味最酸，乃得气之正。北方水为之母，以生之则易感，故梅先众木而华。《癸辛杂识》：梅花无仰开者，盖亦自能巧避风雪耳。验之信然。

《粤志》：惟岭南梅花最早，冬至雷动地中，则梅开地上，盖其时火之气不足于地，而发其最初之精华，故梅开。水之气上足于天，而施其最初之滋润，故雪落、雪泄也，从肃杀之中，泄其一阳之精，以为来春之生生者也。雪深则水气足，梅早则火气足，火气足而为天地阳生之始、阴杀之终，使万物皆复其元。梅之德所以为大，天地一阳之复不可见，见之于梅，又其得气之先也。韶州梅长至已花，腊月复开尤盛，有于旧蒂而作新花者，其地属岭北，故梅以腊以正月开，气盛则开而又开。琼州梅有六出者，予谓梅五出者也，五，阳数也，冬至一阳始复，梅吐花得阳之先者；今六出乃得阴数矣，盖以地气而变，苦于严寒，故不用五而用六，同于雪花也，以梅为体，以雪花为用，人见其六而不见其五，藏五在于六之中，犹河图之五在十中也。河图之一生水，梅得水气之先，故花于冬至与雪同时。雪者水气所凝，梅者水形所结，卦皆属坎，水在天而凝雪，水在地而发梅，水之数六，寒极则雪花与梅皆六出，应其数也。

花微酸涩，无毒，清头目，利肺气，去痰壅滞上热，《本草原始》安神定魂，解先天痘毒、凡中一切毒。

治瘰疬　鸡蛋开一孔，入绿萼梅花将开者七朵，封口，饭上蒸熟，去梅花，食蛋，每日一枚，七日痊愈。

唇上生疮　《赤水玄珠》：白梅瓣贴之，神效，如开裂出血者，即止。

紫金锭　宜端午制合，飞朱砂、红芽大戟、处州山慈菇、千金霜、川文蛤、净粉、草河车，以上六味各二两，珍珠、琥珀、明雄黄、冰片、陈金[①]墨各五钱，梅花蕊、西[②]牛黄各一两，川麝香四钱，上各药为末，乳筛极细，以糯米粉糊杵为丸，研用。

稀痘神方　白梅花蕊三钱，采饱绽者，须预备晒干，生地黄三钱，当归三钱，生甘草一钱，脐带小儿自己落下时，去灰或矾，用新瓦炙存性，研末极细，同煎浓汁，滤清熬膏，作一日吃完，小儿永不出痘。

《万病回春》载尹蓬头混元丹治小儿诸虚百损，用梅花合混元衣，注梅花解痘先天之毒。

九仙夺命丹　《集听》云：又名十圣丹，治七十二般无名肿毒恶疮，流注火痹等症，朱砂三钱，雄黄、乳香、没药、冰片、血竭各二钱，石胆矾、铜青、麝香、枯矾、熊胆、飞过黄丹各一钱五分；蜈蚣、蚯蚓、僵蚕各二条，微炒黄色，去嘴，梅花一升，寒水石、牛黄、蟾酥、白官粉、硼砂各一钱，全蝎九个，

---

① 金：音误，据文义应为“京”。

② 西：据文义应为“犀”。

蜗牛七条，以上二十三味为末，研极细，以朱砂一钱五分为衣。其修合之法：先将蟾酥用乳汁化开，共为丸，如丸不起，略加面糊，如桐子大。每服一丸，令病人口嚼生葱一根咽下，又。爵一根极烂，吐在手心上，裹药，用滚热老酒吞下，量冷暖时候，盖被出汗。如病人不能嚼，人代嚼之亦可，如无汗，再服一丸自愈。凡诸毒医迟，毒走攻心，必不可救。若汗来迟，以热酒催之。不可以手摸摩患处，如痒，以旧木梳梳之自止。

稀痘　《集听》：用绿萼梅花七朵，须预养于花瓶内，春分日摘花半开者，只用净瓣捣烂，白糖三匙，滚水服之，毒即全消，免出痘矣。小儿满月后即可服。

梅花点舌丹　《集验》：治一切疔毒及恶疮初起，天行瘟毒，咽喉肿痛等症，轻者二粒，重者四粒，先用无根水送下，次取一粒噙于舌下化之。乳香去油二两，珍珠豆腐煮过、麝香水飞、熊胆各六分，没药去油，京牛黄、苦葶苈、朱砂、硼砂、蟾酥、人乳泡[1]、血竭、雄黄水飞各二钱，片脑一钱，另研沉香一钱，白梅花阴干一钱二分，共为细末，用人乳汁化蟾酥丸黍米大，金箔为衣。

预稀痘疹　《不药良方》：每年腊月清晨摘带露绿萼梅蕊一百，加上白糖，捣成小饼，令食之。

三花丹　《赤水玄珠》：将出痘之时，用此能稀痘，梅花、桃花、梨花取已开、未开、盛开者，阴干为末，等分，兔脑为丸，雄黄为衣，用赤小豆、绿豆、黑大豆汤送下。

梅桃丹　《赤水玄珠》：治痘已出未出，不起不发，隐在皮肤，并治麻症斑症，用梅花一两，桃仁、辰砂、甘草各二钱，丝瓜五钱，为末，每服五分，参苏汤下。

痘不问前后，凡黑陷咬牙寒战，用梅花六钱，穿山甲一两，

① 泡：据文义应为“汁”。

仙灵脾五分，麝香一钱，为末，每服三五分；咬牙寒战，加人牙二三厘，内托散送下。

青梅散　锡山衣德堂《稀痘良方》：用生青果核七个，打碎去仁，晒干，研极细末，不宜火焙，又不宜沾生水，再用玉蝶梅花二十一朵，去蒂，共白蜜两茶匙，捣浓，恰交春分时，与小儿服，永不出痘，即出亦不过三粒。此方传自江宁王培德家，已九世，无痘殇之儿，真异方也。

二气丸　新安汪伟公先生传其家亲友：凡小儿服此丸，永不出痘。其方即前稀痘神方，脐带曰坎气，梅花先天之气，故名二气丸。

七仙丹　张琰《种痘新书》：治痘气血两虚，灰白水泡塌等症。黄芪二两，人参一两，甘草五钱，紫河车一两，梅花一两五钱，鹿茸一两，天灵盖一个，共为末，每服八九分，用内托散煎汤送下；气实者加山楂、陈皮各五钱。应昌按：天灵盖即或有益，亦不可用，况二方功效全不在此乎。

二花散　《种痘新书》云：能起五陷，黄蜡梅花，素心者尤良，阴干，不拘多少，去毛壳罐盛听用；桃花阴干，山楂去核，炒为末，小丝瓜阴干为末，陈皮去白，人参、黄芪炙、甘草炙、朱砂、紫河车酒洗去筋蒸焙干、鹿茸酒酥炙、穿山甲取首尾四足者炒，仙灵脾去四弦刺酒焙、人牙火煅、韭汁淬七次、天灵盖洗净去酥，各为末用。

按：《纲目》梅花条下，并无主治，而于蜡梅花下亦仅言解暑生津已，不知蜡梅亦并非梅种，其主治亦广，不仅治痘也。

龙脑骨　《种痘新书》云：治痘出未透、心狂见鬼、陷伏等症，用梅花不拘多少，晒于为末，加冰片少许，共研为末，以猪心血和匀为丸，狂谵者灯心汤引，紫陷者以紫草煎汤调之，加酒数茶匙化下。

绝痘　《杨春涯验方》：用南方绿萼梅蕊未放，采藏风干，逢四时八节，节前一日，用鸡蛋一个，打孔入蕊，纸糊好，饭上蒸熟，吃数次，永不出痘；即出，亦不过数粒。

解痘毒 《刘氏得效方》：立春前后三日，采红梅蕊半含半开者一钟，去蒂，仍安钟内，瓷碟盖住，一周时足，气汁升上，用新擂盆未经五辛者，捣研如泥，捏成饼样，加明朱砂水飞一钱，匀掺于上，缓缓研匀，再加白蜜少许，丸如弹子，晒半干，金箔为衣，遇四绝日，每服一丸，甘草汤下。忌铁器荤腥。服过一丸后，当日晚间微微发热，次日遍身发出细瘰，是其验也。

《种福堂方》：梅花丸，治痘疹有起死回生之功。又换痘丹中，梅蕊、犀角、麻黄膏并用。

朱禹功仙传稀痘方 赤豆、黑豆、绿豆各一两，研末，人新竹筒中，削皮留节，凿孔入药，杉木塞紧，用蜡封固，腊月浸厕中一月，取出风干，每药配梅花片三钱，每服一钱，以经霜丝瓜藤筋煎汤下，神效。

千里梅茶丸途中备用 《医学指南》：用枇杷叶、干葛末、百药煎、乌梅肉、蜡梅花、甘草各等分为末，用蜡化开，投蜜，每蜡一两，加白蜜二钱，和药末，捣二三百下，丸如鸡头实大。夏月长途含化一丸，津液顿生，寒香满腹，妙不可言。

梅 梗

诸梅树皆可用，以绿萼者佳。凡梅有气，条青翠色，此条无叶，只光梗出枝罅，薛征君生白曾言用以通上下膈气有效，此气条而非梗也，用梗以带叶成枝者入药。《纲目》梅部载梅实及核仁根叶，独不及梗。

保产神效方 《道德集》云：凡妇人三月久惯小产，百药不效者，以梅梗三五条煎浓汤饮之，复饮龙眼汤，无有不保者。

雪荷花雪芝　雪里花

产伊犁西北及金川等处大寒之地，积雪春夏不散，雪中有草，类荷花，独茎亭亭，雪间可爱。戊戌春，予于史太守处亲见之，较荷花略细，其瓣薄而狭，长可三四寸，绝似笔头，云浸酒则色微红，彼处土人服之，为助阳要药。

《忆旧游诗话》：雪莲花千年不化元，雪深处有之，形似莲花，高可丈许，取以酿酒，倍增春色，盖阴极而阳生之意耳，亦产巴里坤等处。

《西北域记》：雪莲产积雪中，一茎并蒂，浸酒色碧，性热，人称其功同仙茅、枸杞，而不知其祸乃同砒鸩也。蛤蟆比莲尤甚。

予甥屠涧南自哈密回，带有雪荷花，因访其功效，据言其地有天山，冬夏积雪，雪中有莲，以产天山峰顶者为第一，然不可得，山腰次之。其生也有雌雄，土人采干之，成对以市。

性大热，能补阴益阳，老人阳绝者，浸酒服，能令八十者皆有子。性大热，治一切寒症。

此物产于极冷之地，乃阴极阳生故也。

朱排山《柑园小识》：雪莲生西藏，藏中积雪不消，暮春初夏，生于雪中，状如鸡冠，花叶逼肖，花高尺许，雌雄相并而生，雌者花圆，雄者花尖，色深红，性大热，能除冷疾，助阳道，豪家争致之，以治房中之药。

《滦阳销夏录》：塞外有雪莲，生崇山积雪中，状如今之洋菊，名以莲耳。其生必双，雄者差大，雌者小，然不并生，亦不同根，相去必一两丈，见其一再觅其一，无不得者，盖如菟丝、茯苓一气所化气相属也。凡望见此花，默往采之则获，如指以相告，则缩人雪中，杳无痕迹，即斸[1]雪求之，亦不获。草木有知，理不可解。土人曰：山神惜之。其或然欤。此生寒极之地而性热，二气有偏胜无偏绝，积阴外凝，而纯阳内结，坎卦以一阳陷二阴之中，剥复二卦以一阳居五阴之上下，是其象也。然浸酒为补剂，多血热妄行；或用合媚药，其祸尤烈。盖天地阴阳均调，万物乃生，人身之阴阳均调，百脉乃和，故《素问》曰："亢则害，承乃制"。自丹溪立"阳常有余，阴常不足"之说，医家失其本旨，往往以苦寒伐生气；张介宾辈矫枉过直，遂偏于补阳，而参、芪、桂、附流弊，亦至于杀人。是未知易道扶阳，而干之上九，亦戒以亢阳有悔也。嗜欲日盛，羸弱者多。温补之剂，易见小效，坚信者遂众。故余谓偏伐阳者，韩非刑名之学；偏补阳者，商鞅富强之术。初用皆有功，积重不返，其损伤根本则一也。雪莲之功不补患，亦此理矣。

治痘不起发及闷瘖闷痘，只用一瓣，入煎药中，立效，屡试皆验。陈海曙云

雪　芝

《南中纪闻》：衡岳间有之，乃冰霰所结，岁久蒸积而成。产阴崖绝壁间，晶莹如玉，悬挂峻坂，非攀萝扪级，不可撷取。

疗肺疾，降火清心。

雪里花

朱楚良在镇海，土人有采雪里花者。冬月严寒，此花始生，在招宝山龙潭旁，环渚而发，苗甚短小，如六月雪状，高不过二寸许，每雪时开白花如豆大。土人采得，干之入药。

敷痔漏　以雪里花为末，湿者干掺，干者麻油调搽一二度，

① 斸（zhú，音竹）：挖。

其痔即消缩。与卷四草部雪里开附雪里花内容雷同。

水仙花

能去风，泽肌肤，润毛发，治五心烦热，嘈杂不宁，同荷叶、芍药为末服。

催生兰

《粤志》：一名报喜兰，风兰之族，并非风兰也。花如腊梅而色红紫，香味亦同，每茎作七、八枝，悬树间，勿侵地气，遇有吉事则开，寤生者以花悬户上即生。

《关涵岭南随笔》：报喜遇吉事始开，种法以空为根，以露为命，与风兰同。

主催生。

珠　兰

《药性考》：珍珠兰味辛，窨茶香郁，其根有毒，可磨敷痈疖，今名鸡爪兰。《花经》云：真珠兰一名鱼子兰，枝叶似茉莉花，发长条细蕊，与建兰同时，香亦相似，而浓郁过之，好清者取其蕊焙茶尤妙。但性毒，只可取其香气，故不入药。张篁壬云：中条山有老道士，教人治狐魅。有一女子为雄狐所祟，教以用珠兰根捣烂置床头，俟狐来交时，涂其茎物上，狐大嗥窜去，次日，野外得一死狐。道士云：此根狐肉沾之即死，性能毒狐，尤捷效也。

建兰花叶、根　草兰

建兰有长叶、短叶、阔叶诸种，其花备五色，黑色者名墨兰，不易得，干之可治瞽目，能生瞳神，治青盲，最效；红花者名红兰，气嗅浊，不入药；黄花者名蜜兰，可以止泻；青色者惟堪点茶，或蜜浸，取其甘芳，通气分；素心者名素心兰，入药最佳。盖建兰一茎数花，实蕙而非兰也。《纲目》以薰草为蕙，即今零陵香，于兰草下正误条，申言兰草可佩，乃孩儿菊，古名都梁香是也，且斥寇氏、丹溪二家所解兰草，混人世俗之兰花为非，而以兰花为幽兰，与兰草迥异，然何以不立幽兰一条？不能无缺略之憾，因急补之。

素心建兰花，干之可催生，除宿气，解郁。蜜渍青兰花点茶饮，调和气血，宽中醒酒。《闽小记》：建宁人家以蜜渍兰花，冬月点茶，芳香如初摘。

叶 丹溪云：建兰叶禀金水之气，而似有火，不知其能散久积陈郁之气甚有力，今时医用以通舒经络、宣泄风邪亦佳。

《本草汇》云：兰叶禀金水清芬之气，似有火，独走气道，入西方以清辛金，不独开胃、清肺消痰，善能散积久陈郁之结气。今人但赏花香，不知用叶，亦缺典耳。况药味载《内经》甚少，兰独擅名，所谓“治之以兰”除陈气也，故东垣方中每常用之，与藿香、枇杷叶、石斛、竹茹、橘红开胃气之神品，入沉香、郁金、白蔻、苏子、芦根汁下气开郁，治噎膈之将成者。产闽中者力胜，江浙诸种力薄。辛平甘寒，阴中之阳，入手太阴、足阳明经，亦入足太阴、厥阴经。生津止渴，开胃解郁，润肌肉，调月经，养营气。《本经》主利水道，因其走气道，故能利水消渴，除胸中痰癖，杀蛊毒不祥之气者。盖肺主气，肺气郁结，则上窍闭而下窍不通；胃主纳水谷，胃气凝滞，则水谷不以时化，而为痰癖蛊毒不祥之气。辛平能散结滞，芬芳能除秽恶，则上症自除。《本草汇》

按：《纲目》兰草条不指幽兰，而《本草汇》草部有兰草，所言皆指建兰，即濒湖所云幽兰是也。今从其说补之。

根 名土续断，治跌打和血。《物理小识》：幽兰、建兰根甘，宜入药，其花可茹，叶以浸油黑发。又云：都梁兰根名土续断，当是此也。

《五杂俎》：兰根食之能杀人，忌内服。

治痰嗽后吐血　《刘羽仪经验方》云：先痰嗽后吐血而气急者，用天冬、麦冬、生地、白芍、紫菀、山栀、桑皮、地骨皮等药。如气急，去天冬加真苏子，取兰花根捣汁冲服，尤妙。

江夏程云鹏著《慈幼筏》，痘门载清地散花饮，凡痘见标三日，此方主之。有夹疹者，加兰花根，额上灰滞色，加菊花、兰花、梅花、或兰花根亦可。又玉液春膏饮中，治背浆不足，加酒炒土兰花。

草　兰

叶短而狭小，春花者名春兰，秋花者名秋兰，皆一干一花；有一干数花者，名九节兰；其萼中无红斑点色纯者名草素，尤香。入药以一干一花者良。

根　治疯狗咬　《行箧检秘》：取根四两，水净，入黄酒二碗，煎成一碗服完，其毒即从大、小便化血而出。

玫瑰花

有紫、白二种，紫者入血分，白者入气分。茎有刺，叶如月季而多锯齿，高者三四尺，其花色紫，入药用花瓣，勿见火。

《百草镜》云：玫瑰花立夏前采含苞未放者，阴干用，忌见火。

气香性温，味甘微苦，人脾、肝经，和血行血，理气治风痹。

《药性考》云：玫瑰性温，行血破积，损伤瘀痛，浸酒饮益。

治吐血玫瑰膏　《救生苦海》：用玫瑰花一百朵，初开者去心蒂，河水二碗，煎半；再用河水一碗，煎半去渣，和匀，共有碗半，复煎至一碗，白糖一斤，收成调[①]膏，不时服之。

噤口痢　用玫瑰花阴干煎服。

治乳痈　玫瑰花七朵，母丁香七粒，无灰酒煎服，自愈。

肿毒初起　《百草镜》：玫瑰花去心蒂，焙为末一钱，好酒和服。

乳痈初起，郁症宜此　《百草镜》：玫瑰花初开者，阴干燥者三十朵，去心蒂，陈酒煎，食后服。

肝胃气痛　用玫瑰花阴干，冲汤代茶服。

新久风痹　《百草镜》：玫瑰花去净蕊蒂，阴干三钱，红花、全当归各一钱，水煎，去渣，好酒和服七剂，除根，永不再发。

吐红　《集听》：用玫瑰花不拘多少，去蒂，捣汁熬膏贮瓶内，每早空心茶匙挑四五匙，白滚水冲服，一二日即愈。

《少林拳经》：玫瑰花能治跌打损伤。

风痹药酒　《救生苦海》：用白槿花、大红月季花、玫瑰花去蒂各一两，闹羊花五钱，风茄花五朵，龙眼肉、北枣肉各一两，绍酒五壶浸，封七日，隔水煮之；坛上置白米一撮，米熟成饭为度，取出，每服二三杯，盖暖卧，避风，即愈。

保真丸　朱排山《柑园小识》：保真丸能通经络、和百脉、壮腰肾、健脾胃、加饮食、健步履，除一切痼疾，能固真元。用玫瑰花去蒂摘瓣，以竹纸糊袋装之，薄摊晒干，取净末一斤，不宜见火。此花色能益血，香能补气，妙难尽述。补骨脂一斤，淘净泥土，用芪、术、苓、甘各五钱，煎汁一碗拌晒，以汁尽晒燥炒；菟丝子一斤，用芎、归、芍、生地各五钱，煎汁去渣，以汁煮菟丝子，俟吐丝为度，晒干炒；胡桃仁六两，连皮捣如泥；杜仲四两；盐水炒去丝，韭子四两；淘净微火炒，各为细末，炼蜜

---

① 调：据文义应为“稠”。

为丸，如桐子大，每晨空心白汤服四钱，忌羊肉、芸薹并诸血。一方加鱼膘四两，男妇共服，可以种子，极效；或加鹿角胶、枸杞子。

金雀花

一名黄雀花，似六月雪而本高。正二月开花，色黄，根①有刺，根入药。

《花镜》：金雀花枝柯似迎春，叶如槐而有小刺，仲春开黄花，其形尖，旁开两瓣，势如飞雀可爱。其花盐汤焯过，控干入茶供。《百草镜》：金雀花生山土中，雨水时开花，色黄而香，形酷似雀，白花者名银雀，最难得，其茎有白点，花后发叶碎小，叶下有软刺，取根入药，去外黑皮及内骨用；别有霞雀花，更不可得。

《嘉兴府志》：金雀一名飞来凤，盐浸可以点茶。

成化《四明志》：金雀儿花产奉化。丁未，余馆奉化刘明府署，时明府幼孙患痘不起发，医用金雀花，询其故，云：此药大能透发痘疮，以其得先春之气，故能解毒攻邪，用花。

性平，和血祛风，入肝脾二经，亦入乳痈用。

《百草镜》：跌扑伤损，以金雀花干者研一钱，酒下。

根 治跌打损伤，又治咳嗽，暖筋骨，疗痛风，性能追风活血，兼通血脉，消结毒。

《济世良方》：金雀根捣汁，和酒服，渣罨②伤处，治跌打损伤。

---

① 根：据文义应为“梗”。

② 罨（yǎn）：覆盖，一种中医外治法。

金莲花

《广群芳谱》：出山西五台山，塞外尤多，花色金黄，七瓣两层，花心亦黄色，碎蕊，平正有尖，小长狭，黄瓣环绕其心，一茎数朵，若莲而小，六月盛开，一望遍地，金色烂然，至秋花干不落，结子如粟米而黑，其叶绿色，瘦尖而长，五尖或七尖。

《五台山志》：山有旱金莲，如真金，挺生陆地，相传是文殊圣迹。

张寿庄云：五台山出金莲花，寺僧采摘干之，作礼物饷客，或入寺献茶，盏中辄浮一二朵，如南人之茶菊然，云食之益人。

查慎行《人海记》：旱金莲花五台山出，瓣如池莲较小，色如真金，曝干可致远，有分饷者，以点茶，一瓯置一朵，花开沸汤中，新鲜可爱。后扈从出古北口外，塞山多有之，开花在五六月间，一入秋，茎株俱萎矣。

金莲花出五台山，又名旱地莲，一名金芙蓉，色深黄，味滑苦，无毒，性寒。治口疮喉肿，浮热牙宣，耳疼目痛，煎此代茗。

明目，解岚瘴。恕轩疗疮，大毒诸风。《山海草函》

佛桑花

《粤语》：佛桑枝叶类桑，花丹色，名朱槿，一名福桑，又名扶桑，重台者曰爱老，多以为蔬。《纲目》木槿后有扶桑条，只载外治，故补之。

吴震方《岭南杂记》：扶桑，粤中处处有之，叶似桑而略小，有大红、浅红、黄三色，大者开泛如芍药，朝开暮落，落已复开，自三月至十月不绝。佛桑与扶桑正相似，而中心起楼，多一层花瓣。今人以扶桑、佛桑混一，非也。纱缎黑退变黄，捣扶桑花汁涂之，复黑如新。

润容补血，《粤语》美颜润血。陈述斋《琐语》：朱槿花蒸醋食之，粤中妇女多以此美姿。

敏按：《两粤琐语》载朱槿与佛桑皮微有异，云朱槿一名日及，亦曰舜英，叶如桑，光润而厚，高只四五尺，而枝婆娑，自仲春花至仲冬，一丛之上，日开数百朵，朝开暮落，色深红，五出，大如蜀葵，瓣卷起，势若飞扬，层出如楼子，有蕊一条，比瓣稍长，上缀金屑，日光所烁，疑有火焰，粤女多种之，插枝即生。苏子瞻诗："焰焰烧空红佛桑"，谓朱槿也。然佛桑又有殷红、水红、黄、紫各色，比朱槿差小，称小牡丹，四时有花，白者以为蔬菜，甜美可口，女子食之尤宜。据陈述斋所云，则佛桑与朱槿一类而二物，要其功用亦不甚远，故《粤语》以为即朱槿。今并附录其功用，以补李氏所未备。

宝珠山茶

云溪方以落地花仰者为贵，山茶多种，以千叶大红者为胜，入药。

《百草镜》：山茶多种，惟宝珠入药，其花大红四瓣，大瓣之中，又生碎瓣极多。味涩，二三月采，阴干用之。若俱是大瓣千叶者名洋茶，不入药；单瓣者亦不入药。《群芳谱》：宝珠山茶可代郁金，研末麻油调，涂汤火灼伤。

味微辛甘，性寒，破血消痈，跌打吐血症用之；又治肠风泻血，汤火伤，鼻衄炙疮，均焙研七朵，空心酒服。

《百草镜》云：凉血、破血、止血、涩剂也。消痈肿跌扑，断久痢、肠风下血、崩带、血淋、鼻衄、吐血，外敷炙疮。

赤痢　《救生苦海》：用大红宝珠山茶花，阴干为末，加白糖拌匀，饭锅上蒸三四次服。

鼻中出血　何明远方：千叶大红山茶花，二三月采，阴干，用时取五六朵，煎服即止。

又张氏《必效方》：鼻衄，用宝珠山茶大红者，焙研三五钱，砂糖滚水和服。

吐血咳嗽　《不药良方》：宝珠山茶瓦焙黑色，调红砂糖日服，不拘多少。

又方：宝珠山茶十朵，红花五钱，白及一两，红枣四两，水煎一碗服之，渣再服；红枣不拘时，亦取食之。

蒋仪《药镜》拾遗赋：山茶花，吐血、衄血、肠风下血之良将。

宋春晖云：曾见有人患乳头开花欲坠，疼痛异常，有教以用宝珠山茶焙研为末，用麻油调搽立愈。

痔疮出血　汪子明方：用宝珠山茶研末冲服。

粉团花

有大、小二种，其花千瓣成簇，大者曰玉粉团，初青后白；小者曰洋粉团，青色转白，白后转红蓝色，入药用大者。

性寒，熏臭虫，同水龙骨、雷公藤和烧熏之，立除。《百草镜》

洗肾囊风　姚伯玉方：用粉团花七朵，水煎洗。

《良方集要》：用蛇床子，墙上野苋绣球花，煎汤洗之。

根　治喉烂　《传效方》：取入土内者好，醋磨，以翎毛蘸扫患处，涎出愈。

玉簪花

《纲目》玉簪条载根叶之用，独不言其花。今人取其含蕊实铅粉其中，饭锅上蒸过，云能去铅气，且香透粉内，妇女以匀面，无皯痣之患。其叶干之，熏壁虫绝迹。

花性微毒，治小便不通，《汇集方》玉龙散中用之。

治癣第一灵丹　《宝志遗方》：鲜玉簪花三百朵，为泥，母丁香六两，沉香四两，冰片三钱，麝香三钱，山西城砖十二两，共为末，用真麻油三斤半，熬熟；陈年石灰半斤，滴水成珠为度，候冷，收瓷罐内，黄蜡封固，埋土内，二十一日取出，敷患处自愈。此药可久贮，勿使泄气。

治杖破　玉簪花，手排熟，贴伤处。

清凉膏　《张卿子秘方》：贴耳①疯毒。大黄、黄柏、黄连、黄芩、郁金、皮硝、白及、独脚莲、天花粉、玉簪花，共研细末，鸡子清调敷，留顶。

又二香追毒饮，治肚心痈。羌活、连翘、紫苏、甘草、白芷、防风、银花、天花粉、肉桂、黄芪、乳香、木香、沉香、芍药、生地、枳壳、黄芩、柴胡、前胡、茯苓、玉簪花，水煎，食后服。

《山海草函》：玉簪花入韶粉内，敷痔疮蛀梗。

玉龙散　治小便不通。用玉簪花、蛇蜕各二钱，丁香一钱，共为末，每服一钱，酒调送下。《医学指南》

玉兰花

濒湖《纲目》辛夷“集解”下，惟云有花白者，人呼为玉兰，并不另立“主治”，即辛夷亦用苞蕊，不及其花之用也。今采龙柏《药性考》补之。

性温，香滑，消痰，益肺和气，蜜渍尤良。

痛经不孕　《良方集要》：玉兰花将开未足，每岁一朵，每日清晨空心，水煎服。

丁香花

未详形状。《药性考》

---

① 耳：光绪本作“痔”。

味辛微温，窨茶吊露，清利头目。

紫茉莉

此草二三月发苗，茎逢节则粗如骨节状，叶长尖光绿，前锐后大，小暑后开花，有紫、白、黄三色，又有一本五色者，花朝开暮合，结实外有苞，内含青子成簇，大如豌豆，久则黑子，内有白粉，宿根三年不取，大如牛蒡，味微甘，类山药。

陈扶摇《花镜》：紫茉莉得一名状元红，本不甚高，但婆娑而蔓衍易生，叶似蔓菁。

按：紫茉莉入夏开花，至深秋未已。白花者香尤酷烈，其花见日即敛，日入后复开，亦不经久，一日即萎。西人有食之者，去其外皮，盐渍以佐馔，云能去风活血，无浊淋等症。然其性秉纯阴，柔中带利，久食恐骨软，阳虚人尤忌之。性恶铁，凡取用忌铁器。

根 治乳痈白浊。

花 可浸酒。

子 名土山柰，取其粉，可去面上瘢痣粉刺。性寒。《药性考》

野蔷薇

《百草镜》：山野与家种无异，但形不大，花皆粉红色，单瓣，无千叶者。春月，山人采其花，售与粉店，蒸粉货售，为妇女面药，云其香可辟汗、去䵴[1]黑。

《花镜》：野蔷薇一名雪客，叶细而花小，其本多刺，蔓生篱落间，花有纯红、粉红二色，皆单瓣不甚可观，但香最甜，似玫瑰，人多取蒸作露，采含蕊拌茶亦佳。患疟者，烹饮即愈。

---

① 䵴（yuè，音月）：黄黑色。

《六研斋笔记》：通玄子服饵法，春时服蔷薇嫩头，一月即可，每日服信三厘，渐增至一分，即可入水，坐卧不病，如是经年，即可蜡涂身体，挟利刃，潜游江湖，劫睡龙之珠，得珠而行空自如，触石无碍，三界八寰，可纵浪矣，此飞仙之业也，而始于啮蔷薇头。谈此于客，未有不胡卢而笑。

花治疟　伍涵芬《读书志》：白野蔷薇花，拌茶煎服，可驱疟鬼。

妇人郁结吐血　刘克中云：香烈，大耗真气，虚人忌服之。

根　治肺痈、吐脓痰，酒煎服。口疮煎汤漱口。

子　名石珊瑚，治产后软瘫。

妇人秃发，用蔷薇嫩枝，同猴姜煎汁刷之。

秋海棠

《岭南随笔》：海棠本无香，惟清远归猿洞秋海棠、肇庆羚羊峡春海棠，其香特盛。

《群芳谱》：一名八月春，草本，花色粉红，甚娇艳，叶绿如翠羽。此花有二种，叶下红筋者为常品，绿筋者开花更有雅趣。

《大观录》：秋海棠亦名断肠草，其根、叶有毒，犬马食之即死，浸花水饮之害人。

《漳州府志》：秋海棠岁每生苗，其茎甚脆，叶背作红乱纹，云是相思血也。相传昔人有以思而喷血阶下，遂生此，故亦名相思草。其花一朵谢，则旁生二朵，二生四，四生八，具太极象，雅艳异常。

《花镜》：秋海棠一名八月春，为秋色中第一，本矮而叶大，背多红丝如胭脂，作界纹，花四出，以渐而开，至末朵结铃子，生桠枝，花娇冶柔媚。其异种有黄、白二色，一名断肠花。

周开鄠[1]云：秋海棠俗传其花中黄心有大毒，人食多死。予一日误食此，惊惶一夜，仓卒旅邸，无药可解，但委命听之而已，次日亦无恙。丁宪荣云：秋海棠叶初生山左，小儿争采食之，味微酸，生津，能益唇色，如涂朱然，则其无毒可知。

《药性考》：海棠喜背阴而生，故性寒，凡大热症可用。

味酸，性寒无毒，和蜜搽面，泽肌润肉；其干捣汁治咽喉痛。《药性考》

《百草镜》云：擦癣杀虫，用叶花浸蜜，入妇人面药用。

《物理小识》：白银以乌梅三叶酸秋海堂叶皆可。

海棠蜜　《救生苦海》：红秋海棠采花去心，白蜜拌匀，蒸晒十次，令化为度，冬月早晨洗面后敷之，能令色艳，并治吹花癣痱瘤。

《慈航活人书》有制海棠蜜法：上白蜜一大杯，红秋海棠现取花片用，拌入蜜内，将花略捣烂，日日晒，或蒸数次，自烂如泥，其蜜色如海棠；或加入好芙蓉粉少许，光绝可爱，且免面皮冻裂。

茶　菊 城头菊　金铃菊　金箭头　菊米　菊根

茶菊较家菊朵小多心，有黄、白二色。杭州钱塘所属良渚桧葬地方，乡人多种菊为业，秋十月采取花，挑入城市以售。黄色者有高脚黄等名色，紫蒂者名紫蒂盘桓，白色千叶名千叶玉玲珑，徽人茶铺多买焙干作点茶用。常中丞安《宦游笔记》：凤凰山产菊花，不甚大，蒂紫味甘，取以点茶绝佳；又浙省城头一带产菊，名城头菊，皆生城上石缝中，至秋开花，花小于茶菊，香

① 鄠（hù，音户）。

气沁腹，点茶更佳，此则茶菊之野生者，味性不同。临安山中所产一种野菊，名金铃菊，花小如豆，与城头菊仿佛，山人多采入药铺作野菊花用，实与野菊又不同，野菊食之泻人，而铃菊又不作泻；野菊瓣疏，此则旁瓣密为别也。濒湖《纲目》菊分家、野，而此数种独未言及。今杭俗以茶菊作饷遗客，为用最广，予故不惜覼[①]缕言之，兼补濒湖所未备焉。

《百草镜》云：甘菊即茶菊，出浙江、江西者佳，形细小而香；产于亳州者不可用，白而微臭。近日杭州笕桥、安徽池州、绍兴新昌唐公市、湖北缺州皆产，入药用，阴干者去蒂，以白术、枸杞子、地骨皮为使，反河纯及无鳞鱼。园菊花大，不入药，只可装枕去风，其根治刑中却效。

《群芳谱》：一名真菊，一名家菊，一名茶菊，花正黄，小如指顶外尖，瓣内细萼柄细而长，味甘而辛，气香而烈，叶似小金铃而尖，更多亚浅，气味似薄荷，枝干嫩则青，老则紫，实如葶苈而细，种之亦生苗，人家种以供蔬茹。凡菊叶皆深绿而厚味极苦，或有毛，惟此叶淡绿柔茎，味微甘，咀嚼香味俱胜，撷以作羹及泛茶，极有风致。

万历《嘉善县志》：花黄梗紫为甘菊，最良。野菊丛生，花小性凉；家菊花大，气弗聚矣。

黄茶菊以紫蒂为佳，明日去风，搜肝气，治头晕目眩，益血润容，入血分。

《食物宜忌》：黄菊花即甘菊花，苦微甘、性平，益肺肾，去风除热，补血养目，清眩晕头风。

白茶菊，千叶者佳，通肺气，止咳逆，清三焦郁火，疗肌热，入气分，其根治疔肿、喉疔、喉癣。

海宁出茶菊，名金井玉栏杆，其花心黄边白，点茶绝佳。

---

① 覼（luó，音罗）：覼缕，详细。

《圣惠方》云：黄甘菊虽能燥湿祛风，亦能助火泄气。

性平，专入阳分，治诸风头眩，解酒毒疔肿。

扑打损伤　王阮亭《居易录》云：四川提督吴英说，昔得扑打损伤秘方，虽重伤濒死，但一丝未绝，灌下立苏。其方以十一月采野菊花，连枝叶阴干，用时取一两，加童便、无灰酒各一碗，同煎热服。

红丝疔　《立效验方》：以白菊叶，无白者别菊亦可，冬月无叶取根，加雄黄钱许，蜒蚰二条，共捣极烂，从头敷至丝尽处为止，用绢条裹紧，隔夜即清①，真神方也。

城头菊

朱排山《柑园小识》：杭城石罅生菊，枝叶极瘦小，九月开花如豆，香而且甘。雍正初，禁人采取，以充贡品，宫闱以作枕。城上之菊，既为野生而味甘，亦一异也。苏颂《图经》云：有一种开小小花瓣，下如珠子，谓之珠子菊，岂即此欤？

明目，去头风，喉痹，疖毒，凉血。其枝叶鲜者，生捣罨疔疮，并服其汁；兼治蛇咬、瘰疬、梅疮、眼瘜②，煎洗天泡疮亦效。

金铃菊

《百草镜》云：采花干之作枕，除头风、目疾、内热、洗风火眼，止热泻；捣罨一切肿毒、诸虫咬螫，有效。胃虚便滑，无实热者忌用，以其苦寒伤胃能作泻也。

《群芳谱》载：金铃菊花小如铃，其干长与人等，凡菊叶皆五出，此叶独尖长七出，花与叶层层相间，不独生于枝头，此乃

① 清：据文义应为“消”。
② 瘜（xī，音西）：息肉。

家种金铃菊，非野生金铃菊也。然功用要亦仿佛。

金箭头

马伯州《菊谱》：花长而末锐，枝叶可茹，名金箭头，又名风药菊，专治头风，较他菊十倍。

菊　米

处州出一种山中野菊，土人采其蕊干之，如半粒绿豆大，甚香而轻圆黄亮。云败毒散疔、去风清火、明目为第一。产遂昌县石练山。

菊　根

张介宾《本草正》云：白菊根善利水，捣汁和酒服之，大治癃闭。

瘰疬未破　《医学指南》：采野菊根捣烂，煎酒服，渣涂上自消，不消自破。

睡　莲

《广志》：睡莲布叶数重，叶如荇而大，花有五色，当夏昼开，夜缩入水底，昼复出，与梦草昼人地夜即复出相反，广州有之。谚曰：“毋佩睡莲，使人好眠。”《纲目》蔬部载睡菜，而睡莲独遗，故补之。

张瓛《大观录》：绰菜夏月生于池沼之间，叶类慈菇，根如藕条，食之令人思睡，又名瞑菜。

《岭南杂记》：睡莲菜一名瑞莲，花瓣外紫内白，干如钗股，心似鸡头，以水浅深为短长，日沉夜浮，必鸡鸣采之始得，出高州。

佩之多好眠。《广志》清香爽脆，消暑解醒。《岭南杂记》

瑞香花

《粤语》：乳源多白瑞香，冬月盛开如雪，名雪花。刈以为薪，杂山兰、芎劳之属烧之，比屋皆香。其种以挛枝为上，有紫色者香尤烈，杂众花中，众花往往五香，皆为所夺，一名夺香花。干者入药用。《纲目》芳草内瑞香条，只载其根治急喉风，用白花者研水灌之，亦不言其花之功用，故补之。

稀痘　治乳岩初起。

《药性考》：瑞香花馥，糖饯芳甘，清利头目，齿痛宜含。

子午莲

《纲目》水草部入苹，以为此即大叶之苹也。古人以为食品，"祭用苹蘩"即此。今浙人呼为子午莲，生水泽陂荡中，叶较荷而小，缺口不圆入夏开白花，午开子敛，子开午敛，故名。采花入药。

治小儿急慢惊风，煎汤服，用七朵或十四朵。杭城张子元扇店，施此救人多年矣。

桃金娘

《粤志》：草花之以娘名者，有桃金娘，丛生野间，似梅而末微锐，似桃而色倍赪[①]，中茎纯紫，丝缀深黄如金粟，名金桃娘，八九月实熟，青绀若牛乳状，产桂林，今广州亦多有之。粤歌云："携手南山阳，采花香满筐，妾爱留求子，郎爱桃金娘。"

《花镜》：金丝桃一名桃金娘，出桂林郡，花似桃而大，其色更赪，中茎纯紫，心吐黄须，铺散花外，俨似金丝，八九月实熟，青绀若牛乳状，味甘，可入药用。如分种，当从根下劈开，

① 赪（chēng，音撑）：红色。

仍以土复之，至来年移植便活。

花 行血。

子 味甘人脾，养血明目。

假素馨

出广中，青藤仔花也。

《粤语》：青藤仔叶长三四寸，多芒刺，茎大如指而坚韧，人家日用之，犹北地之用柳条。

煎汤洗疮疥良。

千金花

此即千金草花。千金草即《本经》兰草，今所呼孩儿菊、省头草是也。二月宿根再发，紫茎素枝，赤节绿叶，对节生，光泽有歧，嫩时可挼可佩，八九月渐老，枝头成穗，作花红白状，似鸡苏，久之花瓣转白，绒裂如球，球中有子一粒，绒著子上，色黑味苦，臭香气裂，即千金花也。濒湖《纲目》仅载其叶之用。《本草乘雅》云：以千金花煮酒，臭类木香，苦甚黄连，用治滞痢，获效颇捷。予故采其说人花部，以补所未备。

花气香、味苦，浸酒治滞下，以其能兰辟不祥，利水道，宣气四达之功耳。《乘雅》

梧桐花

《山海草函》：治杖丹、癞头、汤火伤。

金凤毛

汪连仕云：今人呼翠翎草，翠绕如翎，叶细塌地而生，与翠云草风尾不同。敏按：此种即茑萝，今人编竹为亭台，植之盆中，秋开大红小花者是也。

治耳疔痔漏。

十姊妹

一名佛见笑。汪连仕云：取其根、叶阴干为末，蜜糖汤调服，治伤寒危笃立效，乃元升观之秘方。

雨　韭

汪连仕《草药方》云：雨韭生水泽旁，即青慈菇花，去湿之功同茵陈。

散一切疔肿，消痔漏，明目。

罂粟子油

固精。《物理小识》

佛前旧供花

《云谷医抄》：治臁疮烂腿，用佛前多年陈久供花，取来用香油浸贴，即愈。

果部上 二十一种 附十六种

延寿果

乃鹿衔草之子。又《松潘卫志》有延寿果，云果生于土，味甜似山药，并无树果，此或名同而物异也。

按：鹿衔，《千金方》名鹿药草，其叶大而面绿背青者为真；苏恭言有大、小二种；保升言叶似茺蔚，丛生有毛者，吴风草也，此草惟生于秦地者有子，土人名曰延寿果。

《仁恕堂笔记》：张掖河西地有草根，一种形如黄连，盘根屈曲，有状若然[1]，边人取之，实笾豆用之，供馈遗，名曰延寿果，俗又称鹿跑草，其味甚甜。

理血中邪湿，温补下元，去风痹历节痛，小儿食之，定惊悸。《三边纪略》

《本草逢原》云：味微涩而甘，不特有益老人，而婴儿先天不足者，尤为上药，惜乎南方罕得也。

樱　额

果属也。产关东乌喇口外，其树丛生，果形如野黑葡萄而稍小，鲜实甚美，晒干为末，可以致远。

《盛京志》：一名稠梨子，实黑而涩，土人珍之，间以作面，暑月调水服之，可止。

按：《宦游笔记》：郁李即棠棣，结子如樱桃，南产者酸涩不堪食，盛京出者又名樱额，味甘鲜，晒干为末，更佳。

味甘涩，性温暖，补脾，止泄泻。

倒吊果

御制《几暇格物编》：俗名吊搭果，形似山梨而小，体微长，味酢[2]，肉多沙，长蒂。诸果始生时皆向上，此果花实皆下垂，故名。生时坚涩，熟乃沙，树枝叶俱如梨，为秦中物产，今遵化沿边有之。而考之书籍草木诸谱，皆不载倒吊之名，惟《上林赋》云：答遝离支答遝，音近打拉。张揖注云：答遝，果名。按：梅尧臣牡丹诗用“打拉”二字。北人方言以欹垂为打拉，是答遝名果，或因其下垂也。《说文》海篇俱作榙樑[3]果，

① 状若然：原作“若缺然”，据稿本改。

② 酢：形误，据文义应为“酸”。

③ 榙樑（tātà，音他踏）。

今名吊搭，或是答遝音之转耳。

性暖，利胸膈，健脾消食。

飞松子

《云南土司志》：边境各土司深山中，产一种飞松子，结实熟时，人欲取之，子辄飞去，夜则仍归根下。土人记其处，俟夜过子，掘其根而取之，馈遗以为珍品，味绝香美。

《徐霞客游记》：飞松一名狐实，亦作梧实，正如梧桐子，而大倍之，色味亦如梧桐子，而壳薄易剥，坐密树中，一见辄伐树，乃可得，迟则树即存，而子俱飞去成空株矣，故曰飞松。惟巅堂关外野人境有之，其叶如柳，味绝类土豆。

《滇略》：梧实大如豆，壳脆易剥，不与他处类，俗谓之山松子，亦曰飞松。

朱排山《柑园小识》：飞松出滇南，似梧桐子，稍大而微长，内外色味俱肖，而香美过之，蔓生松树上，土人甚珍之。

下气消痰，通和血脉，能返魂。凡有人魂神不安，及惊越失魂，神不守舍一切等症，此为要药，故灵璧赵氏天王补心丹治怔忡用之。

张绿猗言，十香返魂丹加飞松子壳，更效。

茶肭子

《边舆考》：其树出辽东塞外，高有三尺许，叶如南方楝树，背有黄白点，花四出，形如手，碧色，或有八出者，结子大如拳，熟便可食，其甘如饴，其树浸水可为油燃灯，入药用子。

治一切病，辽塞无药，土人有病者，取茶肭子啖之即愈。

椰　油 椰中酒　椰膏　椰皮　椰肉

《台湾使槎录》云：可佐膏火，或云用火炙椰，其油自出。

凡拣椰子以手摇之，听水声清亮，则心大而甜，其肉厚，水声浊则否。

《渑水燕谈录》：椰子生安南及海外诸国，木如棕榈，大者高百余尺，花白如千叶芙蓉，一本花不过三五颗，其大如斗至差小，外有黄毛，软皮，中有壳，正类槟榔，壳上有二穴，牙出穴中，壳内类萝卜，皮味苦，肉极甘脆，蛮人甚珍之。

刘恂《岭表录异》：椰壳中有液数合，如乳，亦可饮之。冷而动气。

《广果录》：椰树高六七丈，直竦无枝，至木末乃有叶如束蒲，长二三尺，花如千叶芙蓉，白色，终岁不绝，叶间生实如瓠系，房房连累，一房二十七八实，或三十实，大者如斗，有皮厚苞之，曰椰衣，皮中有核甚坚，与肤肉皆紧着，皮厚可半寸，白如雪，味脆而甘，肤中空虚，又有清浆升许，味美于蜜，微有酒气曰椰酒。苏轼诗："美酒生林不待仪"，言椰中有自然之酒，不待仪狄而作也。

《广东名胜志》：文昌县玉阳山椰子最多，大三四围，高二三丈，通身无枝，至百余年才有叶，三月花，连着实房，房三十或二十七八子，至六月熟，七月收。

疗齿疾、冻疮《粤志》，祛暑气《华夷花木考》，治消渴，涂髭发立黑。《渑水燕谈录》

椰中酒

《食物考》：缅甸有树头酒，即椰子中浆汁也。

《华夷花木考》载林邑王与南越王有怨，遣刺客匕其首，枭之树上，化为椰子树。当刺时，王方大醉，故椰浆如酒，饮之醉人。

祛风，消水肿，止吐血，涂头黑发。然多食昏人，动气增渴，性温故也。久服可乌须。《食物考》

椰　膏

《粤载》：椰子壳，土人取以熬膏，色黑如漆，涂癣良。

椰　皮

煮汁止血，疗吐逆。《滃水燕谈录》

椰　肉

益气生风。《渑水燕谈录》

杨梅下疳，筋骨疼痛　《不药良方》：椰子壳烧存性，临卧以滚酒泡服二三钱，暖卧取汗，其痛即止。

宜母果

《岭南杂记》：似橘而酸，又名宜濛子。元吴莱有“宜濛热水歌。”

《粤语》：宜男子似橙而小，二三月熟，黄色，味极酸，孕妇肝虚嗜之，故曰宜母。元时于广州荔枝湾作御果园，栽种里木树，大小八百株，以作渴水。里木即宜母子也，一名黎檬子。吴莱诗：“广州园官进渴水，天风夏热宜檬子，百花酝作甘露浆，南园烹成赤龙髓。”盖以里木子榨水煎糖也。蒙古以为舍里别，即渴水也，一名药果。当熟时人家竞买，以多藏而经岁久为尚。汁可代醋，染大红，以其汁调乃上。

《药性考》：黎檬子大如梅，形似橘，孕妇宜食，能辟暑，即宜潆子。孕妇食之能安胎，故又名宜母。

腌食，下气和胃，怀孕不安食之良。制为浆，辟酷暑，又能解渴。

宜母子以盐腌，岁久色黑，可治伤寒痰火。《粤语》

天师栗即娑罗子

一名娑罗子，治胃痛最验。《纲目》于“主治”下失载。《通雅》娑罗，外国之交让木也，叶似楠，皮似玉兰，色葱白，最洁，鸟不栖，虫不生，子能下气。《益部方物记》：生峨嵋山中，类枇杷，数葩合房，春开，叶在表，花在中，或言根不可徙。《吴船录》：木叶如海梧桐，又似杨梅，花红白色，春夏间开。《长安客话》，卧佛寺内娑罗树二株，子如橡栗，可疗心疾。

《宸垣识略》：娑罗花苞大如拳，叶如枇杷，凡二十余叶相沓捧，苞类桐花，一簇三十余朵，经月方谢。《留青日札》：娑罗树出西番海中，予在浔州时，官圃一株甚巨，每枝生叶七片，有花穗甚长，而黄如栗花，秋后结实如栗，可食，正所谓七叶树也。《药性考》：娑罗子一枝七叶九叶，苞如人面，花似牡丹，香白。

肉味苦、微凉，宽中下气，治胃脘肝膈膨胀，疳积疟痢，吐血劳伤，平胃通络。用阴阳瓦炙灰，或酒煨食俱效。单用不入他药，或称天师栗，非也。

《葛祖遗方》：味甘温无毒，治心胃寒痛虫痛，性温杀虫。

胃痛　《百草镜》用娑婆子，即娑罗子也。以一枚去壳，捣碎煎服，能令虫从大便出，三服除根。

九种心痛　《杨春涯验方》：娑罗子即武吉，烧灰冲酒服。

化州橘红

橘瓤上丝　糖橘红　橘饼

药制柑橘饼　青盐陈皮　橘苓

《岭南杂记》：化州仙橘，相传仙人罗辨种橘于石龙之腹，至今犹存，惟此一株，在苏泽堂者为最，清风楼次之，红树又次之。其实非橘，皮厚肉酸，不中食。其皮厘为五片七片，不可成双，每片真者可值一金。每年所结，循例具文报明上台，届期督抚差亲随跟同采摘批制，官斯土者，亦不多得。彼土人云：凡近州始闻谯楼更鼓者，其皮亦佳，故化皮赝者多，真者甚难得。

关涵《岭南随笔》：化州署橘树，一月生一子，以其皮入药，痰立解。后为风折，即其地补种，气味便殊。今称化州橘红者，皆以增城香柚皮伪代之，能化物而不能自化。

《粤语》：化州有橘一株，在署中，月生一子，以其皮为橘红，瀹汤饮之，痰立消，曩亦进御。今为大风所拔，新种一株，味不及。化州故多橘红，售于岭内，而产署中者独异。

《本草乘雅》云：橘柚专精者实，实复专精者皮。皮布细窍，宛如人肤，即脉络、肉理、筋膜、子核，各有属焉，故力能转入为升，转升为合，即转合为开也。种种形证，悉从入从合，故胸中瘕热，水谷失宣，神明不通，气逆及气臭耳下气者出已而降，玉衡机转之妙用也。

《识药辨微》云：化橘红近日广中来者，皆单片成束，作象眼块，或三十五十片，两头以红绳扎之，成一把，外皮淡红色，内腹皮白色，周身亦有猪鬃皮，此种皆柚皮，亦能消痰。又有一种为世所重，每个五片如爪，中用化州印，名五爪橘红，亦柚皮所制，较掌片为佳。究之真者远甚也。真化州橘红煎之作甜香，取其汁一点入痰盂内，痰皆变为水，此为上品。

梁氏家藏苏泽堂化州橘红，每一个七破，反摺作七歧，晒干，气甚香烈。有橘红歌云："石龙灵异不可测，首向青霄尾潜泽，有时声吼洪如鹅，有时喷沙白似雪，鸣或宰相应期生，鸣或科甲蝉联翼。由来州牧履其常，惟恐怪奇骇愚俗，亭碑鼓吹镇其头，重镬累石填其穴，天生灵异无可凭，离奇屈曲化为橘。橘之为性温且平，能愈伤寒兼积食，消痰止嗽功更奇，谁先辨此真龙脉，价值黄金不易求，寄语人间休浪掷。"

治痰症如神，消油腻谷食积，醒酒宽中。气虚者忌服。解蟹毒。《慈惠编》：食蟹中毒，橘红煎汤服。

辰砂五香丸治翻胃、噎膈、呕吐　《张氏秘效方》：用血竭、乳香、没药、辰砂各一钱五分，玄胡一钱，化州橘红一钱，共为末，每三分酒服。

羊癫疯　《良方集要》：雄黄、天竺黄、川贝母各五钱，真琥珀一钱，麝香一钱，陈胆星一两，以上各另研；全蝎十四个，去足酒洗，远志肉甘草汁制，钩藤、防风、化州橘红、姜衣、羌活、茯苓、天麻、石菖蒲各五钱，以上不可见火，晒干；蝉蜕三十个，白附子六钱，共为末，炼蜜为丸，如龙眼大，每服一丸，开水下。

按：《百草镜》：广东高州府化州出陈皮，去白者名橘红，今亦罕得。土人以柚皮代之，出售外方，价亦不贵。辨别之法，须先看皮色筋味，如皮皱粗色黄而厚，内多白膜，味反甜带辛者，乃乳柑皮也。只堪点茶，不堪入药；皮极厚而泡松，纹极细而色黄，内多膜无筋，味甜多辛少者，乃柚子皮也，性忌冷服；纹细，色红润而皮薄，多有筋脉，味苦辛，入口芳香者，乃真化州橘红也。入药以此种为贵，然其性酸[1]削，能伐生气，消痰虽捷，破气损人，不宜轻用。近日有一种产仁和塘栖镇蜜橘皮所制，曰甜橘红，清香入肺醒脾，消痰之功，不下化产，而性不峻削，名为香金板，南人体弱者宜之。

《本草乘雅》：武林栖水出蜜橘，凡数十品，名金钱穿心者，虽秀色可观，又不如佛肚脐，形小皮癞，甘美可口，霜降采取，气足味足，密藏至春，剖皮抽脉，破囊吮汁，亦可振醒精神。为得句破疑之助。

橘瓤上丝

金御乘云：橘丝专能宣通经络滞气，予屡用以治卫气逆于肺之脉胀，甚有效。《纲目》橘瓤上筋膜，只引《大明》治口渴吐酒，而没其专功，何耶？因仍其说以补之。

通经络滞气脉胀，驱皮里膜外积痰，活血。

糖橘红

仁和塘栖镇者佳。以皮去白，切小块，用糖霜制。

味甘辛，性温，理气快膈，治嗽消痰。《食物宜忌》

橘　饼

闽中漳泉者佳，名麦芽橘饼，圆径四五寸，乃选大福橘蜜糖酿制而成，干之，面上有白霜，故名。肉厚味重，为天下第一。浙制者乃衢橘所作，圆径不及三寸，且皮色黯黑而肉薄，味亦苦劣。出塘栖者为蜜橘饼，味差胜，然亦不及闽中者。又兴化出金钱橘饼，乃取金橘制成，小如钱，明如琥珀，消食下气，开膈，

① 酸：据文义应为“峻”。

捷于砂仁、豆蔻，又可醒酒，醉后点茶，允为妙供。

味甘、性温，下气宽中，消痰运食。《食物宜忌》黄疸臌胀，除膈止消。《经验广集》

治诸色痢　《行箧检秘》：橘饼一两，圆眼肉五钱，冰糖五钱，水二碗，露一宿，温服，不露亦可，至重者不过二三服，无不神验。

治泻　梁氏《集验》：夏月吃瓜果太多，以致泄泻不休，用漳州好橘饼一枚，细切薄片，作二次放茶钟内冲服。

橘饼汤　《经验广集》：治伤食生冷瓜果，泄泻不休。橘饼一个，切薄片，放碗内，以沸汤泼盖住，泡汁出，即饮汤，连饼食，一饼可作数次服。

百果酒　香橼、佛手各二个，核桃肉、圆眼肉、莲肉、橘饼各半斤，柏子仁四两，松子三两，红枣二十两，黑糖二斤，干烧酒五十斤浸，此酒补虚益肾，乃河中李太守秘方。

药制柑橘饼

《北砚食规》：用玄明粉、半夏、青盐、百药草、天花粉、白茯苓各五钱，诃子、甘草、乌梅去核各二钱，硼砂、桔梗各三钱，以上俱用雪水煎半干，去渣澄清取汤，煮柑橘，炭堑微火烘，日翻二次，每次轻轻细捻，使药味尽入皮内，如捻破则不妙。能清火化痰，宽中降气。

青盐陈皮

《百草镜》：制青盐陈皮，即苏州宋公祠遗法也。陈皮二斤，河水浸一日，竹刀轻刮去浮白，贮竹筐内，沸汤淋三四次，用冷河水洗净，不苦为度；晒至半干，可得净皮一斤，初次用甘草、乌梅肉各四两，煎浓汁拌晒，夜露，俟酥捻碎如豆大，再用川贝母去心四两，青盐三两，研为细末，拌匀，晒露干，收贮。

消痰降气，生津开郁，运脾调胃，解毒安神。

橘　苓

橘树上生，如木蕈，枣皮红色。

治乳痈，煎酒服。

豆蔻槟榔

此即《纲目》槟榔注内所云蒳[1]子是也。形如鸡心，一头尖，一头圆，仅如小指大，外有壳包之。壳白色如豆蔻形，尖如橄榄，长不及半寸。药肆每于豆蔻中检出，每豆蔻一斤，不过数粒，价亦倍。广南槟榔亦无有专货之者，或云此种始为鸡心槟榔。广南所市者，皆山槟榔及大腹子而已。时珍循竺氏说，以山槟榔为蒳子，恐误。

治所胃噎膈，余功与广槟榔同。

按：《百草镜》：槟榔，今药肆所市者形扁而圆大，乃大腹子，俗名雌槟榔。广东文昌县出者，名文昌子，尖小者，名主赐槟榔，又名吃子，其形长尖，状如鸡心，内有锦纹，又名鸡心槟榔，即雄槟榔也。另有一种鸡心槟榔，来自洋舶，从白豆蔻内拣出，极罕有，形亦长尖，极小，外有壳，俨如枣核，故又呼枣核槟榔，入药最胜。

耳聋灸法　《经验广集》：用鸡心槟榔一个，将脐内挖一窝如钱眼大，实以麝香，坐于患耳内，以艾炷灸之，不过三四次，即效。

小儿疳积　胡开甫方：使君子五个生、五个熟，豆蔻内槟榔

---

① 蒳（nà，音纳）：一种植物。

用姜汤磨汁，空心蘸使君子肉食，一二次即愈。

聤耳出脓　豆蔻槟榔为末，吹入立愈。《救生苦海》

口疮　豆蔻内槟榔煅存性，加轻粉敷之。《广果录》

琐琐葡萄

出土鲁番，北京货之，形如胡椒，系葡萄之别种也。

《回疆志》：葡萄一根数本，藤蔓牵长，花极细而黄白色，其实有紫、白、青、黑数种，形有圆长大小，味有酸甜不同，一种色绿而无核，较黄豆微大，味甘美；一种色紫而小如胡椒，即琐琐葡萄；一种色黑，形长寸许；一种色白而大，皆七八月熟，晾干可致远。

《本经逢原》云：琐琐葡萄似葡萄而琐细，故名。生于漠北，南方间亦有之，其干类木，而系藤本，其子生青熟赤，干则紫黑，能摄精气，归宿肾脏，与五味子功用不甚相远。凡藤蔓类，皆属于筋；草木之实，皆达于脏，不独此味为然。此物向供食品，不入汤药，故本草不载。近时北人以此强肾，南人以之稀痘，各有攸宜。

《五杂俎》：西域白葡萄，生者不可见，其干者味殊奇甘，有兔眼葡萄，无核；又有琐琐葡萄，形如茱萸。小儿食之，能解痘毒。于文定《笔尘》云：琐琐即驳娑之讹。

黎娩曾《仁恕堂笔记》：琐琐葡萄，于文定引“西京羽猎赋”谓琐琐当为娑驭，固属附会，而以为别有一种，亦非河西葡萄，虽引根牵蔓不异中土，而结实大长如马乳，色深紫，味亦殊甘，一枝干百颗，大者在上，细在[①]下垂，取而干之，大者为白葡萄，细者名琐琐，非两种也，故俗呼为公领孙。惟绿葡萄则

① 在：据文义应为“者”。

来自西域，非中土所有。

味甘，核细微咸。《痘学真传》云：味甘酸，性平温。《百草镜》云：性热，入脾、肾二经，作酒弥佳。治筋骨湿痛，利水甚捷，除遍身浮肿、痘疮不出，酒研和饮，神效。

强肾　琐琐葡萄、人参各一钱，火酒浸一宿，侵晨涂手心，摩擦腰脊，能助膂力强壮；若卧时摩擦腰脊，力助阳事坚强，尤为得力。

稀痘　琐琐葡萄一岁一钱，神黄豆一岁一粒，杵为细末，一阳夜蜜水调服，并擦心窝腰眼，能助肾祛邪，以北地方物专助东南生气之不足也。然惟禀质素弱者用之有益，若气壮偏阳者勿服，恐其助长淫火之毒也。

按：《紫桃轩杂缀》琐琐葡萄，神农九草之一，中土久有，不俟博望从西域带来也。吾里东塔朱买臣墓有之。戊子，余曾历平湖幕署，有一枝蔓延满架，夏开琐碎花，结实如绿豆，望不可见。吾杭螺蛳山汪姓家亦有此，然食之味薄，不若甘肃者味厚也。入药自宜以西北者为优。

南　枣山枣　藏枣

出金华东阳县茶场，以透明如血，七枚长一尺者佳，陈者入药。

《宦游笔记》：金华东阳县茶场出枣，其大如拳，核尖细如黍，决之即脱，清甘香脆，以此名闻天下。明中叶尚存数棵，今此种已绝矣。惟东南诸乡于高阜地种之，虽不及茶场，亦美甲于他处。其制法不一，未熟辄击，以汤沃之使变色，谓之汤红，干则其色紫；已熟者，名树头红，干则其色丹；过熟者，以所煮余汁煮之，色味似庶糖，谓之糖枣，此则以时食为美，不作干也。又有一种棘，差小而圆，味殊胜枣。

《物理小识》：南枣出兰溪，摇而知之，其肉离核。

味甘微酸，性温补，赤人心，酸敛肝。

《博记单方》：眼疾中有一种名红线锁目干，治法，取南枣核二十一粒，将核截两断，去仁净，以铜绿塞孔中，仍将枣核合上，以纸贴封一起，放炉中烧红，取出，以碗盖存性。每日只用七个，研极细末，调生男乳水抹，三日立效。

肠红下血　南枣五枚，同黄芪二钱，煎汤，五更服，神效。

又方《不药良方》：南枣十枚，槐米一两，同煎，去米食枣，日三次即愈。

痔疮　《救生苦海》：南枣一枚去核，鳖头骨一个，捣碎，铜青装满枣肉，扎紧，火煅烟尽，伏土存性，研细；用秋海棠煎洗，然后用药和水敷之，三日消。

除壁虱　《集听》：大南枣去核，入水银，火煨熏。

走马牙疳　《不药良方》：陈年南枣核，烧灰，研末掺之。

枣参丸　《醒园录》：用大南枣十枚，蒸软去皮核，配人参一钱，布包，藏饭锅内蒸烂，捣匀为丸，如弹子大，收贮用之，补气最捷。

仙果不饥方　《醒园录》：大南枣一斤，好柿饼十块，芝麻半斤去皮炒，糯米粉半斤炒，将芝麻研成细末，枣、柿同人饭中蒸熟，取出去皮核子蒂，捣极烂，和麻米二粉再捣匀为丸，晒干收贮，加参更妙。

《本经逢原》云：古方中用大枣皆是红枣，取生能散表也；入补脾药宜用南枣，取甘能益津也；其黑枣助湿中火、损齿生虫，入药非宜。

山　枣

出广西肇庆府，叶如梅，果似荔枝，九月熟可食。柳贯

《打枣谱》：山枣状如枣而圆，色青黄而味甘酸。出广州。

甘温无毒，生和脾胃，益血壮神。

藏 枣

朱排山《柑园小识》：藏枣来自西藏，实产于天竺，大者长二寸许，形味绝似南枣，能补气，功同人参，藏中亦不易得，其核似蚕蛹形而无仁。

补虚劳，定神志，治怯如神。

落花生

一名长生果。《福清县志》：出外国，昔年无之，蔓生园中，花谢时，其中心有丝垂入地结实，故名。一房可二三粒，炒食味甚香美。康熙初年，僧应元往扶桑觅种寄回，亦可压油。今闽省产者出兴化为第一，名黄土，味甜而粒满；出台湾，名白土，味涩而粒细，其油煎之不熟，食之令人泻，一名土豆。

《汇书》：近时有一种名落生花者，茎叶俱类豆，其花亦似豆花而色黄，枝上不结实，其花落地即结实于泥土中，亦奇物也。实亦似豆荚而稍坚硬，炒熟食之，作松子之味，此种皆自闽中来。

《物理小识》：番豆名落花生，土露子，二三月种之，一畦不过数子。行枝如蕹菜、虎耳藤，横枝取土压之，藤上开花，丝落土成实，冬后掘土取之。壳有纹豆，黄白色，炒熟甘香似松子味。又云：番豆花透空入土结豆，当通润脏腑。

《酉阳杂俎》：又有一种形如香芋，蔓生，艺者架小棚使蔓之，花开亦落土，结子如香芋，亦名花生。

《花镜》：落花生一名香芋，引藤蔓而生，叶桠，开小白花，花落于地，根即生实，连丝牵引土中，累累不断，冬尽掘取煮食，香甜可口，南浙多产之。

万历《仙居县志》：落花生原出福建，近得其种植之。

《岭南随笔》：花与叶不相见，为换锦花；荚与蒂不相见，为落花生。种法：以沙压横枝则蔓生，花不生荚，其荚别在根茎间，亦称落花生。

《逢原》云：长生果产闽地，花落土中即生，从古无此，近始有之。味甘气香，能健脾胃，饮食难消运者宜之。或云，与黄瓜相反，予曾二者并食，未蒙其害，因表出之。花生壳，韩柳生云，焙研极细末，着人身体，沾肉即生奇痒。

敏按：刘启堂《经验秘方》：长生果一名落花生，又名落地生，不可与黄熟瓜同吃，吃则立死。黄熟瓜即香瓜，非长而白色可以腌吃之黄瓜也，始知俗传之误。

雨蓑翁《食物便览》：香芋一名落花生，久服多男。

多食治翻胃。然其性能动火生痰，常人只宜少吃。《从新》云：辛甘而香，润肺补脾，和平可贵。《食物宜忌》云：性平，味甘，舒脾。《广志》云：暖胃。《药性考》云：生研用，下痰；炒熟用，开胃醒脾滑肠。干嗽者宜餐，滋燥润火。

按：落花生，乃花谢落土，感土气而成实，故有人脾和胃之功，又能通肺气。曾见兴化令王翁一子，酷嗜此物，后患软瘫，岂非动火生痰之明验欤？近见人以花生人糖汤煮，浸酱油入素供，更为生痰，老人尤不宜多食。

俞友梁有乌须简便方，只用落花生净肉，炒极焦黑，研极细，捻须，一二日后，色黑如漆。

四日两头疟即三阴疟　安定臣云：昔曾患此，诸方莫疗，有人教服炒熟花生，每日食一二两，不半月而愈。

玉神庵尼清慧言：花生人云服之生痰，有一大家妇咳嗽痰多，医束手不治，庵尼云上劝服花生，每日食二三两，渐觉稀少，不半年，服花生二十余斤，咳嗽与痰喘皆除，想亦从治之法也。童鹿庵言：花生本有涤痰之功，予家凡患咳嗽，只用生花生去壳膜，取净肉冲汤服，咳嗽自安，岂非化痰之功善于瓜蒌、贝母？世俗以火炒食，反能生痰。又凡被马踢伤者，忌服花生，服之疮愈增痛。

花生油　一名果油，色白，甘平气腥，滑肠下积，腻膈生痰。

核桃油

好者补火，若坏核桃榨取者，有毒味劣，不宜食。

阿月浑子

与榛子同类，性更温良，能止痢、暖肾、开胃、除肠秽积，得木香、山萸，能兴阳。

薯　良

形如柚圆，蔓生红色，浸酒服，能活血。《药性考》

无漏果

此即海棕，乃风尾蕉之子，或称为枣，实非枣也。以刀剥去青皮，石灰汤瀹之，蜜浸瓶封，可久藏寄远不坏。

味甘美，性温，消食宽中，除痰止嗽，益气润颜，久食令人肥美。

胖大海

出安南大洞山，产至阴之地，其性纯阴，故能治六经之火。土人名曰安南子，又名大洞果。形似干青果，皮色黑黄，起皱纹，以水泡之，层层胀大，如浮藻然，中有软壳，核壳内有仁二瓣。

味甘淡，治火闭痘，服之立起；并治一切热症劳伤，吐衄下血，消毒去暑，时行赤眼，风火牙疼，虫积下食，痔疮漏管，干咳无痰，骨蒸内热，三焦火症，诸疮皆效，功难尽述。

藕　粉节粉　八仙藕粉

冬日掘取老藕，捣汁澄粉干之，以刀削片，洁白如鹤羽，入食品，先以冷水少许和匀调，次以滚水冲入，即凝结如胶，色如红玉可爱，加白糖霜掺食，大能和营卫生津。《纲目》藕下只载澄粉作食，轻身延年，而不知其功用更专益血止血也。凡一切症，皆不忌可服。《养余月令》有澄藕粉法：取粗藕不限多少，洗净截断，浸三日夜，每日换水，看极净，漉出，捣如泥，以布绞净汁；又将藕渣捣细，又绞汁尽，却轻滤去浑脚，以清水少和搅之，然后澄出清水，下即好粉，晒干收贮，和糯粉、白糖蒸食之，或以白糖开水冲服俱可。菱粉、芡粉俱用此法。

味甘，气芬芳，性平，调中开胃，补髓益血，通气分，清表热，常食安神生智慧，解暑生津，消食止泻。

节　粉

出淮安宝应一带多有之，乃藕节捣澄取粉，晒干，其价较藕粉数倍。

味甘、微带苦，性平，开膈，补腰肾，和血脉，散一切瘀血，生一切新血，产后及吐血者食之，尤佳。

《宦游笔记》：淮以南皆泽国，居人莳藕，暇则滤为粉，淘汰即净，去其渣滓，存其甘液，风吹日曝，渐成碎珠，以汤沃而食之，纯任天然，别有风味，亦野物之可尚者矣。尤著名者曰片粉，择藕之极佳者淘晒，人工十倍寻常，及其既成，则如白云片片，纤尘不染，味亦绝胜，非大有力者，不能制也。

八仙藕粉

《经验广集》：此粉滋胃保元，治一切虚劳杂症：白花藕粉、白茯苓、白扁豆炒、莲肉、川贝母、山药、白蜜各等分，人乳另入滚水中，不拘时食。

人红丸　《济世养生集》：专治童子劳怯，神验之极。用人龙二十一条，即蛔虫，童便洗净，瓦焙勿令黑研末。不破皮红枣三十个，饭上蒸热①，去皮核，萝卜子一钱五分，炒研，大熟地五钱，煮烂杵膏，真藕粉一两五钱，研，真川连六分，酒拌炒，研末，上将红枣肉、熟地膏和诸药末捣匀为丸，如桐子大，每早以白滚汤送下七粒，逐日加增二粒，至二十一粒止，以后不必再加，服一料痊愈。予屡试皆效，切勿泛视。

菱　粉

《湖州府志》：菱本两角者，有果菱，差小；有湖跌菱，色红而大；有青菱，色青角曲而利。四角者野菱，最小者角极铦，有泰州菱，实丰而美。近又有无角者，名馄饨菱。德清有鸡腿菱、文武菱。

菱有多种，老则皆可为粉。造粉之法，与造藕粉同。食菱粉而腹胀者，用姜汤或酒解之。

补脾胃，强脚膝，健力益气，耐饥行水，去暑解毒。

蒂　疣子，俗名饭傅，用鲜水菱蒂搽一二次，即自落。

壳　治头面黄水疮　《医宗汇编》：隔年老菱壳烧存性，麻

① 热：据文义应为“熟”。

百种珍本医籍

油调敷，即愈。

无名肿毒　《贩翁医要》：老菱壳烧灰，香油调敷即愈，并治天泡疮。

指生天蛇　《医宗汇编》：以风菱角灯火上烧灰存性，研末，香油调敷，未溃者即散，已溃者止痛，立愈。

治脱肛　《张氏必验方》：先将麻油润湿肠上，自去浮衣；再将风菱壳水净之，即刻缩上不脱矣。

芡　粉

嘉泰《会稽志》：芡一名鸡头，山阴梅市产之最盛。有数等，小白皮最佳，大白皮、中白皮其皮甚坚难啮，黄嫩者太软，皆不逮也。造粉与藕菱同法。

益精气，强智力，灵耳目，固精添髓。《养余月令》

九龙丹　《贩翁医要》：治肾水不足，邪火淫动，遗精淋浊等症。枸杞子酒蒸、金樱子焙、山楂肉炒、石莲肉炒、莲须焙、熟地捣膏、芡粉炒、白茯苓、当归等分，共为末，炼蜜丸如桐子大，每服三钱，空心白滚汤下。

卷 八

果部下 四十三种 附五种

诸 荔壳

陈定九《荔枝谱》：有奇荔，能治病，经兵燹后，亦仅有存者，今录之于下以备用。

《粤语》：南方离火之所出，荔枝得离火多故一名离枝，亦曰丽枝。丽，离也。文从两日，天地之数，水一而火二，故丽从两日。日为五行之华，月为六气之精，日丽乎支，犹之乎日出于扶桑也。丽枝乃震木之大者，震木以扶桑为宗子，而丽支其支子，故曰丽支。日出于离，离尽午中，故丽支以夏至熟。离为坤之中，其色黄，故曰黄离。丽支之核，外赤内黄，则黄离之美也。坤之中其味甘，故曰甘节。丽支之肉少酸多甘，则甘节之吉也。荔枝以腊而萼，以春而华，夏至而翕然子赤，生于木而成于火也。皮红肉白，而核复纯丹，火包其外，复孕其中也。肉白为金，金为内外火所炼，故味醇和而甘。其液乃金水之精，甘又属土，备五行之粹美，而以火为主者也。粤以火德王，凡花多朱色，皆火花；实多朱实，皆火实，太阳烈气之所结。火实之属凡百种，而荔枝为长，火为母，荔枝则火之长子也。荔枝多食，未尝伤人，饮蜜一杯即解。或以青盐调白火酒饮，或饮荔枝酒过醉，则以荔枝壳浸水饮之。又荔枝多露，有过食者味爽，就树间先吸其露，次咽其香，使氤氲若醉，五内清凉，则可以消肺气，滋真阴，却老还童。

百种珍本古籍

荔枝岁初而蕾，二月而花发，发时多电则花落实小，多雨则花腐，少雨则花液相胶而不实。估计者，视其花以知其实多少而判之。藏荔枝法：就树摘完好者，留蒂寸许蜡封之，乃剪去蒂，以蜡封剪口，以蜜水满浸，经数月，味色不变。

保和枝　产泉郡北陈岩山莲花峰，实大色黄，可消胸膈烦闷，调逆气，导营卫。其核烧灰酒下，可已痢，止腹痛。

回春果　产漳郡康仙祠，叶大如掌，色翠，与众荔殊。其实味苦涩酸辣，不可口，采以浸酒，能已风去疠，治癞如神，叶亦然。以上闽产。

紫玉环　产四川泸州。曝干，啖一枚，可去瘴疠，即早行大雾中，岚气不得侵也。以上川产。

玉露霜　产广东新会崖门山。白壳丹肉，不摘，经冬不落，其味甘酸，啖之止嗽，降肺火，疗怯症。

妃子笑　产佛山。色如琥珀，大如鹅卵，核小如豆，浆滑如乳，啖之能除口气，使齿牙经宿犹香。

牟尼光　产潮州大浦山中。味如乳，饮之功同参苓。以上广东产。

墨荔　产广西平乐万山中。皮肉俱黑如墨，味臭而苦辣，不可啖；或曰，出贺县山中；或曰，荔浦、修仁二邑山中多有之，味臭，有大毒。误食之，必心腐肠烂而死。

按：荔枝名品最多，有绿皮者、绿核者，有黄皮者、白皮者，三月、四月、七月熟者，然其性大约相同，惟此数品，治疗各异，故类及之。

荔枝壳

痘出无浆，心不爽快，以荔枝壳煎汤饮。《不药良方》王圣俞云：荔壳能理血透发分标，凡一切疹瘖不能透达，痘出模糊一片者，非此不能解表成浆。

血崩　《同寿录》：用荔枝壳烧灰存性研末，好酒空心调服，每服二钱，轻者一服即止；至重者，三服愈。

龙眼核壳

《纲目》龙眼核主治，多言其肉，至其核之功用最广，只载其能治胡臭，他皆未之及，又不及其壳，今悉采他本补之。

脑漏　《黄氏医抄》：用广东圆眼核，入铜炉内烧烟起，将筒熏人患鼻孔内，数次即愈。

一切疮疥　高只元《传世方》：用龙眼核煅存性，麻油调敷即愈。

治癣　《祝氏效方》：圆眼核二个，去外黑皮捶碎，雄黄、硫黄、陀僧、枯矾、川椒末，各三分，共为细末，以生姜蘸擦患处即愈。

《集听方》：患癣，用龙眼核去外黑壳，用内核，米醋磨搽。

灭瘢生发　张觐斋云：桂圆核仁，凡人家有小子女者，不可不备，遇面上或磕伤及金刃伤，以此敷之，定疼、止血、生肌，愈后无瘢；若伤鬓发际，愈后更能生发，不比他药，愈后不长发也。

小肠疝气　《不药良方》：荔枝核、龙眼核各七枚，俱烧灰，大茴二粒炒，共为末，好酒调下；外用生姜捣烂敷肾，即消。

《经验广集》：治疝气偏坠、小肠气痛，神效，荔枝核炒、龙眼核炒、小茴香炒，各等分，为细末，空心服一钱，以升麻一钱，水酒煮送下。

念珠丸　《张氏必效方》：治阴疝偏肿，囊中疼痛难忍。乳香去油净二钱，圆眼核三钱，黄蜡二两，和药末，成丸弹子大，分为一百零八丸，蛤粉为衣，用线穿起，露一宿收贮；遇症每服三丸，乳香汤下。

小便不通　用龙眼核去外黑壳，打碎，水煎服。如通后欲脱者，以圆肉汤饮之。

足指痒烂　《药镜》：用桂圆核烧灰掺之，立效。

无名肿毒　《黄氏医抄》：桂圆核以水调涂，俱效，能止折伤出血，疗金疮灭瘢。

烟筒伤喉　万近蓬云：凡烟管误戳伤喉，出血不止者，用桂圆核去外黑皮，惟取内核仁，焙捣为极细末，看喉中伤处，用笔管安末吹之，即定疼止血而愈，屡试果验。

治刀伤出血　殷仁趾传方：以龙眼核炒捣，磨细敷之。

刀斧伤　《黄贩翁医抄》：桂圆核不拘多少，用火烧枯存性，研末掺患处即愈。

按：陈杰《回生集》：大兴李振祖西平云：龙眼核末敷金刃伤，昔在西秦及巴里坤军营，救愈多人，查《本草纲目》及别集本草，俱未记载，可知世间有用之材，自古迄今淹没者，不可胜计矣。

龙眼壳

乃龙眼外裹肉之壳，本黧黄色，闽人恐其易蛀，辄用姜黄末拌之令黄，且易悦目也。广中桂圆多不用姜黄拌，故今广圆犹存本色。入药用壳，须洗去外色黄者。

敷汤泡伤　《行箧检秘》：用圆眼壳煅存性为末，桐油调涂患处，即止痛，愈后又无瘢痕，真良方也。

《泉州府志》：龙眼最小者呼鬼眼，龙眼是其中者，今不复识别。

蜜　望

《粤志》：其子五月色黄，味甜酸，飘洋者兼金购之，有夭桃与相类，六七月熟，大如木瓜，味甜，酢以鲞鱼尤善。凡渡海者，食之不呕浪。

《肇庆志》：蜜望子一名莽果，树高数丈，花开极繁，蜜蜂望之而喜，故名。

《交广录》：蜜望二月开花，五月子熟，色黄，一名望果。其类有夭桃，正月开花，六七月子熟。年岁荒则结实愈多，粤谣云："米价高，食夭桃。"故广人贵望果而贱夭桃。贵之，故望之，蜂望其花，人望其果也。

止船晕。

按：船晕，北人谓之苦船。苦音库。此症多呕吐不食，登岸则已，胃弱人多有之。蜜望果甘酸，能益胃气，故能止呕晕。

蒲桃树

《罗浮志》：蒲桃树高二三丈，其叶如桂，四时有花，丛须无瓣，如剪出丝球，长寸许，色兼黄绿；结实如苹果，壳厚半指，绝香甜；核与壳不相连属，摇之作响。罗浮涧[1]中多有之，猿鸟含啄之，余随流而出，山人阻水取之，动盈数斛。以之酿酒，曰蒲桃春。经岁香不减，作膏尤美。

荸荠粉

《童北砚食规》：出江西虔南，土人如造藕粉法制成，货于远方，作食品，一名乌芋粉，又名黑三棱粉。

甘寒无毒，毁铜销坚，除腹中痞积，丹石蛊毒，清心开翳，去肺胃经湿热，过饮伤风失声，疮毒干紫，可以起发。《北砚食规》

① 涧：据文义应为"洞"。

野荸荠

生山土中，春有苗三叶，似韭而细，叶上有光，其根如豆大，年久则愈大，入药用根，一名山荸荠。

磨粉水中滤过，晒干点眼，去翳障如神。取粉忌铁器。

按：山荸荠喜燥，其生必于高原，干土尤最易蕃衍。有人移入园圃，一经污湿，根即朽烂，然其生不易长，百年才如钱大耳。昔客东瓯，闻马氏点眼药粉为天下第一，见其修制，乃用此磨粉合海鳅目、珠粉加入药中，著效异常。云其性能去面黝斑痣，消痞，去目星胬肉，较产池泽者，尤峻利也。

磨光散　《种福堂方》：点眼神药，用野荸荠粉洗净去皮，石臼中捣烂，密绢绞汁，如做藕粉法；再用清井水飞、晒干炉甘石，用黄连、黄柏、黄芩、甘菊、薄荷煎水煅，再用童便煅一次；将药水飞晒干珍珠，入豆腐内煮过，研细水飞，每荸荠干粉一两，配制过甘石五钱、珠末三钱，各将瓷瓶收贮，临用渐渐配和，加冰片少许点之。

明目去翳秘方　《种福堂方》：锦纹大黄一两，北细辛四两，将二味用上高泉水一百二十两，将药入砂锅，煎至二十两，以细绢滤去渣，用大银碗一个盛药，碗下以砖三块放定，碗底下将灯盏注麻油，用灯草七根，燃灯熏碗底内，煎药成膏，滴水成珠。每膏一两，用野荸荠粉五钱，多些亦不妨，冰片三分，和匀作锭，如多年厚翳，每两加水飞过蝉蜕末五分，须要去头足泥沙，水洗晒干为末，水飞三次用。

又方：野荸荠粉、猪胰各等分，捣和；用鸡子壳半个，放药在内，临卧合印堂上，俟水流入目中，翳随泪出，二十日即愈。并治田螺头眼。

樱桃核山樱桃

今人常用以洗疹瘖，服之亦发透瘩痘，以其得春气早，而性热善达表也。《纲目》不载，岂以发风热故耶。《逢原》云：樱桃核今人用以升发麻斑，力能助火，大非所宜，春夏时尤忌入药。用山樱桃核佳。

发麻疹瘖痘，灭瘢痕冻瘃。

出痘喉哑　王永光方：用甜樱桃核二十枚，砂锅内焙黄色，煎汤服。

眼皮生瘤　《医学指南》：用樱桃核磨水搽之，其瘤渐渐自消。

山樱桃

有毛，与樱桃别是一种。

辛平味劣，止泻肠澼，除热调中。

栗　壳

《纲目》载其治反胃、消渴、泻血，此外无他，不知其能解参之力，胜于莱菔，故急录之。

《杨春崖验方》：解人参，栗子壳煎汤服之，良。

刺　菱沙角

乃小菱也。生杭西湖，里六桥一带多有之，以其四角尖如针芒刺手，故名。春尽时，儿童采取人市货卖。菱生水中，根苗与大菱不殊，其叶下有气管，故其性通肝肾。凡一切病多忌生冷，惟此菱不忌，最能开胃生津。其菱大者如蚕豆，小者如黄豆，味绝鲜美，虽至秋老，亦不甚大，盖地土使然，诚水仙佳种也。

陈误《花镜》：一种最小而四角有刺者，曰刺菱，野生，非

珍本医籍

人所植，花紫色，人曝其实为菱米，可以点茶。

味甘鲜，性平无毒，生食补脾健胃，止渴生津，平肝气，通肾水，益血消食。老者煮食，健脾止泄痢。

根 利水通淋。

沙角

乃菱中一种小者，只两角，临平湖一带多产之。出嘉兴者，名馄饨青，以其似馄饨也，较他菱体小味甘。沙角较馄饨菱尤小，色红，味甘异常。

味甘平，大补脾土，不滞气。

馄饨青性寒，生食解积暑烦热，生津；煮食健脾和胃益气。《花镜》云：迟熟而甘肥者，名馄饨菱。《药性考》：馄饨沙角生熟俱得，老则甘香；补中益气，生者解酒，能压丹石。

乌榄仁

出广东。今果肆皆有市者，皮黄黑色，肉白，有纹层叠如海螵蛸状，酒筵中以为豆笾食品。《纲目》“集解”下云：乌榄青黑，肉烂而甘，取肉捶碎放干，自有霜如白盐，谓之榄酱。其子仁肥大，名榄仁。而“主治”所载，悉言白榄，即今常食之青果。又所载榄仁可治吻燥者，亦指青果核中仁而言，非指乌榄仁也。今采《岭南果录》中补其遗。按《粤志》木语：橄榄有青、乌二种，闽人以白者名青果，粤中只名白榄，不曰青果也。白榄利微，人少种焉。乌榄下番禺诸乡皆种之，种至二年，其秧长八九尺，必扦之乃结实，扦至三年而子小收，十年而大收矣。其树本高而端直，多独干，至顶乃布枝柯，有雌有雄，雄为主，雌为客，犹妇之归于夫也。子如枣大，长寸许，光无棱瓣，先生者下向，后生者上向，八九月熟，梯子击以长竿；或刻其干东寸许，纳以红盐，则其干东子落，刻其干西或南北亦然，古诗所云

“纷纷青子落红盐”也。乌榄子大肉厚，其性温，故味涩甘。以温水泡软，俟紫脂浮起溢出，乃可食，水冷则生胶，热则肌肤反实，故必温水之和，乃醇其性，亦有婉谏之道焉。总二榄论之，白榄雄而乌榄雌，白属阳而乌属阴，阳故色白而行气，阴故色红而补血。惟乌者阴，故有仁可食；白者阳，故仁小而不成，此其别也。

仁味甘淡，润肺下气补血，杀诸鱼毒。

刺　梨

《宦游笔记》：刺梨形如棠梨，多芒刺不可触，味甘而酸涩，渍其汁同蜜煎之，可作膏，正不减于楂梨也。花于夏，实于秋，花有单瓣、重台之别，名为送春归，密萼繁英，红紫相间，植之园林，可供玩赏。独黔中有之，移于他境则不生，殆亦类优昙花之独见于南滇耶。。

食之已闷，消积滞。《笔记》

枇杷核

《本经逢原》云：枇杷其核大寒，伐肝脾，以之同落苏入麸酱，则色青翠；同蟹入锅，则至熟不赤，性寒走肝可知。敏按：石顽所说，以其核能驻色不变，断为性寒，不知枇杷独具先天四时之气，其性温平，其核能化一切毛羽，观花圃人贮鸡、鹅毛水以灌花者，患其难化，辄捣枇杷核数枚，投入缸水中，不三日，则鸡、鹅毛皆烂化，知其直走厥阴，更捷利也。

治肝有余诸症，气实者可用。

敏按：祝士校《游戏方》，枇杷核煮蛤蜊能脱丁，则其性又善离。盖枇杷具四时全气，其实能令分者合，故肺嗽能敛；核能令合者离，故肝实可疏。一合一离，正见互为乘除之妙。《物理小识》：枇杷核能去霉垢，故能化痰。

百种珍本医籍

羊 桃

《粤语》：其种来自大洋，一曰洋桃，高五六丈，大者数围，花红色，一蒂数子，七八月间熟，色如蜡，一名三敛子，亦曰山敛。敛，棱也。俗语误棱为敛也，亦以其味酸能敛颜色也。有五棱者，名五敛。以糯米水浇则甜，名糯羊桃，广人以为蔬。《纲目》：五敛子，即羊桃。惟言其主治风热，生津止渴，他功效皆未及。今依《粤语》补之。

《尔雅》：长楚铫芅①。注：今羊桃也。或曰，鬼桃叶似桃花，白子如小麦，亦似桃。陆机《疏》云：叶长而狭，花紫赤色，其枝茎弱，过一尺引蔓于草上。郑氏曰：藤生子赤，状如鼠粪，故亦名鼠矢。儿童食之，一名羊肠，一名御弋。

《蜀本图经》：子细如枣核，苗长弱蔓生，不能为树，今呼为细子，根似牡丹。

《群芳谱》：羊桃，福州产，其花五瓣，色青黄。《诗·桧风》："隰有苌楚，猗傩其枝"，即指此也。

酸甘涩平无毒，久食能辟岚瘴之毒。中蛊者，捣自然汁饮，毒即吐出；脯之或白蜜渍之，持至北方，不服水土与疟者，皆可治。

《岭南杂记》：有食猪肉咽喉肿痛，食羊桃即解。

《药性考》：羊桃生时极酸，不可食，熟则带甘，过食寒中，内热者宜之。多食冷脾胃、动泄澼，可晒干。歌曰：猕猴桃，寒酸甘，止渴调中，下气解烦，除热骨节风痛，能压丹石，通淋疗痔，瓤可煎食。

---

① 铫芅（yáoyì，音尧义）：一种植物名。

倒捻子

《纲目》：都念子，一名倒捻子，仅言其治痰嗽哕气、暖腹脏、益肌肉而已。时珍曰：食之必倒捻其蒂，故谓之倒捻子，讹为都念子也。味甚甘软。《粤语》：都念子朴樕[①]丛生，花如芍药而小，春时开有红、白二种。子如软柿，外紫内赤，亦小，有四叶承之；子汁可染，若胭脂。花可为酒，叶可曲，皮渍之得胶以代柿。苏子瞻名为海漆，非漆而曰漆，以其得乙木之液，凝而为血，可补人之血，与漆同功，功逾青黏，故名。以其为用甚众，食治皆需，故名都念。产罗浮者，高丈许，子尤美。岭南酒有以花为酿而杂以诸果者，花则以槟榔花为最，果则以倒捻子为最。倒捻子，又名黏子，花于暮春，实于盛夏，谚曰："六月六，黏子熟"。熟以为酒，色红味甘，人与猿猴争食之，所在皆然。

《东坡杂记》：吾谪居南海，以五月出陆至滕州，自滕至儋，野花夹道，如芍药而小，红鲜可爱，朴樕丛生，土人云，倒黏子花也，至儋则已结子，烂紫可食，殊甘美，中有细核，嚼之瑟瑟有声，亦颇苦涩。儿童食之，使大便难。野人夏秋下痢，食叶辄已。

子，活血、补血。研滤为膏饵之，又止肠滑。

甘蔗滓皮附

《纲目》甘蔗条，濒湖特补蔗滓，言其治小儿白秃，烧烟入目令目暗，其他未能悉，今复广之。

《救生苦海》：收口长肉，背疽恶疮，用之屡效。收甘蔗滓晒燥，煅存性，研极细，以小竹管如疮口大者一个，以细夏布扎紧于上，筛药填满疮孔内，膏药盖住，自能收口。

① 樕（sù，音诉）：小树。

《医键》云：对口，一名枭疽，用甘蔗滓焙燥为末，白色狗屎焙末，和匀，将竹管一个，稀绢包竹管头，入药筛膏药上贴之，垂死者亦生。

痘疔　《经验单方》：用甘蔗滓晒干，真香油点灯烧成灰，以津液调匀，银簪挑破点上，立效。一方加珍珠油胭脂调涂，更效。

敏按：蔗有数种，紫皮者，名昆仑蔗；青皮者，乃扶风蔗也。黄海若云：凡痘疹不出，及闷痘不发，毒盛胀满者，此痘属急症，宜青皮甘蔗榨汁与食，不时频进，则痘立起。其寒散解毒之功，过于蚯蚓白鸽，惜人不知其功用。入药如用滓，亦宜以青皮蔗滓为上。

蔗　皮

《纲目》只载治口疳，而不知其皮可入香料，海外三珠有四叶香饼，乃用蔗皮。又干者垫卧，可去郁热。《本草汇》有接气沐龙汤，亦用其皮，故为补其说。

腊梨初起　《百草镜》：紫甘蔗皮煅存性，香油调搽。

接气沐龙汤：专治阳衰久痿滑精，不用内服，惟主外治。大约患此者或由禀弱，或由纵欲，或忧郁所致，或心肾不交，用此最妙。紫梢花、甘草、甘遂、良姜、文蛤、母丁香、巴戟天、川乌、附子、吴茱萸、川椒、细辛、淫羊藿、蛇床子、楝树子、甘松各一两，锁阳、苁蓉、官桂、羊皮、红蔗皮、满山红、罂粟壳水泡去筋各二两，红豆七十粒，须择酒药内所用辣者，白颈蚯蚓七条炙，倭铅八两切薄片，匀七剂，每日一剂，瓦锅内煎汤，先熏后洗，以冷为度，晚重温药汤再洗，如此七日内禁房事。

坐板疮　甘蔗皮烧存性，香油调涂。《家宝方》

竹衣乖　《经验广集》：此药治竹衣乖，并无皮肤，脓血淋漓，赤剥杨梅，一切胎毒。用炉甘石煅淬，入黄连汁三次，童便四次，一两，黄柏，猪胆涂炙七次，紫甘蔗皮烧存性、孩儿茶、赤石脂各五钱，绿豆粉炒七分，冰片五分，为末，先用麻油将鸡蛋黄煎黑，去黄候冷，调涂即愈。

猴闼子

《宦游笔记》：出临海深山茅草中，土名仙茅果，秋生冬实，樵人采食，并可磨粉，其性温补，然城市亦无食之者。《纲目》有猴骚子，形与此别。又临海出猴总子，一名土柿，每年九十月间生，形与红柿同，皆非一物。《临海异物志》：猴闼子如指头大，味苦可食，他处所无。

性温，暖丹田，益五脏，健脾，增气力。

瓜子壳

《传信方》：治肠红，不论新久，三服痊愈。用地榆炒黑一钱，白薇一钱五分，蒲黄炒黑一钱，桑白皮一钱五分，瓜子壳二两，煎汤代水。《不药良方》：单用瓜子壳一味煎服，治肠风下血。

吐血　《不药良方》：瓜子壳一茶钟，煎汤一碗吃，下血即止。

蒲桃壳

止呃忒如神。

橙　饼

《同寿录》有制橙饼法方：择半黄无伤损橙子，太青者性硬难酥，将小刀划成棱，入净水浸去酸涩水一二天，每日须换水，待软取起，挤去核。再浸一二天取起，将箸脚插入每缝，触碎内瓤。然后入锅用清水煮之，勿令焦，约有七八分烂，取出，拌上洁白洋糖，须乘热即拌，即日晒之，待糖吃进，再掺再晒，令糖吃足。将干：糖再塞入橙肚内，略压扁，入瓶贮用，亦可点汤服。

消顽痰，降气，和中开胃，宽膈健脾，解鱼蟹毒，醒酒。若气虚瘰疬者勿服。

津符子

产缅甸，见《千金方》。

味苦平，性滑，主益心血，养肺金，止渴生津液，多食口爽，失滋味，安和五脏，久食轻身明目。治泻痢不止，男女虚劳，咳嗽吐脓血，肺痈肺痿，声哑欲死者，每日啖十枚，一月不间断即愈。

必思答

产回回国地，见忽必烈《饮膳正要》。

味甘无毒，治调中顺气，滋肺金，定喘急，久食利人。三阴疟百药不效，必思答三枚，酒一盏，煎半饮之，即止。

难产不下，或子死腹中，必思答七枚，酒煎服即下。又治胞衣不下。

黄皮果

《广志》：黄皮果状如金弹，六月熟，其浆酸甘，似葡萄。与荔枝并进，荔枝餍饫，以黄皮果解之。谚曰："饥食荔枝，饱食黄皮。"《纲目》于果部附诸果条下，仅引《海槎录》云：出广西横州，状如楝子及小枣，味酸。至其功用并未之及焉，今依《广志》补之。

消食顺气，除暑热。《广志》酸平无毒，主呕逆痰水，胸膈满痛，蛔虫上攻，心下痛。《食物本草》

敏按：《广东琐语》载果中有白蜡子，与黄皮果绝相似，而味尤胜。谚有云："黄皮白蜡，甜酸相杂"，想功效亦不甚远也。

《广东通志》：黄皮果大如龙眼，又名黄弹子，皮黄白，有微毛，瓤白如肪，有青核数枚，甚酸涩。食荔枝太多，用黄皮果解之。

甘剑子

状如巴榄子，仁附肉，有白靥，不可食，能发人病，北人呼为海胡桃。

味甘气烈，治脾胃虚寒食少，泄痢不止，形体尪羸，泄下虚脱，百方不效。用甘剑子七枚，连壳煅为末，空心酒下，三服即止，再服调理药。

扬摇子

生闽越，其子生树皮中，体有脊形甚异，长四五寸，味甘无毒。通百脉，强筋骨，和中益气，润肌肤，好颜色。

《花镜》：此果长五寸，色青无核。《临海异物志》：扬摇有七脊，子生树皮中，其体虽异，味则无奇，长四五寸，色青黄，味甘。

海梧子

出林邑，树似梧桐，色白，叶似青桐，子如栗，肥甘可食。

《南方草木状》：占城即林邑，产海梧子，与中国松子同，但结实肥大，形如小栗，三角肥甘，樽俎间佳果也。

味平无毒，利大肠、小肠，益智慧，开心胸，明耳目。

心下怔忡，夜多恶梦，健忘，每日空心食海梧子十数枚，月余自愈。

疝气囊大如斗，海梧子七个，烧灰服之，愈。

木竹子

出广西，皮色形状如大枇杷，肉味甘美，秋冬实熟。味甘性平，治吐逆不食，关格闭拒不通，脾虚下陷，肛门坠脱不收；清热，凉大肠，去积血，利百脉，通调水脏，止渴生津，解暑，消酒利耳目，治咳嗽上逆。

橹罟子

《桂海虞衡志》：出广西，大如半升碗，数寸房攒聚成球，每房有缝，冬生青，至夏红熟。

味甘，补脾胃，固元气，制伏亢阳，扶持衰土，壮精神，益血，宽痞消痰，解酒毒，止酒后发渴，利头目，开心益志。

妇人不孕，用橹罟子浸好酒内三日，日日饮之，百日有孕；又目生翳障，渐渐昏暗，视物不明，橹罟子浸白蜜内，每日连蜜啖一枚，一月即退。

栌[①]子

出九真交趾，子如桃实，长寸余，二月开花，连着子，五月熟，色黄。盐藏食之，味酸如梅。

性凉平，清心润肺，止渴生津，制亢极之阳光，消炎蒸之暑气，又降三焦实火。治鼻中出血，又牙宣牙龈出血，用铲子核连仁烧存性，调水含咽即止。

罗晃子

出广西，夏熟，味如栗，状如橄榄，其皮七层，出横州者皮九层，剥至九层方见肉，故又名九层皮果。

---

① 栌（chǎn，音产）：木名。

《思恩府志》：罗晃子俗名九层皮，形类蚕豆，可茹，味如煨栗，外有黑壳，连肉有皮九层，故名。产于山树中。

味甘性温，治脏腑生虫，及小儿食泥土腹痛，癖痞积硬。

养肝胆，明目去翳，止渴退热，解利风邪，消烦降火。翻胃吐食，或食下即吐，或朝食暮吐、暮食朝吐，用罗晃子七枚，煅存性，每日酒调下方寸匕，服完为度，即愈。

腹中蛔虫上攻，心下痛欲死，面有白斑，用罗晃子、牵牛子各七枚，水煎服，虫自下。

夫编子

《南方草木状》：出交趾武平山谷中，三月开花，连着子，五六月熟。入鸡、鱼、猪、鸭羹中，味最美，亦可盐食。味甘性平，主宁心志，养血脉，解暑渴，利水道，生津液，止逆气喘急，除烦清热，润肺，滋命门，益元气。骨蒸劳热，四肢瘦削如枯柴，用夫编子同白鸭烂煮，不用盐酱，日日啖之，吃鸭三头见效。

白缘子

出交趾，树高丈余，味甘美如胡桃。

味甘平，主润肺，止渴清热消食，祛风暑湿气。治疥癣及山岚瘴气所侵，变成痎[1]疟，寒热往来，头痛痰逆。足膝屈弱难行，寒湿邪气所侵：用白缘子一片，舂烂浸酒，日饮一次，月余痊愈。

系弥子

《广志》：状圆而细，色赤如软枣，其味初苦后甘，可食，

① 痎（jiē，音皆）：二日一次的疟疾。

味平无毒。主益五脏，悦泽人面，去头面诸风。

产后痢疾不止　用系弥子一合，酒、水各一盏，煎八分，空心服下，片刻即效。

人面子

出海南，又出广中，树似含桃，子如桃实，春花夏实，至秋方熟，蜜煎甘酸可食。其核两边俱似人面，耳目口鼻，无不毕具。

《广志》：人面子大如梅李，其核类人面，两目口鼻皆具；肉甘酸，宜为蜜煎；仁绝美，以点茶如梅花片，光泽可爱，茶之色香亦不变。以增城水东所产为佳，其核中仁摇之即脱去，他产则否。此树最宜沙土，沙土松易发，数岁月即婆娑偃盖，山民植之以为利。味甘性平，无毒，醒酒解毒，治风毒着人，遍身疙瘩成疮，或痛或痒，食之即愈。

难产不下，产母手握人面子一个，单日右手握，双日左手握，即下。

《岭南杂记》：人面子煮肉及鸭，必用捶烂熬膏，甘酸益津。

四味果

出祁连山，木生如枣，剖以竹刀则甘，铁刀则苦，木刀则酸，芦刀则辛，行旅得之，能止饥渴。

味甘辛酸，无毒，明目养肝，宁神定志，和胃进食，下气止咳。

肾虚腰痛，不能反侧　用四味果同狗腰子煮熟并食，每日一次，一月愈。

敏按：东方朔《神异经》云：南方大荒，有树名如何，结子味如饴，有核形如枣子，长五尺，围如长，金刀剖之则酸，芦刀剖之则辛，食之者地仙，不畏水火白刃。又《启蒙记》：如何随刀而改味。或曰：此即《仙经》所谓大枣，据此二说，即今四味果也。

千岁子

《南方草木状》：出交趾，蔓生，子在根下，须绿色，交加如织，一苞恒二百余颗，皮壳青黄色，壳中有实如栗，味亦如之，干则壳肉相离，撼之有声，如肉豆蔻。

关涵《岭南随笔》：千岁子多子根须，干则壳肉相离，撼之有声。

味甘平，主和中益胃，利肺，除热止渴，醒酒解暑。

小便闭塞，千岁子十数枚，打碎水煎，清饮下，即通利。

发背恶疮，千岁子不拘多少，捣烂如泥，调涂三次见效。

侯骚子

蔓生，大如鸡卵，味甘性冷，消酒轻身，王太仆曾献之，见《酉阳杂俎》。

甘寒无毒，食之不饥，延年强健，消酒除湿，治黄疸小便不利，溺如黄金色，口渴烦热，齿痛牙宣，出血不止。

小儿重舌、木舌，侯骚子核烧灰擦之，或用蜜调涂亦可。

浮痈发背，侯骚子煎汤饮之，再捣涂之，大效。

仙掌子

乃仙人掌上所生子也。《粤语》：仙人掌多依石壁而生，叶劲而长，若龃龉状，开花俨如凤形，子生花下，名曰凤栗，叶曰凤尾。竻[①]发苞外，类芋渠，内攒瓣如珠，各擎子珠于掌，一枝一掌，自下而上，子自青赤而黄，有重壳，外厚内薄。熟其仁食

① 竻（lè，音勒）：刺。

之，味甜兼芡栗，可以延年，又名千岁子。此草可辟火，广人多植之堂侧。性宜沙土，恶肥腻。

明黄佐《仙人掌赋》序：仙人掌，奇草也。多贴石壁而生，惟罗浮黄龙金沙洞有之。叶劲而长，若龃龉状。发苞时，外类芋魁，内攒瓣如翠球，各擎子珠如掌然，青赤转黄，而有重壳，剖之，厚者在外如小椰，可为匕勺；薄者在里如银杏衣而裹圆肉，煨食之，味兼芡栗，可补诸虚，久服轻身延年，俗呼为千岁子，此与蔓生者名同物异也。

《云南通志》：仙人掌叶肥厚如掌，多刺，相接成枝，花名玉英，色红黄，实似山瓜，可食。

味甘性平，补脾健胃，益脚力，除久泻。

敏按：《群芳谱》仙人掌出自闽粤，非草非木，亦非果蔬，无枝无叶，又并无花，土中突发一片，与手掌无异。其肤色青绿，光润可观。掌上生米色细点，每年只生一叶于顶，今岁长在左，来岁则长在右，层累而上。植之家中，可镇火灾。如欲传种，取其一片切作三四块，以肥土植之，自生全掌矣。近日两浙亦有，据所载当另是一种，与此全别，或名同物异欤。

酒杯藤子

出西域，藤大如臂，花坚硬可以酌酒，文章映澈，实大如指，味如豆蔻，食之消酒。相传张骞得其种于大宛。

甘辛平无毒，消食下气，消酒止渴，辟邪疟，消痈肿，杀蛔虫。治尸疰劳瘵，虫蛊瘰疬，瘿瘤结核，痈疽溃烂，食果成积，用酒杯藤子烧灰，糖拌，服下五七钱自效。

饮酒过量成病，用酒杯藤子煎服，极验。

药　果

关涵《岭南随笔》：药果似橙而味酸，可染红。

治哕。

蔄[1]子

出交趾合浦，藤缘树木，正月开花，四五月熟如梨，赤如鸡冠，核如鱼鳞。

甘平无毒，主中恶气，飞尸邪蛊，心腹卒痛，狂邪鬼神，鬼疫疠疟，梦寐邪恶气，心神颠倒不宁，昏冒如痴。

治惊痫恍惚，或言语不伦，歌笑不休，用蔄子核七枚，烧末，入朱砂少许，姜汤下方寸匕，自愈。

楸 子

《食物考》：甘酸，小于沙果，色黄红黑如樱桃颗，产于代北，味颇清香，作脯点茶俱可。此与林檎同名异类，本草未分，故正之。多食涩气，令人好睡。子宜去尽，食之烦心。

隈 支

《益部方物略记》：生邛州山谷中，树高丈余，枝修而弱，开白花，实大如雀卵，状如荔枝，肉黄，肤味甘。

味甘无毒，治七种疝气，及一切疮疡疥癣。

以上自津符子至隈支止诸果品，《纲目》附录诸果后，仅载其形状，不录其主治。而沈云将《食纂》云：诸果都出外国及边瘴地方，虽不常见，但俱属异品，不惟可口，兼可疗治百病。凡行历远方者，即当携其种流传中土，有功于世不小，故附录而兼细核其主治，予因取之，以补李氏之遗；至其形状，《纲目》已详载，而复列之者，亦欲览者便于解悉，后日遇物能名，故不厌重赘也。

---

① 蔄（jiān，音坚）：兰草。

吕宋果

《本草补》：吕宋岛中产一果，名加挖弄，外肉而内核，味苦不堪食。其初惟有一处深山峻岭生此树，甚高大，土人多不识，旅人至岛百年后，始知其中果可用。近三十年颇悉其疗治各病，极有奇验，遂携至中国。若果之皮肉，其效尤捷，有呼为宝豆者。豆，言果之形状；宝，言其贵重也。

治中毒服毒，将果或磨或刮，以清水或清油调服，毒即吐；蛇蝎蜈蚣等伤，磨清水服之，并刮敷患处；疫疾中风昏仆，磨水服之；腹痛泻利，磨水服；疟疾初作时，磨水服。

刀斧伤、血漏，刮末敷患处，即止血、止痛。蛔虫痞积，磨水服，虫即吐出。

难产，磨水服。

头疮痒烂腊梨，切碎此果，以油煎之，乘热遍擦，向火取暖，随以布向火取热，覆病人身上而睡，又以被盖，不见生风，即愈。

潮热，磨水服，渐减而愈。

诸谷部 十五种 附十九种

沙　米

《延绥镇志》：苗茎如麻，叶类艾而稍圆，有刺，高尺许，生子成房，粒细如黍，杵去皮，用羊羹作食，服之不饥，边外名黍喇棘。

《瀚海记》：沙蓬米，凡沙地皆有之，鄂尔多斯所产尤多，枝叶丛生如蓬，米似胡麻而小，性暖，益脾胃，易于消化，好吐者多食有益，作为粥，滑腻可食；或屑之，可充饼饵茶食之需。

《人海记》：张家口内保安、沙城一带地产沙蓬，实如蒺藜，中有米如稗子，食之益人。

《药性考》云：蓬蒿之实，名曰沙米，清热消风，饥荒食旨。

味甘性温，通利大肠，消宿食，治噎膈反胃，服之不饥。

西国米珠儿粉　竹米

《岭南杂记》：出西洋西国，煮不化，而色紫柔滑者真，伪者以葛粉为之。

《通雅》：今南楚两粤专采葛根作粉食，其粉可作丸，曰葛粉丸，广人以假西国米，能醒酒。

朱排山《柑园小识》：西国米来自闽广洋艘，大如绿豆，以色紫煮不化者真，健脾运胃功最捷。久病虚乏者，煮粥食最宜。

益胃和脾，病起宜食。

珠儿粉

洋船带来，粤澳门杭宁波乍浦通舶市者皆有。形绝细，如苏子，匀圆而白，云系外洋人采葛根及薇萁根或茹粉所造，煮之须滚水冲泡，粒粒分明如鱼子样，极柔滑，以糖霜和食，或淡食。

气清香，味甘滑，明目，运脾开胃，解酒生津，久服尤能强肾。

《东西洋考》：大泥，即古浡泥，今隶暹逻，土产有西国米，亦名沙孤米。其树名沙孤，身如蕉空心，取其里皮削之，以水捣过，舂以为粉，细者为王米，最精，粗者民家食之，以此代谷。今贾舶虑为波涛所湿，只携其粉归，自和为丸。庚申十月，予在陈夔友家，见有胡西菽，盛以玻璃小笔管瓶内，菽白而细，与珠儿粉无别，云得自王抚军署，可入药，大能消痰。其甥女一夕患肺风痰喘，危极，儿医多言不救；用此一钱调姜汁灌下，其效如神。

竹　米

《物理小识》：竹结实，斑纹两两相比，谓之竹米。

下积如神。

陈仓米朱公米

《岭南记》：武昌汉阳门内，旧为陈友谅仓基。甲子年，有掘得黑米者，色如漆，坚如石，炒之即松。

《秋灯丛话》：康熙甲子，武昌郡广福坊，掘得黑米数十斛，坚如石，炒研为末，治膈症如神，传为伪陈友谅积粟所。又天门学宫前明改建北郭仓基地，亦掘得黑米，治疾颇验。乾隆丙申，黄州重修郡学，疏浚泮池，池底积粟甚伙，色如漆而坚，治病效如前，人争取之。太守王公廷栋恐系前人镇压物，禁而掩之。

敏按：《酉阳杂俎》：乾陁国尸毗王仓库，昔为火所烧，其中粳米焦者，于今尚存，服一粒，永不患疟。

炒研，治膈症如神　《不药良方》：陈年仓米治卒心痛，烧灰和蜜服之，即止。

朱公米

《南中纪闻》：靖州南二十里飞山砦，相传为元末朱都督屯兵之所，墙砾时有米粒，色微黑而不腐，云是朱公所遗兵粮，游客谒神祠，取辄得之，至今尚存。

疗脾疾。

山　谷

《宦游笔记》：出塞外，土人名乌尔格纳，茎长尺余，细如草，节如竹，叶亦如竹，每二节一叶，秀穗类蓼花，结粒似谷而色红，采之晒干，去其皮，煮粥，粥如谷香，蒙古用以充饥，兼碎面合茶，商民均杂粟食之，色红艳可爱，而味与谷无辨，故名之曰山谷，实生于水滨或山沟尔。

味甘香，行气利水，清大小肠火，亦补脾胃。

根 蒙古人名墨克尔，外皮微细，内实粉白，味甘美，蒙古生啖，商民合肉熬食。秋冬之际，蒙古搜掘鼠穴，得食物盈筐，内多此物，长二三寸，俱野鼠啮截运藏者。

味甘，生津，滋润血脉，调营卫，利水。

青稞黄稞

《药性考》：青稞黄稞，仁露于外，川陕滇黔多种之。味咸，可酿糟吊酒，形同大麦，皮薄面脆，西南夷人倚为正食。

下气宽中，壮筋益力。性平凉，除湿，发汗，止泄。多食脱发、损颜色。

米　油

此乃滚粥锅内煎起沫，酽滑如膏油者是也。其力能实毛窍，最肥人，用大锅能煮五升米以上者，其油良。越医全丹若云：黑瘦者食之，百日即肥白，以其滋阴之功，胜于熟地也。每日能撇出一碗，淡服最佳。若近人以熟粥绞汁为米油，未免力薄矣。

味甘性子，滋阴长力，肥五脏百窍，利小便通淋。

精清不孕　紫林单方：用煮米粥滚锅中面上米沫浮面者，取起，加炼过食盐少许，空心服下，其精自浓，即孕矣。

锅　焦陈久年糕附

一名黄金粉，乃人家煮饭锅底焦也。取僧寺中米多焦厚者入药良。

味苦甘，性平，补气运脾，消食止泄泻，八珍粉用之。

珍本医籍

锅焦丸　小儿常用，健脾消食。《家宝方》用锅焦炒黄三斤，神曲炒四两，砂仁炒二两，山楂四两，蒸莲肉去心四两，鸡肫皮一两炒，共为细末，加白糖、米粉和匀，焙作饼用。

老幼脾泻久不愈　梁侯瀛《集验方》：锅焦为末四两，莲肉去心净末四两，白糖四两，共和匀，每服三五匙，日三次，食远下。

白泻不止　《种福堂方》：干饭锅粑二两，松花二两炒，腊肉骨头五钱烘脆，共为末，砂糖调，不拘时服。

脾胃不健　《祝氏效方》：锅焦二斤，莲肉一斤，白糖半斤，蜜一斤，丸如桐子大，每服数十丸，空心白汤下。

玉露霜　治老人脾泄最效。白术炒二两，陈皮一两五钱，莲肉去心四两，薏苡仁四两炒，糯米一升炒，绿豆一升炒熟，陈米锅焦一升炒，糖霜量加，共为末，每用二三钱，滚水调匀服之。《行箧检秘》

预稀痘疹　《不药良方》：银花金者不用阴干，锅粑每一升入银花一两，共研末，用洋糖或做糕饼，或开水调和，每日令小儿食之。

陈久年糕

烧灰治痢。

阿迷酒

出东洋，气味香冽，颇醇厚，每服不过半盏，大能助元气，骤长精神。估舶带来，凡督抚大员，辄多备贮，为不时之需；或遇要事疲惫，一滴入口，精神百倍，较鸦片尤速。

《物理小识》：吉利重酎，以红花、苄①、胡桃入曲酿者，医

① 苄（hù，音户）：地黄。

溲数，效。

味甘辛窜达，能捷通百脉，益元生气，每日少饮一二滴，理怯如神。

酒　酿酒蕈

俗名酒窝，又名浮蛆，乃未放出酒之米醇也。味酽厚，多饮致腹泻。性善生透，凡火上行者忌之。

味甘辛，性温，佐药发痘浆、行血、益髓脉、生津液。

赤眼淹缠　《祝氏效方》：杜仲、厚朴、桑白皮、槟榔各一钱，取雄鸡肝一个，忌见水，去红筋，入白酒酿六两，隔汤蒸熟，去渣，以汤肝食下，隔二日再服一次，痊愈。

小儿鼻风，吹乳肿痛　刘起堂《经验方》：用酒酿和菊花叶敷上，立愈。无叶用根，甘菊叶尤佳，捣汁冲和服，更效。

吹乳方　《周氏家宝》：用苎麻根嫩者炒，和白酒酿少许，共捣烂敷患处，一日夜即消。忌食发物。

头风　用苍耳子、白芷、谷精草各五钱，川芎三钱，甜酒酿四两，老酒二碗，煎一碗服。《妙净方》

梦遗白浊　酸梅草二钱，孩儿菊二钱，捣取汁，加不见水酒酿，空心量服。《救世青囊》

难产　用酒酿、麻油、蜂蜜、童便、鸡子白各半盏，煎温服，即下。

痘出不起　《不药良方》：用狗蝇七枚，冬日取蝇，在狗耳内，捣烂，和酒酿服，即日发起，红润可观。

痘疮不起　《良方集要》：荸荠捣汁，和白酒酿顿温服之。但不可顿大热，大热则反不妙，慎之。

保元丹　《千金不易方》：此丹张氏家传，已五世矣，黄精一斤，甘枸杞四两，酒酿五斤，好黄酒五斤，入罐煮一炷香，每饮一茶杯；药渣捣为丸，加胡桃肉八两，大黑枣八两，青州柿饼一斤。

酒　蕈

生酒坛中，不恒有，凡藏酒之家，千百坛酒，间有一坛，启之中空无酒，下有蕈结于中。其蕈初结之时，酒上薄凝如衣膜，久则渐厚一二寸，便能渗酒，将酒中精华醇酽之气，尽摄于膜内，膜乃渐厚，酒亦渐少，久久则酒干，所存十不余一。启视之，其膜如鲜海蜇，濡润而软，嗅之作酒香，微带霉蒸气。识者取之焙干，干者如瓜皮，面青黑，背作肉红色，温软如棉，可入药。盖酒能生蕈，必坛系新出窑，未脱火气；而置酒之地，又为湿热所蒸，致中变而成此，故造酿家用坛贵旧而不贵新也。金御乘自慈溪归，带有酒蕈，出以相示，云彼土亦罕得，间有之，然不多见也。

治一切酒伤、酒劳、酒疸，因酒成病诸症，服之立效。

神黄豆缅豆　回回豆　青花豆　真宁豆

《池北偶谭》：产滇之南徼西南夷中，形如槐角子，视常豆稍巨，用筒瓦火焙，去其黑壳，碾末，白水下之，可永除小儿痘毒。服法：以每月初二、十六日为期，半岁每服半粒，一岁每服一粒，一岁半每服一粒半，递至三岁服三粒，则终身不出矣；或曰，按二十四气服之，以二十四粒为度；或云，水毕闭日服之。

《珍异药品》云：出云南近西地方。痘将发未发时，用神黄豆连壳焙炒燥，用豆研细水服。

《本经逢原》云：神黄豆产缅甸，形如槐子，近时稀痘方用之，一阳日用清水磨服。

《痘学真传》云：神黄豆出云南，能稀痘，生、熟各一粒，甘草汤咀服。

宁阳张琰《种痘新书》云：凡痘自胸以上自脐以下俱有，

而中间一截全无者，名两头痘，此气血不能贯通上下，而腰脐之间为寒毒凝滞也，若不急治，七日之后，必变灰白之症矣。见点时，急用生芪、当归、赤芍、桔梗、防风、荆芥、厚朴、续断、白芷、山楂、木通、神黄豆三十粒，服此中间方有痘，乃可无虞。

《南诏备考》：普洱府及永昌府皆出。神黄豆能稀痘，青花豆可治疮。有客带滇产神黄豆来，其形如细竹筒，长可三四寸，摇之有声，其中如竹节，片片相叠，剖出如棋子样，白色包裹，中含一豆，黄色光亮，形如瓠子，中有线痕，坚实而扁，服之解痘毒。

按：神黄豆有二种，《百草镜》云：出云南普洱府，又四川亦产，荚如连翘略短，内有豆，微红色；产云南者，形如槐角子，比蚕豆略大，瓦上焙干，去外黑壳用，二种形状不同，系地土所产各别，然其稀痘解毒之性则一也。

《宝笈方》：痘将出时，用神黄豆，按一岁一粒，剥去外壳并内皮，将瓦焙熟一半，留生一半，芫荽汤调服，毒重者稀，毒轻者更稀，十余岁者，亦不过七粒；倘未出痘者，亦如法以水调服之，竟不出痘，宜三月三、五月五、七月七、九月九等日。

缅　豆

《滇略》：缅豆如豆，蔓生，子大如栗，斑纹点点，咀之敷恶疮良。然性迅恶，误服之，吐泻致死。《五杂俎》云：滇中有神黄豆，似五倍子，能令儿童稀豆，然亦不甚验也。

回回豆

《五杂俎》云：出西域，状如椿子，磨入面中，极香，能解面毒。

青花豆

《宦游笔记》：云南永昌府，有青花豆，出于外地，夷人带来易货者。治疮。

真宁豆

出陕西庆阳真宁地，味甘平，能解诸药毒。

穞　豆

《逢原》云：细黑豆，一名穞豆，俗名料豆。今人以饲马，故俗又呼马料豆。

《杭州府志》：黑豆之细者曰穞豆，细而扁者曰零乌豆，俗名马料豆，可肥马。

《从新》云：黑大豆之小者为马料豆，不知料豆虽小，而形长微扁，与黑豆形迥别，当另是一种。《纲目》穞豆下，仅载其能去贼风风痹，治妇人产后冷血而已，其他一切功用，全未之及，为今补之。

味甘温无毒，壮筋骨，止盗汗，补肾，活血，明目，益精，入肾经血分，同青盐、旱莲草、何首乌蒸熟，但食黑豆，则须发不白，其补肾之功可知。今人以制何首乌，取以引入肾经也。炒焦淋酒，治头风脚气，以其直达肾经血分。煮汁服，解乌、附、丹石药毒。

《药性考》：《本经》黑大豆，即今之马料豆也。其色黑，而形如人腰，故入肾经。益水明目，多服令人身重，一年后复原；久服身轻，非花豆中之黑大豆也。凡服豆忌蓖麻子、厚朴、猪肉。歌云："黑大豆甘，腰子样式，所以补肾，药饵宜人，即是马料，煮寒炒热，调中下气，止痢挛急，利水除胀，追风活血，生研敷肿，吞止烦渴，解一切毒，甘草煎汁，伤中淋露，产后诸疾，明目悦颜，制服有益。”

又云：稽豆即小黑豆，因其粒细，称驴豆，别马料也，治产后血风冷痛，其粒细不及马料。歌云：“稽豆黑小，甘逐邪风，冷痹血滞，浸酒和融。”

《雨蓑翁食记》：小黑豆入盐煮，久食，大能补肾。

《事亲述见》：稽豆补五脏益中，助十二经脉，调中，暖肠胃，杀鬼气，舒筋。

紫虚子吞豆法：黑料豆淘净晒干，以净瓶装之，初服每日一粒，以白汤生吞之，次日吞二粒，每日加一粒，至百日吞百粒，从此每日吞百粒。但初起服之，肠胃未刚，每遇大便，须看豆化不化，如豆化，则渐加；倘未化，仍照旧勿加，必待食之能化，然后递加至百粒为度。服之能益精补髓，壮力润肌，发白复黑，久则转老为少，终其身无痰病也。

《救生苦海》有嫦娥奔月方，与紫虚吞豆法同，但其法按太阴盈亏之数，初一日吞一粒，逐日加一粒，至望日十五粒而止，十六日又逐日减一粒，至晦日一粒而止，月初则又加起，与紫虚之法微有不同，并附以备用。

煮料豆方　明太医刘浴德有《增补内经拾遗》四卷，其种子论后，载有煮料豆药方云：老人服之，能乌须黑发、固齿明目，当归四钱，川芎、甘草、广皮、白术、白芍、丹皮、菊花各一钱，杜仲炒、黄芪各二钱，牛膝、生地、熟地各四钱，青盐六钱，首乌、枸杞子各八钱，同马料豆煮透晒干，去药服豆。

又《羲复方》：马料豆五升，桑椹半斤，枸杞子四两，肉苁蓉半斤，竹刀切去筋，青盐、龙骨各二两，同豆煮熟，和药同晒干，贮罐用。常食大有补益。

又方，吕逸儒传方：何首乌一斤，用马料豆汁煮，或老酒亦可，要九蒸九晒，枸杞一斤，酒蒸，用干药末捣匀晒，马料豆一斗，再用料豆五升煮汁，以汁煮豆晒干，九蒸九晒，或用好酒煮亦可，菟丝子一斤，酒煮晒焙，补骨脂一斤，酒洗焙，真川椒四两，晒烘，青盐二两，川牛膝一斤，酒煮焙，炼蜜为丸服之。

又方：何首乌二斤，青盐一两，枣仁、杜仲、枸杞各二两，远志、小茴香、陈皮各一两，肉苁蓉、薏苡仁、香附、白茯苓、川芎各二两，五味子、牛膝、补骨脂、木瓜各一两五钱，归身三两，肉桂五钱，防己一两二钱，甘草八钱，小黑豆一斗，用水煎药数十滚，沥出渣，以药汁煮豆，汁尽为度，晒干，每服百粒，开水下。

延龄广嗣仙方：怀生地酒制、何首乌酒煮、旱莲草、鹿衔草真者绝少，用仙灵脾代之，以上各三两，按四时：干山药乳拌、白茯苓乳拌、当归身酒炒、真青盐，以上各一两；按分至：石菖蒲、菟丝子、肉苁蓉酒浸去膜、补骨脂、五加皮、骨碎补、淮牛膝、白甘菊、原杜仲酒炒断丝、枸杞子、蛇床子、槐角子、金樱子、覆盆子、川黄连、建泽泻，以上各五钱，按十六节，以上二十四味，俱合二十四气，除去青盐，锅内煎汁至半，沥渣，再将渣煎过半，沥清，冲和煎浓，入马料豆三升七合、女贞子一升七合，按阴阳二气、二至、二分，合年月日时周天度数，余一合半，以置闰，煮数十滚，将青盐研细，倾入同煎，以汁尽为度，取豆晒干，收贮瓷瓶。每晨四钱，滚汤送下。如遇出门饥饿，即可嚼食代点。此豆谨按阴阳二十四气，合周天度数，制法得中和补益之妙，久服能令人须发再黑、齿落更生、耳目聪明、手足便利、壮阳补肾、固本还元、多育子息、多增年寿，常服不断，可成地仙。凡肾虚目暗，上盛下虚者，尤为切合。

四宝大神丹　《家宝方》：能治五劳七伤。服药后，忌腥臭发物房事。马料豆五升，用混堂油制九次，黄芪八两，人乳制七次，白当归酒洗四两，金樱子二斗，去内子与毛，外去刺，淘净熬膏，临收时，加童便一二盏听用，上将前三味和金樱膏，丸如梧子大，每服三钱，桂圆汤下。

明目补肾，兼治筋骨疼痛　《不药良方》：小红枣十二枚，冷水洗净，去蒂，甘州枸杞子三钱，小马料豆四钱，水二碗，煎一碗，早晨空心连汤共食之。

绝疟　制首乌剩下黑料豆，可以绝疟。凡四日两头疟，用豆煎汤服即愈。

截三日疟　《祝穆效方》：常山、云苓、官桂、甘草、槟榔各三钱，小黑豆四十九粒，酒、水各二碗，慢火煎二碗，当晚先服一碗，盖暖而睡；留一碗，至次日，须将发前早两个时辰服，要热服盖暖，卧待疟至，至亦轻松，亦有当日而愈。愈后忌房事，戒食生冷、劳碌风霜，忌食鸡、羊、牛、蛋白、扁豆半月，永截不发。

又《秘方集验》治疟：槟榔、萝卜子、常山、甘草各一钱，红枣四枚，乌梅七枚，马料豆每岁一粒，水二碗，煎一碗服。忌三日荤油，永不再发。

痰喘气急　《同寿录》：用梨刨空，中心纳小黑豆令满，留盖合住扎紧，糠火煨熟，捣作饼，每日食之。

中风口噤　《文堂集验方》：马料豆一升，煮浓汁如饴，含汁在口，即能言也。

黑白丸治痞积，开胃消食，健脾补肾。《百草镜方》：马料豆、白蒺藜去刺各一斤，炒磨末，蜜丸梧子大，每服二三钱，滚水送下。

治阴症手足紫黑　《集验方》：黑料豆三合，炒熟，好酒烹滚，热服；加葱须同烹，更妙。

盗汗　《文堂集验方》：莲子七粒，黑枣七枚，浮麦、马料豆各一合，水煎服，三次愈。

肾虚腰痛，并治阴亏目昏　《活人书》：用腰式乌豇豆、马料豆各一两，煮汤，入盐少许，五更时乘热服。忌铁器。

阴亏目昏，老眼失明　《活人书》：马料豆、甘枸杞、女贞子各十两，阴亏目昏，除女贞子，为末，炼蜜丸梧子大，早晚服二三钱，自效。

赤白带下　白果去皮，煮熟蜜饯，每日清晨吃七枚，再食炒马料豆一两，白滚水送下，数日愈。

妊娠腰痛酸软　《产家要览》：马料黑豆二合，炒焦熟，白酒一大碗，煎至七分，空心下。

治产后中风，口噤目瞪，角弓反张　姚希周《集验》：用黑料豆锅内炒极焦，冲入热黄酒内，服之立效；再服回生丹，痊愈。

华真君三豆汤稀豆　《杨春涯验方》：绿豆、赤饭豆、马料豆等分，每日煮汤与小儿吃，出豆自稀。如遇痘毒，亦用此汤饮之；捣搽敷上，其毒自消。

痘风烂眼　《集验》云：风烂眼用腌白梅一个，去核，入绿矾少许、川椒三十粒，以五铢钱二个夹之，用苎麻扎住，无根水浸洗自愈。若出痘得此症，再加马料豆一岁一粒，投水中。

眼药丸方　周氏《家宝》：用马料豆一升，炒蝉蜕四两，酒洗去头足，木贼草四两去节，菟丝子一斤炒，甘菊花四两晒干，白蒺藜一斤，各为末，水法为丸，每服二三钱，晚服，滚汤下；如若年高，桂圆汤下。

各种癣　陈别驾彬，曾任太医院官，有治各种癣方：用马料豆，以瓦罐，不拘多少，装入罐内，罐口以铜丝罩格定，使豆不能倒出；然后用大高边火盆一个，盆凿一孔，将罐倒合孔上，四围以干马粪壅之，火燃罐底，盆底下用砖垫空，安碗一个接油；上火煨，罐内豆自焦，有油从盆底滴入碗中，色如胶漆，以此搽癣，三次即愈。

解药毒　凡服药过多，以致头面浮肿、唇裂流血，或心腹饱闷、脐下撮痛者，用马料豆、绿豆各四两，合煎汁，连豆服，病好为度。

中附子、川乌、天雄、斑蝥毒　《不药良方》：马料豆煎汁服之，即解。

穞豆叶　治瘤　《急救方》：颈后粉瘤，马料豆叶、辟麝香草，同捣敷患处，其瘤渐软渐消，破则手挤去粉，疙瘩不破，听其自消。

蚕豆壳

治疬痱　《行箧检秘》：用油盐蚕豆壳一钟，麻油浸一周时，取起，将豆壳瓦上焙研为末，麻油调搽患处，立愈。

膈食　《指南》云：用蚕豆磨粉，红糖调食，数次即愈。

小便日久不通，难忍欲死　《慈航活人书》：蚕豆壳三两煎汤服之。如无鲜壳，取干壳代之。

黄水溜疮　《毛世洪经验集》云：凡大人小儿头面黄水疮，流到即生，蔓延无休者，用蚕豆壳炒成炭，研细，加东丹少许，和匀，以真菜油调涂，频以油润之，三日即愈。

治[1]漏　《种福堂方》：用炒熟蚕豆壳磨末，每服三四钱，加沙糖少许，调服。

秃疮　张卿子《外科秘方》：用鲜蚕豆捣如泥，涂疮上，干即换之，三五次即愈。如无鲜者，用干豆，以水泡胖，捣敷亦效。

吐血　《张卿子方》：以新蚕豆壳四五年陈者妙，煎汤饮之，即愈。

天疱疮　蚕豆黑壳，烧灰存性，研末，加枯矾少许，菜油调敷，一次即愈。

《药性考》云：蚕豆苗，能醒酒。

---

① 治：据文义应为“胎”。

酱　油 糟油

以面豆拌罨成黄，盐水渍成之。伏造者味厚，秋油则味薄，陈久者入药良。

味咸性冷，杀一切鱼肉菜蔬蕈毒，涂汤火伤，多食发嗽作渴。

解食荔作胀，以陈年酱油饮少许，即消。

中轻粉毒，以三年陈酱油化水频漱之。《集简方》

糟　油

《药性考》：摩风瘙腰膝痛，开胃暖脏，止呕哕，解蔬菜毒。

腐 浆　渣　皮　乳　锅巴　泔水　沫　麻腐

濒湖《纲目》于豆腐“集解”注：腐皮堪入馔，而浆乳皆遗之。又胡麻亦可作腐，《纲目》胡麻条亦遗之。今悉为补，概名曰腐。

腐　浆

味甘微咸，性平，清咽祛腻，解盐卤毒。

《药性考》云：味甘微苦，性凉，清热下气，利便通肠，能止淋浊，银杏研浆。

伤寒十日不汗　张卿子妙方：用未点豆腐浆一大碗，调好白蜜热服，即出汗愈，神效。

脚气肿痛难走者，热豆腐浆加松香末捣匀敷，过夜即好行走，永无后患。

大便下血　《古今良方》：荸荠一斤或半斤，豆腐浆不冲水者一大碗，将腐浆顿极热，捣荸荠汁，乘热冲入饮之。

盐哮　《救生苦海》：用豆腐浆点糖少许，日日早服一碗，不间断，过百日自愈。

治黄疸　《刘羽仪验方》：每日空心冷吃生豆腐浆一碗，吃四五次自愈，忌食生萝卜。

痰火吼喘　《经验广集》：饴糖二两，豆腐浆一碗，煮化顿服愈。

治劳及自汗　《回生集方》：用黑豆淘净，磨成腐浆，锅内熬熟，结成皮，每食一张，用热黑豆浆送下，即效。

凡人每日清晨吃黑豆腐浆，大有补益，可以免痨病之患。

肺痈肺痿　用芥菜卤陈年者，每日将半酒杯冲豆腐浆服，服后胸中一块必塞上塞下，塞至数次，方能吐出恶脓，日服至愈。

血崩　《不药良方》：生豆腐浆一碗，生韭菜汁半碗入浆内，空心服一二次。

五妙汤治产后并弱症　郁文虎传方：用头锅腐浆一碗，腐皮一张，生鸡蛋一个打碎，冲入浆内，再加圆眼肉十四枚，白糖一两，人浆内滚服，五更空心食。

陈廷庆云：豆腐浆入阴分，泻火通淋浊，凡淋症用六一散冲腐浆食，最妙。五更冲鸡蛋，白糖点服，宁嗽补血。粤人以腐浆煮粥食，名甜浆粥，大能补虚羸。

腐　渣

此造豆腐所剩之渣，人以饲猪，入药须用生腐渣。

治一切恶疮、无名肿毒，神效　《不药良方》：用豆腐渣在砂锅内焙热，看红肿处大小，量作饼子贴上，冷即更换，以愈为度。

大便下血　《古今良方》：用不见水豆腐渣炒黄，清茶调服，即愈。

治臁疮、裙边疮，烂臭起沿　《养素园方》：生豆腐渣捏成饼，如疮大小，先用清茶洗净，绢帛拭干，然后贴上，以帛缠之，一日一换，其疮渐小，肉渐平。此费启彰亲试有效之方也，又可敷脚蛀。

脚上皮蛀生水孔而皮湿烂者　《不药良方》：豆腐渣贴三日即愈，不要落生水。

肠风下血　《慈航活人书》：雪花菜即豆腐渣，用未曾滤出浆者，带水锅内炒燥，为末，每服三钱，紫血块者，白糖汤下，红血块者，砂糖汤下，日三次，虽远年垂危者，服之神效。

腐皮　味甘性平，养胃，滑胎，解毒。

小儿遍身起罗网蜘蛛疮，臊痒难忍　《仁惠编》：用豆腐皮烧存性，香油调搽，自愈。

落头疽　《慈惠小编》：用壁上螭子五六只，腐皮包好，吃完即愈。

冷嗽　《刘羽仪验方》：干豆腐衣烧灰存性，为末，热陈酒调下，吃四五十张即愈。

水臌胀　《种福堂方》：陈芭蕉扇去筋、烧灰存性五分，千金子去油壳二分五厘，滑石二分，共为细末，以腐衣包，滚水送下，十服愈。

腐乳　一名菽乳，以豆腐腌过，加酒糟或酱制者。味咸甘、性平，养胃调中。

腐巴　此即腐浆锅底所结焦巴也。入药晒焙研末，或生捣作丸，皆可用。《药性考》名锅炙，开胃消滞逐积。

治淋浊、补血　《慈航活人书》有五效丸：用豆腐锅巴一两，加川连一钱，同捣丸如梧子大，每服五钱，赤带，蜜糖滚水吞下；白带，砂糖汤下；热淋尿血，白汤下；肠风下血，陈酒下。

血风疮　先将豆腐泔浸洗去靥，以布拭干，用前末药即川连、腐巴粉末，丸时留一半，真麻油调搽，干则再涂，三四次自愈。

翻胃　《神方珍记》：用豆腐锅巴，黄色者佳，炒研末，每服三钱，沙糖汤调服，白汤下。痢疾　《神方珍记》：陈冬米炒、豆腐锅巴二味，各等分，为细末，空心白汤调服二三钱，服后宜饿半日，自愈。

腐泔　即豆腐所沥下之水也。《药性考》云：豆腐有盐卤点者，有石膏点者，俱能清热。

性清凉，能通便下痰，通癃闭，洗衣去垢腻。

腐沫　即豆腐泔水上结沫是也。治鹅掌癣，生手掌及足掌，层层剥皮，血肉外露，此沫热洗即愈。

麻腐　乃胡麻小粉所造者，味甘性子，润肌滑肠。

解毒　蒋仪《药镜》滋生赋云：麻腐豆粉，清肠清胃。

芝麻壳

此乃芝麻外壳也。《纲目》载其苗曰青蘘，又有麻枯饼、麻花、麻秸，无麻壳，因补之。

汤火伤　《杨春涯验方》：芝麻壳烧存性，研细，遇火伤者，用麻油调搽即愈；倘湿烂，干掺之。

半身不遂　《千金不易方》：芝麻壳五钱，酒煎服，出汗即愈。

诸蔬部 四十种　附十八种

甘　储 粳粉　甘薯酒附

一作甘薯，又名朱薯，以其皮有红者也。一名金薯，今俗通呼为番薯、或作番茹，有红皮、白皮二色，红皮者，心黄而味甜；白皮者，心白而味淡。南方各省俱植之，沿海及岛中居民以此代谷。其入药之功用亦广，而诸家本草皆未载，李濒湖特补列《纲目》中。惜其所言者，惟补虚乏、益气力、健脾胃、强肾阴而已，他皆未之及焉。乾隆五十一年冬，今上特允阁学侍郎张若渟之请，敕直省广劝栽植甘薯，以为救荒之备。陆中丞耀有《甘薯录》之辑，所载“卫生”一门，实足补李氏所未及，因择录之，以补其遗。陆公原序云：甘薯，即薯蓣之属，见于陈祈畅《异物志》、嵇含《南方草木状》。中土之有此物，其来旧矣。第不甚贵重，栽植者少。明季有闽人陈经纶，复自吕宋移其种归，巡抚金公学曾劝民树艺，闽人德之，号为金薯。然自是长乐谢肇浙、黄州李时珍、新城王象晋，各有论述，皆不及经纶事。而其裔孙世元父子，复为《金薯传习录》盛侈其先世传自吕宋之功，一似中国素非所产者，此考证之疏也。夫以一物之微，足以备荒疗疾，而又不费功力，其为功于民食，实不浅鲜。前任布政使李公渭，尝举以教山东之民。其性又喜沙土高地，于山海之区，尤属相宜。《五杂俎》：百谷之外，有可以当谷者，芋也、薯蓣也。而闽中有番薯，似山药，而肥白过之，种沙地易生而极蕃衍，饥馑之民，多赖全活，此物北方亦可种也。《群芳谱》：朱薯，一名番薯，大者名玉枕薯，形圆而长，本末皆锐，皮紫肉白，质理腻润，与芋及薯蓣自有各种气香，生时似桂花，熟者似蔷薇露。扑地缠生，一茎蔓延数十百茎，节节生根，一亩种数十石，胜种谷二十倍。闽广人以当米谷，有谓性冷者，非。二三月及七八月俱可种，但卵有大小耳。卵八九月始生。冬至乃止，生便可食。若未大者，勿顿掘，令居土中，日渐大，到冬至须尽掘出，不则败烂。金氏学曾曰：薯传外番，因名番薯。形如王瓜藕臂，如拳如指，如卵如枣，大小不一，实同种别，皮有紫有白，有深浅红，有浓淡黄，肉亦如之。蒸熟匀腻如脂，甘平益胃，性同薯蓣，海隅人以供饔飧。蔓延极速，节节有根，入地即结，每亩可得数千斤，胜种五谷几倍。徐氏元扈曰：昔人谓蔓菁有六利、柿有七绝，予谓甘薯有十二胜：收入多，一也；白色味甘，诸土种中特为敻[①]绝，二也；益人与薯蓣同功，三也；遍地传生，剪茎作种，今岁一茎，次年便可种数十亩，四也；枝叶附地，随节生根，风雨不能侵损，五也；可当米，凶岁不能灾，六也；可充笾实，七也；可酿酒，八也；干久收藏，屑之旋作饼饵，胜用饧蜜，九也；生熟皆可食，十也；用地少，易于灌溉，十一也；春夏下种，初冬收入，枝叶极盛，草秽不容，但须壅培，不用锄耘，不妨农，十二也。陆公《薯录》有溉、种、藏、制诸法，虽无关于药病，而有济于备荒，故并录之。种薯宜高地、沙地，起脊尺余，种在脊上，遇旱可汲井浇灌；即遇涝年，若水退在七月中，气候既不及艺五谷，即可剪藤种薯。至于蝗蝻为害，草禾荡尽，惟薯根在地，荐食不及，纵令茎叶皆尽，尚能发生。若蝗信到时，急令人发土遍壅，蝗去之后，滋生更易，是天灾物害皆不能为之损。人家凡有隙地，但只数尺，仰见天日，便可种得石许，此救荒第一义也。岁前深耕，以大粪壅之，春分后下种。若地非沙土，先用柴灰或牛马粪和土中，使土脉散缓与沙土同，可行根，重耕起要极深。将薯根每段截三四寸长，覆土深半寸许，每株相去纵七八尺，横二三尺；俟蔓生既盛，苗长一丈，留二尺作老根，余剪三叶为一段，插入土中，每栽苗相去一尺，大约二分入土，一分在外，即又生薯，随长随剪随种随生，蔓延与原种者不异。凡栽薯须顺栽，若倒栽则不生。节在土上则生枝，在土下则生卵。约各节生根，即从其连缀处断之，令各成根苗，每节可得卵三五枚。凡藤蔓已遍地不能容者，即为游藤，宜剪去之，及掘根时卷去藤蔓，俱可饲牛羊豕，或晒干冬月喂，皆能令肥脂。二三月种者，每株用地方二步有半，而卵遍焉，每官亩约用薯三十六株；四五月种者，地方二步，而卵遍焉，亩约六十株；六月种者，地方一步有半，而卵遍焉，约一百六株有奇；七月种

① 敻（xiòng，音凶）：美好。

者，地方三尺以内，得卵细小矣，亩约九百六十株，种种疏密，略以此准之。九月畦种，生卵如箸如枣，拟作种，此松江法也。金氏曰：薯苗人地即活，东西南；比，无地不宜，得沙土高地，结尤多；天时旱涝，俱能有秋。养苗地宜松，耕过须起町，高四五寸。春分后，取薯种科置町内，发土薄盖，纵横相去尺许。半月即发芽，日渐蔓延，长一丈或五六尺，割七八寸为一茎，勿割尽，留半寸许，当割处复发，生生不息。若养蔓作苗，须用稍长尺许，密密栽竖，如养葱蒜法。栽茎使牛耕町，宽二尺许，高五六寸，将茎斜插町心，约以七分在町内，三分在町外，町内者结实，町外者滋蔓，每茎相去一尺余，十余日，町两旁使牛耕开令晒；又七八日，以粪壅之，仍使牛培土，每町可得薯三四斤。若雨多，须将蔓掇町上，毋令浮根匝地，然实结地内。虫不能灾，叶如食尽，亦能复发。早栽宜稀，晚栽宜密。三四月栽者，实粗大；七八月栽者，实细小。秋末实始加大，冬至前当掘尽，不掘尽亦不能大。熟时须先割蔓置町下，俟干卷起，冬月锉喂牲畜。若北地早寒，则迟一个月栽，早一个月掘，宜迟宜早，亦看天气寒暖耳。《甘薯疏》云：江南田汀下者不宜薯，若高仰之地，平时种蓝、种豆者，易以种薯，有数倍之获。大江以北，土更高，地更广，即其利百倍不啻矣。倘虑天旱，则此种亩收十石，数口之家，只种一亩，纵旱甚而汲井灌溉，一至成熟，终岁足食，又何不可？取种之法，《群芳谱》云：九月、十月间掘薯卵近根先生者，勿令损伤，用软草包裹，挂通风处阴干；一法，于八月中拣近根老藤，剪七八寸长，每七八根作一小束，耕地作畦，将藤束栽如栽韭法，过月余，每条下生小卵如蒜头状，冬月畏寒，稍用草盖覆，至来春分种；一法，霜降前取近根卵稍坚实者，阴干，以软草作衬，另以软草裹之，置无风和暖、不近霜雪、不受冰冻处；一法，霜降前收取根藤，晒令干，于灶下掘窖，约深一尺五六寸，先用稻糠三四寸，次置种其上，更加稻糠三四寸，以土盖之；一法，七八月取老藤，种入木筒或瓷瓦器中，至霜降前，置草篅[①]中，以稻糠衬置向阳近火处，至春分后，依前法种。金氏曰：存薯之法不一，在人变通，或存木斛、草囤、瓷瓮、竹笼中俱可，但性畏寒又畏热，置避风和暖处，用草浮盖，俾通气；若封固，则发热坏烂。

敏：前在东瓯玉环，见其岛民少谷食，多以茹为粮。彼土有地，率多种茹。土人云，其利十倍于谷，以茹粮多者为富。其收茹之法，多曝干切条，以竹席围如囤储之，久亦不蛀，用则以水煮代饭。云食之多力鲜病，盖其味甘，能补脾土故也。金氏曰：薯初结即可食，味淡多汁，及时则甜，煨食、煮食、煿食、蒸食，亦可生食，切片晒干，碾作饘[②]粥，磨作粉饵，滚水灼，可作丸；拌面，可作酒。舂细，水滤去渣，澄晒成粉。其叶可作蔬。

范咸《台湾府志》：长而色白者是旧种，圆而黄赤者出自文莱国，金姓者携回，故名金薯。

《诸罗县志》：他物下种，必用子、用仁，或原物根芽，独薯不然，取一条片片切之，只留皮一面，种之发根生苗，亦一异也。

气味甘平无毒，主治补中和血，暖胃肥五脏。白皮白肉者，益肺气生津，中满者不宜多食，能壅气。煮时加生姜一片，调中，与姜枣同功。红花煮食，可理脾血，使不外泄。敏按：甘薯俗传能发诸病，患痔漏者，愈后食之复发，亦以性能下行而滞气故也。

痢疾下血　《传习录》云：痢疾之起，多因脾胃先虚，而后积滞成痢。其有脾气虚甚，欲健中焦者，必宜甘温之药；其有命门不暖，欲实下焦者，必宜纯热之药；至若湿热所致，烦热口

---

① 篅（chuán，音船）：一种圆囤。

② 饘（zhān，音沾）：调粥。

燥，腹痛纯红、小水黄赤以及下血者，用此薯蒸熟，以芍药汤频频嚼服，或薯粉调冬蜜服，亦愈。

酒积热泻　《传习录》云：泄泻之症不一，或水土相乱，并归大肠而泻；或土不制水，清浊不分而泻；或小肠受伤，气化无权而泻；或真阴亏损，元阳枯涸而泻者，此皆各从其类治之。若酒湿入脾，因而飧泄者，用此薯煨熟食。

湿热黄疸　黄疸之症有四：一日阴黄，由气血败也；一曰表邪发黄，即伤寒症也；一日胆黄，惊恐所致也；更有阳黄一症，或风湿外感，或酒食内伤，因湿成热，因热成黄者，用此薯煮食，其黄自退。

遗精淋浊　遗精之与淋浊，症有不同，故治亦不同。然大要责在心、脾、肾，故凡遇此症，无论有梦无梦，有火无火，或气淋、血淋、膏淋、劳淋，总宜调养心脾，每早晚用此粉调服，大有奇功。

血虚经乱　妇人血虚，或迟或早，经多不定，故阳虚补其阳，阴虚补其阴，气滞顺其气。其有不宜辛燥寒凉而宜于清和者，用此薯饔飧频服，调养其脾，使脾健生化，经期自定。

小儿疳积　疳者，干也。在小儿为五疳，在大人为五劳。其病由于哺食干燥之品，嗜啖肥厚之物，妄服峻利之药以致津液干涸，延而成疳。此薯最能润燥生津，安神养胃，使常服之，则旧积化而疳愈矣。

甘薯粳

《群芳谱》云：造粳，将糯米水浸五七日，以米酸为度，淘净晒干，捣成细粉；看晴天，将糯米粉入生水，和作团子如杯口大；即将薯根拭去皮，洗净沙石土，徐徐磨作浆，要极细，勿搀水；将糯团煮熟，捞入瓶中，用木杖尽力搅作糜，候热得所，大约以可入手为度，将薯浆倾入，每糯粉三斗，入薯浆一斤，搅极匀；先将干小粉筛平板上，次将糜置粉上，又著干粉捍薄，晒半干，切如骰子样，晒极干，收藏；用时慢火烧锅令热，下二合许，慢火炒，少刻渐软渐发成圆球子，次下白糖、芝麻，或更加香料炒匀，候冷极浮脆。每粳二升，可炒一斗，芋浆、山药浆俱可作。按此物食之，厚肠胃，健脚力，缩痰涎，解毒活血，甚妙。

甘薯粉

功同甘薯。造法：用薯根，粗布拭去皮，水洗净，和水磨细，入水中，淘去浮渣，取澄下细粉晒干，同豆粉用。此粉水作丸，与珍珠沙谷米无异。按：此粉余前在闽中及玉环俱有，土人造以售客，贩行远方。近日宁波及乍浦多有贩客市粉，价贱于面粉。近日饼饵铺中，率多买此搀和麦面中，作果饵以售。其粉亦高低不同，有曰净粉，则依前法所造者，滚水冲之，俨如藕粉，故藕粉店中亦多买此搀和，非有识者莫辨；有曰行粉，则连浮渣一切皆磨细和入，只可作饼饵用，其色亦黄而不白。然其又有甜苦二种，沙土细洁者，则其茹作粉甜；倘先一年种烟，其地次年种茹，则苦涩，人不售之，惟堪作粉，味亦苦矣。但以味甘有清香，化开色如玉者佳。

甘薯酒

和脾暖胃，止泻益精。造法：用薯根不拘多少，寸截断，晒干，甑炊熟，取出揉烂，入瓶中，用酒药研细搜和按实，中作小坎，候浆到看老，如法下水，用绢袋滤过，或生或煮熟任用。其人甑寒暖，酒药分两，下水升斗，或用曲蘖[1]，或加药物，悉与米酒同法。若造烧酒，即用薯酒人锅如法滴糟成。头子烧酒即用

① 蘖（niè，音涅）：酒曲。

薯糟造，当用烧酒，亦与酒糟造烧酒同。此酒福建最多，土人名土瓜酒，烧酒曰土瓜烧，其酒味微带苦，峻烈不醇，不善饮者，食之头目微有昏眩，亦无大害，闽中绍酒价贵，此酒值廉，土人相率饮此，亦以饷客。

山百合

此百合之野生者，瓣狭长而味甘，山人采货之。

《藻异》云：百合有三种：一名山百合，花迟不香；二名檀香百合，可食；三名虎皮百合，食之杀人。

《百草镜》：百合白花者入药；红花者名山丹，黄花者名夜合，今惟作盆玩，不入药。百合以野生者良，有甜、苦二种，甜者可用，取如荷花瓣无蒂无根者佳。能利二便，气虚下陷者忌之。

《逢原》云：余亲见包山土罅中，蚓化百合，有变化未全者，大略野生百合，蚓化有之，其清热解毒、散积消瘀，乃蚓之本性耳。

《应验方》：痈疽无头，野百合同盐捣烂敷。

甘入肺，清痰火，补虚损，治肺痈　《救生苦海》：取白花者三两捣烂，白酒和绞，取汁一碗，不拘时服，七服痊愈。

石　衣石耳

台州仙居有之，生峻岭绝壁海崖高处。乃受阴阳雨露之气，渐渍石上，年久则生衣，鲜者翠碧可爱，干者面黝黑，背白如雪，土人以作羹饷客，最为珍品。煮法：用滚水一碗，投盐少许，泡石衣于中，用手细细摆揉，去其细砂，待软如绵，其细砂去净，色即变紫如玫瑰，必得盐水，则所衔细砂始能吐尽，再过清水二三次，以鸡汤下食，滑脆鲜美，味最香甘，为山蔬第一。台州六属，惟仙居有之。或云，各处深山皆有，非仙居人不能取，故仙居人有专业此为生者。近则一二百里，远则数百里外，向深岩危壑人迹莫能跻攀者，壁上始有此物。其取之法，人则藤兜飞架，衣鸡毳，蹑鞋趫[1]，捷如猿猱，取之则锸钩锋铲轮絚[2]，入山有祭，买路有楮，非仙土人莫能尽其术也。然结侣虽多，其采取只许一人往，不得两人并采，亦奇也。每年必损人，故其值昂，而贪利者且竞趋之。

味甘气清，性寒无毒，清膈热，利小水，化痰，消瘿结滞气，有补血明目之功。妇人食之，能洁子宫，易于受胎；男子食，益精增髓。

石　耳

《群芳谱》：石耳，一名灵芝，生天台四明河南宣州黄山巴西边徼诸山石岩上，远望如烟，庐山亦有之。状如地耳，山僧采曝馈远，洗去沙土，作茹，胜于木耳。

《粤志》：韶阳诸洞多石耳，其生必于青石。当大雪后，石滋润，微见日色，则石生耳。大者成片如苔藓碧色，望之如烟，亦微有蒂，大小朵朵如花，烹之面青紫如芙蓉，底黑而皱。每当昧爽撷取则肥厚，见日渐薄，亦微化为水。凡香蕈感阴湿之气而成，善发冷气，多和生姜食乃良；惟石耳味甘腴，性平无毒，多食饫人，能润肌童颜，在木耳、地耳之上。

《南粤琐记》：凡青石以烈日辄出汗，汗凝结则成石耳。青为木气故生耳，若白石则否。或曰，此亦蕈之类，厚者蕈，薄者耳。或曰，凡乳床必因石脉而出，不自顽石出，其在阴洞者为乳床，在阳崖者为石耳。石耳之美，见称于伊尹，其言曰："汉上石耳"，盖上古已珍之矣。

---

① 趫（qiáo，音乔）：行动敏捷。
② 絚（gēng，音耕）：粗绳子。

性寒，或日平，味甘腴，无毒。

《药性考》：石耳寒平，石崖悬珥，气并灵芝。久食色美，益精悦神，至老不毁。泻血脱肛，灰服愈矣。

《名胜志》：安吉州梅溪石门中产石耳，食之止热。

野芋艿青芋　土芋藤　野芋头　鬼芋

汜胜之《农书》：芋有六种，五野芋、六青芋。野芋有大毒，杀人。凡芋三年不收，即成野芋，性滑，下石毒，服食皆忌之。青芋亦有毒，必须灰汁易水煮之，堪食，只宜蒸啖之。中野芋毒者，令人戟喉音哑、烦闷垂死，以大豆浆或粪汁解之，姜汁亦可。

《葛祖遗方》：合麻药，治跌打损伤，痔漏麻风，敷肿毒，止痛，治疮癣，捣敷蛇伤。

乳痈　野芋头和香糟捣敷。

青　芋

疗冷热，止渴。

土芋藤

土芋即黄独，俗名香芋，肉白皮黄，形如小芋，一名土卵，与野芋不同。《纲目》野芋附家芋内，土芋另立一条，可知。然所引仅据陈藏器一说，不知其功能稀痘，小儿熟食，大解痘毒；其藤烧灰敷痘烂成疮，可无瘢痕。

《群芳谱》：土芋，其根惟一颗而色黄，故名黄独。

野芋头

《文堂集验》：一名仙人掌，同野芋一种。但此种叶较小，略似慈菇，叶有尖，此又与草本形如鞋底者不同。仙人掌形如鞋底。

治诸物食积，已成痞块者，用野芋头磨烂，和糯米粉淡煮粥，每早食一茶钟，不用油盐。十服后，其积自消，试验无害。《集验》

鬼　芋

《罗浮志》：深谷中产物，如薯芋状，山人得之，剖作四片，入砂盆，磨作胶浆，锅煮成膏，待冷则凝结如饼块，一复剖为四片，添水再煮成膏，膏成，照前三煮四煮，乃可食令饱，一芋所煮，可充数十人之腹，故称鬼芋焉。芋有四异，初生不借根苗，叶上朝露着地，即成种子，一异也；采制不令妇人鸡狗见之，见即化水，二异也；磨时煮时匕须顺旋，逆之即化水，三异也；一芋之成，由一而四，四而十六，十六而六十有四，如卦象之数，四异也。闻庐山衡岳各有鬼芋，采制又不同。

野毛豆

野毛豆生园隰中，蔓生，枝细弱，叶细尖，两两排枝对生，清明后开淡紫细花，结实如毛豆，立夏后可采，初生苗绝似金凤花苗叶，其荚俨似角蒿，中有子二，圆如小绿豆，小满前后皆黑，老便枯落矣。

生田塍间，茎叶及荚较家者细小，一名劳豆。

《沈氏效方》：性微寒，平肝火，治疳疾目疾。

《百草镜》：治黄白疸，性能发汗。

《救生苦海》：治痘毒。八九月时，田塍边采，连茎根用，煅存性研，单用其豆更妙，麻油和敷，不问初起日久、未溃已溃，俱效。

按：《通雅》引焦弱侯曰：野田小豆曰蹽音劳。《陈留耆旧传》云：赤眉以萱[1]豆与桓牧，隋末子通攻江都，夏侯端采萱豆食之。身之曰，野豆也。鲁刀切，劳豆，或蹽、萱二字之讹也。然考《古今注》：萱豆，一名治豆，叶似葛，而实长尺余，可蒸食；一名萱菽，《纲目》鹿藿一名萱豆，又名鹿豆，即今野绿豆。《尔雅·释草》：蔨[2]，鹿藿，注，今鹿豆也。《唐书》夏侯端传撷萱豆以食，则似又非野毛豆之属。今野毛豆亦名劳豆，岂名同而物异欤？并书之以俟考。

肝疳初起　《百草镜》：野毛豆鲜者七钱，干者五钱，鸡肝一具，同煮食，煎服亦可。

野萝卜地骷髅　三生萝卜

一名紫金皮，又名巴壁虎。

《百草镜》云：野莱菔苗、叶、根形与家种者无二，肉虽白，而皮色带黄为异。

王氏《博济方》以干莱菔为仙人骨，俗又呼地骷髅。

《雁山志》：山萝卜性寒，状如圃种者，土人用治痈疽，捣汁服之，渣涂亦可。庚戌，予来临安，署内有废圃，多商陆，土人呼为山萝卜，与此名同物异。

治肺痈　《百草镜》：以七枚捣汁服。

地骷髅

按：地骷髅，乃刈莱菔时偶遗未尽者，根人地，瘦而无肉，老而多筋；如骷髅然，故名。能大通肺气，解煤炭熏人毒，非干莱菔也。王禺中所言，尚未明晰。

痞块　《医宗汇编》：陈年木瓜一个，地骷髅即萝卜种枯根四

① 萱（láo，音劳）：一种野生豆类。

② 蔨（juàn，音倦）：鹿藿。

两，煎汁，时常服一小盏，数日除根。气痞、食痞俱治。

万应丹　《海昌方》：治黄疸变为臌胀，气喘翻胃，胸膈饱闷，中脘疼痛，并小儿疳疾结热，噤口痢疾，结胸伤寒，伤力黄肿，并脱力黄各症。用人中白，以露天不见粪者方佳，火煅醋淬七次一两，神曲、白萝卜子、地骷髅即土中萝卜各五钱，砂仁二钱，以上俱炒，陈香橼一个，共为末，蜜丸桐子大，每服三、五、七丸，或灯草汤下，或酒下。

三生萝卜

此乃人工制造者。唐正声传此法，云得自秘授：取水萝卜一枚，周围钻七孔，人巴豆七粒，人土种之，待其结子，取子又种，待萝卜成，仍钻七孔，人巴豆七粒再种，如此三次，至第四次，将开花时，连根拔起，阴干，收贮罐内。遇臌胀者，取一枝捶碎煎汤服之，极重者二枚立愈。

南瓜蒂瓤

《纲目》南瓜“主治”，只言补中益气而已，至其子食之脱发，今人以为蔬，多食反壅气滞膈，昔人皆未知也。吴秀峰言：凡瓜熟皆蒂落，惟南瓜其蒂坚牢不可脱。昔人曾用以入保胎药中，大妙。盖东方甲乙木属肝，生气也，其味酸，其胎必藉肝血滋养，胎欲堕则腹酸，肝气离也。南瓜色黄味甘，中央脾土之精，能生肝气，益肝血，故保胎有效。

神妙汤：保胎，用黄牛鼻一条，煅灰存性，南瓜蒂一两，煎汤服，永不堕。

疔疮　《行箧检秘》：用老南瓜蒂数个，焙研为末，麻油调涂，立效。

南瓜瓤

治汤火伤　《慈航活人书》：伏月收老南瓜，瓤连子装入瓶内，愈久愈佳，凡遇汤火伤者，以此敷之，即定疼如神。

辣　茄

人家园圃多种之，深秋山人挑入市货卖，取以熬辣酱及洗冻疮用之，所用甚广，而《纲目》不载其功用。陈炅尧《食物宜忌》云：食茱萸即辣茄，陈者良。其种类大小方圆黄红不一，惟一种尖长名象牙辣茄，入药用。

又一种木本者，名番姜。范咸《台湾府志》：番姜木本，种自荷兰，开花白瓣，绿实尖长，熟时朱红夺目，中有子辛辣，番人带壳啖之，内地名番椒；更有一种结实圆而微尖，似柰种，出咬嚁吧，内地所无也。

《药检》云：辣茄，一名腊茄，腊月熟，故名。亦入食料。苗叶似茄叶而小，茎高尺许，入夏乃花，白色五出，倒垂如茄花，结实青色，其实有如柿形，如秤锤形，有小如豆者，有大如橘者，有仰生如顶者，有倒垂叶下者，种种不一。入药惟取细长如象牙，又如人指者，作食料皆可用。

《食物宜忌》云：性辛苦大热，温中下气，散寒除湿，开郁去痰消食，杀虫解毒。治呕逆，疗噎膈，止泻痢，祛脚气，食之走风动火，病目发疮痔，凡血虚有火者忌服。

《药检》云：味辛，性大热，入口即辣舌，能祛风行血，散寒解郁，导滞止僻泻，擦癣。

《百草镜》：熏壁虱，洗冻瘃，浴冷疥，泻大肠经寒澼。

外痔　《百草镜》：以象牙辣茄红熟者，锉细，甜酱拌食。

毒蛇伤　《百草镜》：用辣茄生嚼十一二枚即消肿定痛，伤处起小泡出黄水而愈，食此味反甘而不辣。或嚼烂敷伤口，亦消肿定痛。

祛臭虫方　《经验广集》：用羊骨头一个，秦椒半斤，共入火盆内，同锯木屑烧之，门窗闭紧，勿令出烟，其虫自死。敏按：木屑用樟木者佳。

冻瘃　蔡云白方：剥辣茄皮贴上，即愈。

痢积水泻　《医宗汇编》：辣茄一个为丸，清晨热豆腐皮裹吞下，即愈。

敏按：《花镜》，番椒一名海疯藤，俗呼辣茄，本高一二尺，丛生白花，秋来结子，俨如秃笔头倒垂，初绿后朱红，悬挂可观，其味最辣，人多采用，研极细，冬月以代胡椒。盖其性热而散，能入心脾二经，亦能祛水湿。癸亥，予在临安，有小仆于暑月食冷水卧阴地，至秋疟发，百药罔效，延至初冬，偶食辣酱，颇适口，每食需此，又用以煎粥食，未几，疟自愈。良由胸膈积水变为冷痰，得辛以散之，故如汤沃雪耳。又名秦椒。李成裕《辽载》：秦椒，一名番椒，形如马乳，色似珊瑚，非本草秦地之花椒，即中土辣茄也。

龙柏《药性考》：秦地乃草本辣椒，《纲目》诸注，误为秦地花椒，不知即今之辣茄，又名辣虎。性热味辣，温中散寒，除风发汗，去冷癖，行痰逐湿。多食眩旋，动火故也。久食发痔，令人齿痛咽肿。

刀豆根壳附

《纲目》谷部刀豆条“发明”下注：刀豆本草失载，惟近时小书载其暖而补元阳。近有人烧其子存性，白汤调服，止呃逆有效，故濒湖特为增人，而不知其用甚广，今悉补之。

治头风　《集听》云：刀豆根乃治头风之神药，每用须五钱，酒煎服。

治鼻渊　年希尧《集验方》：老刀豆文火焙干为末，酒服三钱，重不过三服即愈。

刀豆壳

治腰痛　《万氏家抄》：用刀豆壳化灰，好酒调服，外以皂角烧烟熏之。

牙根臭烂　《洪氏一盘珠》：刀豆壳烧灰，加冰片，擦涎出，即安。

治久痢　《种福堂方》：用刀豆荚饭上蒸熟，洋糖蘸食，一二日即愈。

治妇女经闭，腹胁胀痛欲死，并消血痞《经验广集》：陈年刀豆壳，焙燥为末，好酒服一钱，加麝香五厘亦妙。

喉癣　《张氏必效方》：刀豆壳烧灰，以二、三厘吹之，立效。

杨梅疮　《万氏济世方》：当归、川芎、苡仁、木通、木瓜、生地、熟地、金银花、防己、防风、荆芥、黄柏、白芷、知母、甘草、皂荚、猪苓去皮各二两，人参二钱，山红花、刀豆壳各五钱，硬饭团二两，水煎一锅浓汁，不拘时当茶服，忌鱼腥生冷，四剂痊愈。

地　肾

《粤志》：罗浮多地肾，一名松黄。但松黄未落为松实，已落而英华未散为地肾。其状若弹丸，大者如鸡卵，红黄相错，一一晶莹，熟之可入馔。其生无根蒂，散布松下，土松石润处有之，或亦松蕈之类也。《乍浦九山补志》：松花蕈，山之有松者皆产，惟陈山东麓为多。三月间松花入土，至四五月经雨后即生，至八九月又生，鲜肥滑嫩，素品之上味也。

味甘性平，生津消痰，治溲浊不禁。

葛乳

一名葛花菜，名山皆有，亦产高州。《粤志》：高州多种葛，雷州人市之为絺绤[1]。秋霜时，有葛乳涌生地上，如芝如菌，赤色，味甘脆、微苦，乃葛之精华也，亦曰葛蕈。濒湖仅据《太和山志》载其醒酒、与酒积成疾，他皆未及，故特补之。

性凉，解肌热，散风火及阳明风热斑疹。

鲜草果

《粤志》：人多种之为香料，即杜若，非药中草果也。其苗似缩砂，三月开花作穗，色白微红，五六月结子，其根胜于叶。

味辛温，能除瘴气，久服益精明目，令人不忘。

真珠菜

六安有真珠菜，如真珠。

《益部方物略》记：真珠菜，戎泸等州有之，生水中石上，翠缕纤蔓首贯珠，蜀人以蜜熬食之，或以醯煮，可致千里不坏。

《黄山志》：真珠菜，藤本蔓生，暮春发芽，每芽端缀一二蕊，圆白如珠，叶翠绿如茶，连蕊叶腊之，香甘鲜滑，他蔬让美。

利水，通淋结，消腹胀，下气癃闭。

鹧鸪菜

《连江志》：生海石上，色微黑。

《漳州府志》：鹧鸪菜散碎花，微黑，出漳浦。

疗小儿腹中虫积，食之即下如神。

① 絺綌（chīxì，音吃细）：细葛布。

葛仙米

生湖广沿溪山穴中石上，遇大雨冲开穴口，此米随流而出，土人捞取，初取时如小鲜木耳，紫绿色，以醋拌之，肥脆可食，土名天仙菜，干则名天仙米，亦名葛仙米。以水浸之，与肉同煮，作木耳味。大约山洞内石髓滴石所成。性寒，不宜多食。四川亦有之，必遇水冲乃得，岁不常有。他如深山背阴处，大雨后石上亦间生，然形质甚薄，见日即化，或干如纸，不可食矣。

《梧州府志》：葛仙米出北流县勾漏洞石上，为水所渍而成，石耳类也。采得曝干，仍渍以水，如米状，以酒泛之，清爽袭人。此原非谷属，而名为米，传云：晋葛洪隐此乏粮，采以为食，故名。

《岭南杂记》：韶州仁化县丹霞山产仙米，遍地所生，粒如粟而色绿，煮熟，大如米，其味清腴，大抵南方深山中皆有之。

《宦游笔记》：出粤东葛仙洞外，有流泉喷薄石上，遂生苔菌之类，其状如米粒，青色，箕以为羹，味极鲜美，土人呼为葛仙米。有未识者，疑是青螺。按《韶州府志》：丹霞出仙米，颇与此相类，但一生沙土，一生水石，为异耳。

陆祚蕃《粤西偶记》：道书宝圭洞天，即今北流县勾漏山。洞口前后产葛仙米，采而干之，粒圆如黍，揉面酿酒，极芳香。

性寒，味甘爽，解热清膈，利肠胃。

按：葛仙米本属石耳之类。忆庚子岁曾于刘明府席间食之，时以为羹，俨如青螺状，翠碧可爱，味极甘鲜，滑脆适口，入蔬为宜。《药性考》云：清神解热，痰火能疗；或云，久服延年，盖亦能清脏热者。

黄矮菜

一名黄芽菜。咸淳《临安志》：冬间取巨菜覆以草，积久而去其腐叶，黄白鲜莹，故名黄芽。万历《杭州府志》：杭人讹为黄雅菜。《戒庵漫笔》：黄矮菜，杭州呼为花交菜。

《群芳谱》：燕京圃人以马粪入窖，壅培菘菜，令不久见风日，长生苗叶，皆嫩黄色，脆美无滓，谓之黄芽菜，乃白菜别种，茎叶皆扁。

甘温无毒，利肠胃，除胸烦，解酒渴，利大小便，和中止嗽，冬汁尤佳。

《食物宜忌》：味甘性温，滑利窍。

陈尧士云：补虚羸。

按：黄矮菜有南、北二种，南产者，惟杭城太平门外沙地产者为最，他处悉高大粗松，绝无卷心密叶，味亦较逊；北产粮艘带来者，味更美，质更细，且无粗筋，有重至十余斤一颗者，南中亦不易得也。陈确斋云：食之润肌肤，利五脏，且能降气清音声。惟性滑泄，患痢人勿服。

白　茄

《汪连仕方》：一名玉盘茄，有大小二种，大者如鸡卵，小者如指头，初生色白，老则皮黄。能入骨追风，治一切瘫痪。根名白风藤，合酒蒸服，茄实蘸硫黄，擦白癜风，除大麻风。东粤茄园产者良，名茄丸。

白茄子叶　治肠红大便下血　《刘羽仪验方》：用白茄子叶，经霜方采，刷净毛，去焦黄叶，阴干，取三四叶，煎浓汤，如此吃三四次，其血即止，永不复发。此方，曾经邪犬咬过之人勿服。

白茄蒂　治发背及一切毒痈初起　《味水轩杂记》：用白茄蒂七个，生首乌等分，酒煎服，即消。

天　茄

出广中，如大拇指，其形如茄而有棱，黑色，坚如石，击之不得碎，其蒂黄黑如酱色。一种牵牛花嫩子，苏人采为蜜饯入食品者，亦名天茄，大能破气，与此迥别。

胃脘痛　《救生苦海》：水磨服之，每服一枚见效。

蝎毒　《五杂俎记》：关中有天茄，可治蝎毒。

牛心茄子

产琼州，一核者入口立死，两核者可以粪清解之。入外科膏药用、麻药用，此药只可外敷，不宜内服。

缅　茄

高濂《珍异药品》云：缅茄，一作沔茄，形如大栗，上有罩帽，如画皮样，出滇南缅甸地方，坚如石。

《滇略》：缅茄枝叶皆类家茄，结实似荔枝核而有蒂，土人雕刻其上而系之，拭眼去翳，亦解疮毒。

《滇南杂记》：缅茄出缅甸，大而色紫，蒂圆整，蜡色者佳。

《粤志》：广东高州府出木茄，上有方蒂，拭眼去昏障，即缅茄也。

水磨涂，治牙疼，抹眼眶，去火毒，又能解百药毒。

治疔疮走黄　《良朋汇集》：此方出宝坻张相公，百发百中，真神效方。凡疔疮走黄，毒攻入内，不知人事，但有气者可救。用缅茄一枚，以瓷碗盛黄酒，将茄放碗内，磨得下磨不下，只管于酒内磨约一钟，熟茶时，将酒装入长颈锡壶内；再入连须葱二根，牙咬不令断，白豇豆七粒，如荞麦开花时，加荞麦七粒，别时不用；又用小麦，令众人口嚼成面筋，封固壶口，放水锅内，煮一炷香取出，热服，出汗即愈。

酱　茄糟茄附

此即人家酱中食茄，入药宜陈年者佳。

治耳痒出脓　《妙药方》：酱茄挤汁滴之。

治牙疼　《周氏家宝方》：酱茄烧灰存性为末，掩患处。

腹内鳖瘕　《寿域方》：陈年酱茄烧存性，入麝香、轻粉少许，脂调贴之。

糟　茄

《山海草函》：烧灰存性，治鹅口疳。

玉　瓜

即广昌土瓜，出江西。常中丞《宦游笔记》：广昌土瓜，本草不载，形甚拙，圆者如瓠，或磊砢如赘疣，无瓣无瓤，长沙土中，外污内洁，细肌密理，剖之白如冰玉，入口清甘无滓，消烦释滞，或熟食之，亦佳，殆瓜中异品也。其性蔓生，春种而秋成，冬初始入市。无种，春深后，切瓜连皮成小块，用沙土覆于室内，久之芽生。于是就沙地为窖，令深而宽，藉以茅，欲其中通而根可旁达；既长，密叶蔓生累累，插竹引之上行，培以鸡粪，乃繁硕，土人又名玉瓜。《抱朴子》云：五原蔡诞人山而还，语家人曰：予至昆仑得玉瓜，以玉瓜井水洗之，乃软可食，是岂其遗种耶？江西他县亦有产者，然小而渣多，惟广昌附郭五里内为佳。予食于元宵后，喜其味美，至郡觅之。东风送暖，瓜即不可留矣。

味甘性平，调中益气，舒郁化滞，消食，清大小肠火，生津滋血，和营卫，熟食补脾健胃。

百种珍本医籍

节瓜

《粤草志》：节瓜乃冬瓜中一种小者，白皮，蔓地生，一节生一瓜，得水气最多，故解暑毒。止渴生津，驱暑健脾，利大小肠。

穿肠瓜

《吉云旅钞》：穿肠瓜乃大便解出甜瓜子，生苗结实，土人名粪甜瓜，不拘大小，皆可入药。采来晒干，新瓦焙焦为末，乳钵研极细，摊地上，出火毒，收贮听用。但此瓜不易有，须以人力制造，其法：将烂熟甜瓜与七八岁小儿空心带子食之，令其勿嚼碎子，次日解出大便，子裹粪内，带粪曝干，时早即于本年下出；倘时晚不及生瓜，花亦可用，否则藏于次年下种更好。大人便出者，子亦可种。此瓜生在夏秋，若春冬要用，必须预备。

治痔漏　《吉云旅钞》：有秘授消痔神方，不论远年近日痔漏，三服除根。用穿肠瓜焙存性为末，每末一两，加蝉蜕末三钱五分；以金银花五钱，浸酒一二日，煎数滚，调药末，每服二钱七分，空心金银花酒下。外以白海南花并根叶煎汤，不时先熏后洗，三日即愈。海南花春冬无鲜者，预收阴干备用。盖痔漏乃大肠郁火，脏腑积热，发而为肿为痛为疮，久而成管，今用此药以散火消毒，去积除壅，其管自退，不问新久，屡试屡验。忌房事恼怒、煎炒辛辣热物并发气之类，百日永不再发。此方传自西洋僧，有洋客患痔漏痛甚，不能上海船，其僧出此药与服，三日即愈。求其方，送洋布十四、黄金五两，始得此方，用无不效。

天骷髅

此乃乡野村中桑树及屋篱上所挂霜打丝瓜也，其子名乌牛子。

治妇人白带血淋，臌胀积聚，一切筋骨疼痛，并宜服之。《汪连仕方》

鬼骷髅

汪连仕云：乃残老之向日葵，其子性烈，通气透脓，合麝香、急性子捣烂为膏，贴脐，能落胎。

敏按：冬日桃园中有树上干枯残桃，亦名鬼骷髅，与此名同物异。

白鼓钉

《宦游笔记》：口外白鼓钉，即内地蒲公英，叶有锯齿，婆娑铺地，与内地生者迥殊。内地者，花早开单瓣；生沙漠者，花开于夏至前，宛似黄菊，一望灿然满地，其蕊瓣重叠，颜色娇媚，暮春草甫萌芽。口外啖此味，用之不竭，不啻春韭秋菘也。采食之，清火，亦为通淋妙品。其茎中折断有白汁，诸虫盛夏孕育，人手触之成疾，百药难效，取汁厚涂，即愈。郑方升云：一茎两花，高尺余者，掘下数尺，根大如拳，旁有人形拱抱。捣汁酒服，治噎膈如神。按上所载，皆《纲目》未及言者。且口外所产，又与内地异，《纲目》蒲公英入柔滑类，归草部；今沙漠所产，人以作菜茹，故入菜部，亦各从其类也。

清火毒郁热，通乳通淋，消肿，治膈噎，疗一切毒虫蛇伤。

三宝姜

《香祖笔记》：产台湾凤山县，相传明初三宝太监所植，治百病有效。

弯　姜

《滇南记》，产云南百夷中，饵一刀圭，终其世断绝人道，土人以饲牧马，不知宦也。

川　姜

出川中，屈曲如枯枝，味最辛辣，绝不类姜形，亦可入食料用。

包汝楫《南中纪闻》云：扶丛乡瑶人，携木姜土茶饷余，受其木姜，作羹，味如茱萸酱，即此物也。

味辛性热，治胃寒，散冷积寒澼痰气。

沙　葱

《西北游记》：口外沙石中生野葱，一名楞葱，一名沙葱，石楞中所产，故名楞；沙碛中所产，故名沙。其叶与家葱同，大更过之，味辣于家葱；根绝似蒜头，大更过之，味亦辣于蒜，善食辣辛者，不能罄一枚。虽细如草莛①，攒生于沙碛甚密。腌之调羹，胜如②韭，雉羹兔羹尤宜。又有沙葱草，与沙葱相似，人食之，心迷乱；马食之，腹隐痛，惟宜于橐驼。采者折以辨之，沙葱本脆折易断，此草柔韧难折。入药取根。

《西域闻见录》：丕雅斯类野蒜，头大如鸡子，叶如葱而不中空，味辛，甘肃人呼为沙葱，回人嗜之。

宽中下气，消食解肌，活血发汗，表风寒，涤宿滞。

风　葱

《台志》：出台湾。疗风疾。

---

① 莛（tíng，音停）：草茎。

② 如：据文义应为“于”。

番　蒜

徐昆《柳崖外编》：番蒜出台湾番地，外形似木瓜，中似柿。有浮山张氏，宦于闽，一婢食鳖肉后误食苋，遂病面黄腹胀，硊碐[1]欲死者数矣；半载后，有馈番蒜者，婢偶食之，遂大泻，有物如小鳖者数十，少顷，爽然疾若失，方知番蒜可治鳖苋毒也。

治鳖瘕，解食毒水毒。

蒜　梗

此大蒜近瓣处中心短梗也，干者入药用。

治疮成管　年希尧《集验》方：用大蒜梗烧灰存性，搽患处，其管自消。

坐板疮　《黄氏医抄》：用蒜梗烧灰为末，先洗净去靥，将药末搽上。

洗漏立验　《良朋汇集》云：夏应遴试效过，防风、荆芥、地骨皮、川椒、蕲艾、瓦松各五钱，槐条一两，陈蒜梗二两，共入麻布袋内，熬滚热荡，止疼神效。

熏痔疮　《救生苦海》：蒜梗阴干，以火盆置微火，将梗投入，移火盆于木桶中；令患者坐熏之，四围以衣被塞紧，勿走泄烟，三次自愈。

冻疮　《种福堂方》：大蒜煎汤洗之。

刺儿菜

《西北游记》：即内地之紫花地丁，俗呼刺儿菜。叶如柳，有刺毛，夏开紫花，生平地者起茎，生沟壑者起蔓，内地在在有

① 硊碐（ruìléng，音锐棱）：犹言折磨。

之。生口外沙漠者，花开于夏至后，大如蒜头，色紫可爱，人多采食之。暮春萌芽之际，挖其根，状如大枝人参，色较微白，巨者如芦菔，烹调适口，诚塞外鲜品。然干其根，带回内地入药，其清火之功，胜于金银花；解毒之用，更捷于山慈菇，一物而兼二物之用如此。

清火疏风豁痰，解一切疔疮痈疽肿毒如神。

波斯菜

即今红菜，一名洋菜。汪连仕云：生长海阳者佳。根本红艳，色鲜丽。

止血。治刑杖瘀血攻心，捣汁冲酒服，即散，可理跌打。

干冬菜 陈冬菜卤　陈芥菜卤　粪金子

冬菜乃白菜。杭俗小雪前后，居人率市白菜，以盐腌之作齑，藏为御冬及春时所食，名曰冬菜。颇利膈下气，其卤汁煮豆及豆腐食，能清火益肺，诚食中佳品也。至春分后，天渐暖，菜亦渐变黑色，味苦不堪食，以之晒作干，饭锅上蒸黑，再晒再蒸。如此数次，乃曝之极燥，贮缶器中，可久藏不坏，名曰霉干菜，即干冬菜也。年久者，出之颇香烈开胃，噤口痢及产褥，以之下粥，大有补益。盖白菜本能和中下气，利三焦，通二便，含土德之精，有生金之用；干之则苦，返其初而从母化也；久蒸久晒，则味反甘，全其德，故有中和之运，功与参芪等。惜乎世多忽而不知，余故特为表之，濒湖《纲目》菘下无干菜之用，殊为缺略。近日笕桥人所市者，乃萝卜英①所干，与芥菜干蒸晒成者，皆不入药。须人家冬白菜腌作，蒸晒年久者为佳。

《群芳谱》：有造黑腌齑法：用白菜如法腌透，取出，挂于

① 英：据文义应为“缨”。

桁上，晒极干，上甑蒸熟，再晒干收之，极耐久藏，夏月以此齑和肉炒，可以久留不臭，即今干冬菜也。

开胃下气，益血生津，补虚劳，已痰嗽。年久者泡汤饮，治声音不出；和酒捣烂，涂汤火伤。

白火丹　《黄氏传方》：此症形如水胀，肢体俱肿，皮肤色白，饱胀不食，畏见灯火，用冬菜勿落水，阴干，陈三年者可用，愈陈愈妙，煎汤洗浴，并煎服之，立消如神。

陈冬菜卤汁

清肺火痰嗽，解咽喉肿毒。

《物理小识》：盐干菜水滴蜈蚣即死。以盐菜炒鸡，蜈蚣亦不食。

陈芥菜卤汁

味咸性凉，治肺痈喘胀。用陈久色如泉水，缓呷之，下痰清热定嗽，真能起死回生。

作法：以芥卤贮瓮中，埋行人处，三五年取用。

粪金子

凡油白菜收子作种者，其中心老根内，必有一子，枯时摇之有声，剖出，名粪金子。以其得粪力，而花实干中子，又得菜之生气，大能益人。曰金子，重之也。田种者，其子更佳。

王圣俞云：粪金子在收莱种子时，其中干内剖出，形如鼠粪而黑色，如麦粒大小，千百干中不过数十粒，盖有生不生之别，不能每干皆产也。

治血症，取三钱炒研，白汤调服，立愈。

治慢惊神效。王圣俞

麒麟菜

出海滨石上，亦如琼枝菜之类，琼州府海滨亦产。周海山煌

《琉璃国志》载：鸡脚菜、麒麟菜，皆生海边沙地上，又名鹿角菜。今人蔬食中多用之，煮食亦酥脆，又可煮化为膏，切片食。《纲目》鹿角菜云：甘大寒滑。陈芝山《食物宜忌》云：微咸性平，大有消痰功用。濒湖反引孟诜一说，以为有微毒，不可久食，能发痼疾；且其“主治”只载下食风气，小儿骨蒸，治丹石热结，解面毒，何昧其功用乃尔？兹特表之。

朱排山《柑园小识》：石花菜生海中沙石间，高二三寸，状如珊瑚，有红白二种，洗去沙土，煮化凝成膏，糟酱俱佳。又有细如牛毛者，呼牛毛石花，味稍劣。郭璞《海赋》所谓土肉石华是也。

味咸性平，消痰如神，能化一切痰结痞积痔毒。

敏按：《盛京志》龙须菜生于东南海滨石上，丛生，状如柳根，长者至尺余，白色，以醋浸食，亦佳蔬也，土人呼为麒麟菜，出金州海边。鹿角菜生东南海中，大如铁线，分丫如鹿角，紫黄色，干之为海错，水洗醋拌，则如新味，今金州海边有之，据志则似一类二种也。

石花膏　《毛世洪养生集》：治辛苦劳碌之人，或嗜酒多欲，忽生外痔，发作疼痛，步履难移。服此，或大便泻一遍，或不泻，亦即止痛，可以行走；再用搽洗等药，自能断根。用麒麟菜洗去灰一两，用天泉水煮烊，和白糖五钱食之。此方乃李治运臬司传灵隐寺僧。杭人萧成子患此症，僧往候，授以此方，服之随愈。予记之，后治数人多效。

诸　笋

《纲目》竹入苞木类，以笋附菜部，所载亦只苦竹、篁①竹、淡竹、冬竹诸笋，且于义类多未详尽。不知春冬所出，性皆各

① 篁（huáng，音皇）：泛指竹子。

别，鲜干诸品，味亦迥殊，则人经络主治，自不能合一。陈芝山《食品真一笋谱》及《食纂》所载较详，颇近时尚，即取以补之。

春笋　《笋谱》：其佳者曰猪蹄红，冬月即生，埋头土中，以锄掘之，可三寸许，其味极鲜，甲于他笋，未出土名猪蹄红；若长尺许，则其箨圆，故人名圆笋，亦名蚤笋，盖冠诸笋而先出者。

味甘辛微寒，下气养血，利膈消痰，化热爽胃，解渴利水，疗风邪，止喘嗽。

毛笋　即茅竹笋，笋之大者。《笋谱》：毛笋为诸笋之王，其箨有毛，故名。俗呼为猫笋者，非也。大者重几二十余斤，犹未出土，肉白如霜，堕地即碎，以指掐之，其软嫩如腐，嗅之作兰花香。毛笋大者，清明后方有，其出于腊月及正月者，形短小，箨亦有毛，土人名猫儿头，食之多嘈心，然消痰之力，较胜他笋。味甘性平，利九窍，通血脉，化痰涎，消食胀，多食令人易饥。

鞭笋　即发于竹边者，夏秋有之。其生于四月者，曰梅边，盖感梅雨湿蒸之气，而生颇早，味淡肉硬，不如秋生者。《笋谱》：边笋，即毛笋之旁出者。方笋盛时，生气上升，笋皆竖；生气既衰，根既横生，尽其力可横亘十余丈，至地之边际，与竹之长短相称，谓之竹边，故名边笋。其状类鞭，亦名鞭笋。地肥者软嫩，长尺许，其箨紫色而兼白，其味恬淡而鲜，其气醇而有蕴藉，不类毛竹之精英尽发泄于外也。

味甘性寒。开胃利肠，消痰止渴。

冬笋　即潭笋。沈云将《食纂》：猫竹冬生笋，不出土者名冬笋，又名潭笋。

味甘温，陈芝山《宜忌》云：味甘性寒。利九窍，通血脉，治吐血衄血，及产后心腹痛，一切血症，食之肥白人。《食纂》消痰滑肠，透毒解酲，发痘疹。中诸笋毒者，生姜、麻油解。小儿及脾虚者，多食难化。《食物宜忌》痘疹不出，采未出土冬笋煮粥食，即有生发之意。《不药良方》

青笋 即青竹笋。竹细小，故出笋色亦青。山间遍地有之，系野竹所生笋也，即时下俗呼水竹者是也。胡承谋《湖州府志》：天目出笋干，其色绿，闻其煮法：旋汤使急转下笋，再不犯器，即绿矣。

味甘，止肺痿吐血鼻衄，治五痔并妊娠。《食纂》

青笋干 即青竹笋盐汤煮晒干者。出杭临安、天目者最佳，色如鹦哥绿，有尖上、尖球子、二尖等名。味咸甘，性平，爽胃消痰。

盐笋干 以春笋盐汤煮晒而成，有泥黄、乌尖、直脚等名。

味咸甘，性平，行气清痰。

衢笋干 以笋用盐汤煮熟熏干而成。

味咸甘，性平，利膈化痰。

羊尾笋干 主治同。

处笋片 俗名素火腿，以毛笋微腌汤煮熏干而成。

味甘微咸，性子，利血消痰。

绿笋片 即玉版笋，以毛笋淡煮晒干者。浙、闽、江西多有，有草鞋底、蝴蝶尖、玉版等名。《湖州府志》：绿笋大者，谓之阔绿，有名泥里黄者尤美。

味甘性子，治实喘消痰。张石顽云：干笋淡片，利水豁痰，水肿葶苈丸用之。

红海粉

《虫语》：海珠生岭南，状如蛞蝓，大如臂，所茹海菜，于海滨浅水吐丝，是为海粉。鲜时或红或绿，随海菜之色而成，或晒晾不得法，则黄。有五色者，可治痰。或曰：此物名海珠母，如墨鱼，大三四寸，海人冬养于家，春种之。濒湖：田中遍插竹枝，其母上竹枝吐出，是为海粉，乘湿舒展之，始不成结。以点羹汤佳。治赤痢风痰。

疳积坏眼　《慈航活人书》：谷精草、小青草俱炒、青黛水飞、海粉、刺蒺藜、使君子肉各一两，为末，用羊肝七片拌药三钱，蒸熟食。

卷 九

器用部 四十八种 附六种

番打马

形长尺许，内藏油膏，外裹棕皮，可代火把，又可鞭马，番舶上来，哈喇叭出。

《方舆胜览》：做打麻乃树脂结成，夜点有光，涂舟水不能入。《华夷考》曰：做打麻乃树脂流落胶汁土内，掘出如松香沥青状，内有明净好者，都似金珀一般，出满剌加国。

性专杀虫，不可服，有毒，入外科疮疡膏用。

治阴癣　《救生苦海》：用番打马和铅、水银、雄黄、樟脑各等分，猪油和搽，效。

癞疥脓疮　《积善堂良方》：麻黄膏中用之。

疥疮　《救生苦海》：番打马三钱，枫子肉五钱，水银、杏仁、蛇床子各一钱，川椒、樟脑、雄黄各二钱，用红烛盖油共研匀擦之，神效。

治疥疮　《应验良方》：用全蝎、乳香、枯矾、大枫子、蛇床子、土木鳖、川椒、雄黄、水银、番打马、轻粉、樟脑为末，用烛油为丸，擦之即效。此方番打马作番答木。

擦诸疮并杨梅风毒，经验　《济世良方》：黄柏去皮一钱，黄连去芦一钱，川大黄五分，三味另研；雄黄、胆矾、铜青、儿茶、青黛、轻粉、枯矾各二分，冰片一分半，另研；入大枫子七个，去壳去油，人言壮人七厘，弱者五厘；用番打马，即番舶打火把之物，另为末，疮毒盛而人壮健能食者，每分五分，毒盛而人弱者，每分用三分，不健不弱之人，每分用四分，和人前药内研匀；水银，壮健人每分用一两，中等人用五钱，弱极人用三钱，不可多。药须研极细，否则粒粗恐伤皮肉；上先将水银一分并前药末一分入盏内，加真芝麻油少许，以指研开，逐渐添油，研至不见水银为度，大约如稀糊可矣。于两手、两足掌后动脉处周围擦之，每一分药擦三日，每日早晚各擦一次，每次以七八百擦为止，大率擦使热透则住。擦时凡周身破伤处，俱用无麝香膏药贴之，每日一换，不可经风，避帐幔内，冬月用暖床厚被褥，即春夏秋暖时，亦不可见风。擦至七日，必口吐臭涎。若口齿破烂出血者，用黄蜂窝煎汤，候冷漱解，勿咽下，轻则用花椒汤漱之。擦处多皮破，不可畏痛而少擦。忌鱼腥、生冷、发风等物及醋、茶、酱一个月，尤忌房事；其牛肉、烧酒、团鱼之类，忌二三年；若荞麦面与羊肉，则终身忌之。每次擦毕，以蓝布尺许包裹所擦处。此治杨梅风毒法也。如杨梅疮初发者，擦五六日痊愈，所用药皆同，惟水银只用四五钱足矣，不必贴膏药。

久远臁疮，应擦处如有破烂，可于脚手心擦之，其药料照中等者，亦包布贴膏如前。

下疳及蛀干重者，亦照中等药擦治贴膏。

喉内疮癣溃烂，不能进饮食者，亦照前中等药擦。

遍身牛皮风癣，作痒作痛出水者，亦照前用中等药擦。凡擦药，仍须内服煎药兼之。

煎药方：防风、荆芥、银花、防已、白芷、连翘、苡仁、白鲜皮、桔梗、川芎、当归、赤芍、生地、黄连、黄柏、知母、牛膝、木通、陈皮、羌活、独活、粉草、栀子各等分，加土茯苓干者四两、鲜者八两，水六碗煎至三碗，分三次，一日早、午、晚服完，自擦起之日，服至七日发口止，虚人加人参二三钱。

痔漏消管药线　《妙灵方》：用药先用灯心试其深浅，顶至极痛处为率，以药条如式送入漏口，三日后又试，内根渐渐生肉，条渐渐短，用药直至满而止。玉簪花根，白者佳，焙干四两，番打马焙干三两，马兜铃炒干二两，磁石三钱，煅红醋淬三次，共研极细末，以面打条，或粗或细，候疮管用之，通始化去再插。

广疮　《仙遗拾珠》：用胆矾三钱，皂矾、石黄、青黛各二钱，番打马二钱，朱砂五分，为末，猪脂一块捣匀，夏布包擦手足心，候腹鸣即止，病自愈。

脓窠疮　《慈航活人书》：斑蝥三个，麻黄三钱，番打马三钱，樟冰五钱，腊猪油二两，先熬化，次入斑蝥煎焦，捞起；再入麻黄煎焦，捞起；再加番打马末，同樟冰调匀，掐破疮头，以药点上，立时结痂，次日痊愈。

老材香

山陕等省无漆，民间棺殓，俱用松香、黄蜡涂于棺内，数十年后有迁葬者，棺朽另易新棺，其朽棺内之香蜡，名是曰老材香，土人用合金疮药。按：脂蜡乃先天流液之精，又得土以固其力，借血肉余气以凝其神，是一物合三才之用，故入药功效倍于他草木也。

《药性考》：北地古棺中松脂，合金疮药止血极效。

治跌打损骨，止金疮血出，生肌定疼，神效《卢氏仙方》：金疮铁扇散中用之。

缚木藤

《纲目》藤部有省藤，即红藤。“集解”云：堪缚物，“主治”只言去风杀虫，无脑漏治法。

治脑漏　《急救方》：用缚木红皮藤烧存性为末，每用酒服三钱，服后觉有一线从鼻至脊背而下股，其脑漏随愈。一人一年服一次，效。

肠痈　《经验广集》：凡肠痈生于小肚角，微肿，而小腹隐痛不止，皮色不变是也。红藤一两许，好酒二碗，饮醉卧；午后用紫花地丁一两许，亦以好酒煎，服后痛必渐止。再服。

败琉璃

系羊角所造，有五色，惟白者入药。佛前十余年者良。去净油垢，新瓦煅研。

退管漏、汤火伤、乳痈　《急救方》：用琉璃片烧灰存性，食后酒服一钱，即消。

《救生苦海》　退一切管秘方：手指甲炙黄研细，象牙锉末研细，山甲炙黄研细，乳香、没药俱炙，朱砂水飞，旧琉璃灯底佛前白者，用三十年者佳；如若难得，十余年者亦可用，打碎，麸炒为极细末，各三钱，合匀再研，用黄蜡四两，化和为丸如椒大，初服五粒，次服六粒，每日加服一粒，加至十四粒止，共服十日，计服九十五粒；至十一日，每日减一粒；至五粒，仍旧逐日加上一粒；加至十四粒，又逐日递减一粒，如此周而复始，或服至十四粒，仍从五粒服起更妙，每日空心陈酒送下，管渐褪出，褪尽为度，如若未尽，再从头服起，神效，秘之秘之。

内消痞管神方　陈直夫《躬行录》载此方治痔管如神。有一小儿从高坠下，伤背脊骨，月余后，生毒溃烂成漏，蛔虫从漏孔中出。经云：外痈透膜者生，内痈透膜者死。此症已属不治，直夫用此药一料而愈，亦奇方也。凡诸般漏管皆可服，不独痔管耳。琥珀、灯心研末，象牙屑焙，血余须自制，猬皮阴阳瓦合好、泥封煅存性，雨前芽茶，旧琉璃底剪碎，制法同猬皮，蝉蜕炒，人指甲，不拘手足俱可用，瓦上焙脆为末，穿山甲炒脆，当归、白茯苓、猪悬蹄甲壳夹剪，剪碎，制同猬皮；蜣螂瓦炙，牛皮胶酒煮化和药，如不足，加炼白蜜，以上之药各三两；小蜂房十个，制同猬皮，火候更宜轻，勿煅成灰；蛇蜕十条，剪碎，瓦上炙烊，自作汁，将凝即覆存性，否则过性矣，为末，同阿胶和捣捻丸，每日早、午、晚服三钱，滚水送下，一料自愈。已验过数十人。

痔溃成管　《俞晓园钞方》：克蛇龟活者一个，泥裹，择朝南墙下背阴处煅，烟尽为度，去泥用；多年白琉璃底一具，琥珀、象牙各三钱，珍珠、西黄、冰片各五分，为末掺之，此药亦可服，每服九分。

肺痈　《传信方》：陈年琉璃煅灰存性，陈年油絮，漆匠店有，炼成灰和匀，酒服，试验神效。

尿血　《救生苦海》：用旧琉璃灯洗净剪碎，入瓷罐内，泥封火煅，以红为度，待冷取出酒下三钱。

轻粉结毒　《救生苦海》：用旧琉璃灯烧存性研，每服二钱，毒在上者，川芎汤下；毒在下者，牛膝汤下。轻者十日，重者一月痊愈。

《济世方》：用佛前照过旧琉璃烧存性，酒调下，日一二次，一月痊愈。

凡人火烧　取庙中琉璃浮子，松树厚皮做的，烧灰放地土上，用碗覆盖灰上，存性研末，用红糖、真香油调敷。

腊利疮　《百药备遗》：用陈年佛前琉璃，只取底用，瓦上煅存性为末，真麻油和搽。

喉癣　《选奇方》：用陈年琉璃煅为末一钱，加薄荷末、白硼砂各五分，冰片少许，和匀，吹入立愈。

败毒散不问新久肿毒、痈疽、发背、疔疮皆治《家宝方》：琉璃陈年破损者一个，楝树子四两，旧发网巾一顶，凤凰衣四十九个，三七一钱，败龟板炙五个，共为末，每服五分，楝树子汤下。

男女臁疮　《家宝方》：先用白萝卜打烂，贴疮口上，一日一换，三日毒血去尽，再用后药：松香一两，杏仁三十粒，去皮尖油，黄丹八钱，轻粉五钱，旧琉璃灯三钱，火焙为末，研细，麻油调搽，一日一换，数次即愈。

疬痱　《云谷医钞》：多年佛前旧琉璃焙存性，麻油调搽，疬痱即消。

散结核　石临初《结核论》：凡马刀瘰疬一切结核，用破旧琉璃煅存性为末，每服二钱，取微汗。此物乃羊角制成，能疗节中结气，佐以养血和荣清热解毒之品，标本并治，乃佳。

散结汤：熟地、当归、白芍、川芎、丹参、丹皮、柴胡、桔梗、玄参、白蔹各等分，水煎，冲琉璃末同服。

颈上疬疮　旧琉璃灯烧灰，菜油调搽，神效。

长明酒　《种福堂方》：治痔漏神效。用积年旧琉璃灯，洗净油腻，火煅研细，以红酒服四钱，不过七日，管自退去。

治遍身漏　《医宗汇编》云：验过良方，用陈年琉璃底三钱，人指甲麸皮炒一钱，象牙末一钱，辰砂一钱，蝉蜕去土五分，没药去油八分，白矾八钱，如漏在上身，加川芎六分；在下身，加牛膝六分，共为细末，以黄腊三两，溶化入前药和匀，众手急丸，如绿豆大，初服七八丸，每日加一丸，至十六、七丸为止，无灰好酒送下，上身饱服，下身饥服，最忌鸡及一切有葱之物。

油胭脂

《药性考》：油胭脂平，豕膏合就，润肤唇裂，活血点痘。西北风高，涂舒面皱，不龟手药，古名非谬。

一名碗儿胭脂，用小锡碗盛，故名。色红润如膏。

《百草镜》：制造油胭脂法：红花汁一杯，白蜡二两，微火熔化，搅匀，倾于瓷盘内，待成薄饼，用碾面杖碾数百遍，则胶粘如膏药矣，假者系胭脂脚所造，不入药。活血解毒，治痘疔，

百种珍本医籍

涂蜂咬，王氏《准绳》同珍珠末涂。

治痘疮燕窝疔　《救生苦海》：痘初起时，预免坏眼，用临清济宁好油胭脂点眼大眦。

《普济方》有四圣丹，治小儿痘中疔，或紫黑而大、或黑坏而臭、或中有黑线，此痘十死八九，惟牛都御史得秘传此方，点之最妙：用豌豆四十九粒烧存性，头发灰三分，珍珠十四粒，炒研为末，以油胭脂同杵成膏，先以簪挑破，咂去恶血，以少许点之，即时变红活也。

乳头破裂　油胭脂、蛤粉水飞敷之。不用蛤粉亦可。

治疹子眼　《眼科要览》：用鸡胆将油胭脂调匀，涂上，虽眼突出能好。无鸡胆，用田鸡胆代之，亦可。

木套皮

古为屐，今名木套。

治血风疮　《救生苦海》：用木套皮烧灰、东丹矾石各一钱，为末，菜油和搽。

火　漆

火漆乃造胭脂紫梗水以染脂胚所漉之渣滓也。紫梗本名紫矿，出波斯真腊南番等处，有小虫如蚁，绿树枝造成，正同造白蜡一般。吾杭造胭脂者，借以染制。然第用紫梗一味，则色不能红，必须配以黄叶水同煎，色始红艳，其所余之渣则火漆也。入药只须研极细用之，中有枝梗不受研者筛去。

《物理小识》：火漆，一名紫胶。

治血崩　《救生苦海》：火漆不拘多少，入无油净锅内令化，炒黄烟净，见白烟起，退火取出，研末，空心时好酒和服三钱，重者不过三服。

肠风下血《不药良方》：火漆三钱研细末，以豆腐皮分包作三十包，白滚水送下，至重三服即愈。

九种心痛　《神方考》：用火漆一味，烧灰存性，每服一钱，送下即愈。

七气罂瓶

此乃人家屋檐脊上用压镇不祥者，以七小坛横叠相聚如七星状，外以灰泥粘覆，入药用年久者。王子接《绛雪园方》：罂，小口瓶也。七气者，日、月、风、雨、露、霜、雪也。七罂人家多置古屋上广汉前上层，生瓶年深者良。火土结成，坚刚性利，复借天之七气，能透骨入髓，理伤续绝。入药取纯钢锉生锉末，研至无声，水飞用。

《慈惠编》：接骨七厘散中用朝天宝，即人家屋上瓦将军前小瓶也，愈久愈妙，必要取其朝天之得精华者，研末入药用。

按骨丹　《绛雪园方》：七气罂口锉末、水飞一钱；古文钱，有半两五铢自秦汉铸红铜者佳，唐时开元钱亦可用，火煅醋淬七次，研至如尘粉无声为妙，用五分与罂末和匀，每服七厘；先用甜瓜子仁去壳三钱，嚼烂吐出，拌药再服下，清酒过口。此方用七气罂口、古文钱，功专腐蚀坏肉。陈藏器云：能直入损处，焊人断骨，甜瓜子仁开肠胃之壅遏、通筋骨之机关。因丹药厘数微甚，助以人胃转输，为丹药之响导也。

红　毼白褐

红毼乃毛布，今名褐子。西人多以牛羊毳杂织而成，以茜草染则色红。

治痔疮　《医便》用红毼烧灰存性五钱，干桃树上干者烧灰存性五钱，炉甘石火煅黄色、童便淬七次二钱五分，共为细末，临搽入片脑少许，其疮先用椒、葱汤洗净，再搽药，三次即愈。

血崩　《医便》：六合散治血崩不止，诸药不效，用此立止，此急则治其标也。杏仁皮烧存性，香附童便浸三日炒黑，旧红毼子烧存性，地肤子炒，旧棕荐烧存性，壮血余烧存性，蟹壳烧存性，陈莲蓬烧存性，共为末，每服三钱，用酸浆草汁一钟，冲上热酒一钟，空心热服。按：此方初服反觉多，以渐而少，由紫色而红，以至于无，即止。既止之后，用十全大补汤二十剂调补，方断根矣。

走马牙疳　《祝氏效方》：黄舰壳煅存性、研末一钱五分，黄连忌铁器为末五钱，瓜蒌根、胆矾煅、五谷虫，要尾全者佳，瓦上煅存性，红毼烧存性，以上各五钱，为末，加冰片二分，和匀，先以米泔水漱口，连吹数次，即愈。吹后仍用泔水漱口净去。

治脐血、脐湿　《救生苦海》：用红毼烧灰油和敷，或用裁衣店中百家碎五色布。烧灰掺之。

清香散治癖疾生牙疳，溃烂臭秽　《万病回春》：用乳香、没药、孩儿茶、轻粉炒、象皮炒灰、象牙焙黄、红毼炒灰、珍珠焙黄、海巴焙干各等分，为细末，搽患处，立时止痛，生肌如神。

白　褐

治小儿牙疳　《集验方》：铜绿水飞、雄黄水飞、五倍子炒焦、枯矾、白褐烧存性、乌梅肉炙干、细辛去叶芦炒焦、胡黄连炒焦，共八味，各等分，用老茶叶、葱根煎汤，以鸡翎洗去腐肉，见鲜血，然后用此药搽上。

罾　布

《粤山录》：出新安南，头罾本苎麻所治，渔妇以其破敝者剪之为条，缕之为纬，以棉纱经之，煮以石灰，漂以溪水，去其旧染薯莨之色，使莹然雪白，布成分为双单，双者表里有大小絮头，单者一面有之。絮头以长者为贵，摩挲久之，葳蕤然若西毡，起绒更好，或染以薯莨，则其丝劲爽，可为夏服；不染则柔，以御寒。粤人甚贵之，亦奇布也。

小儿服之，可辟邪魅。

旧帽沿

治痔毒　《外科正宗》：下痔，用油透罗缎旧帽沿烧灰，杭粉瓦上煅黄色，等分，研极细，先用红枣十五枚、甘草三钱，煎汤洗后搽。

金疮　《集验方》：用旧毡帽油口沿烧灰掺之，愈。

绵　珠

绵有木绵、丝绵二种，惟丝绵制服则有珠，新制衣每每有丝珠透出衣外。周履靖《群物奇制》云：伏中装绵布衣无绵珠，秋冬则有，以灯草少许置绵上，则无珠也。入药用旧衣内绵珠，取其袭人气既久。其新衣透出衣外绵珠无用也。

治蝎虎咬　香油调涂，神验。

红　绒

治秤勾疮　此症小儿月内粪门上忽有疮孔，即此症也。《救生苦海》用红绒烧灰二钱，珍珠五分，轻粉五分，儿茶二钱，血竭一钱，乳香一钱，为末，干掺。

棉　纱

《养素园方》：此乃草棉花所纺线也，吴松人以之织布，名曰棉纱。本色者白，或染蓝靛作青色，为妇人缝纫之用。古用木棉，今用草棉，《纲目》服器部有绵，乃丝绵，故从丝。

性平，能透斑疹　《传信方》：风疹斑瘖出不透快，用白棉纱二两，柽柳一两，共煎汤浴之，避风，顷刻透发。无柽柳，以樱桃核代之，亦可煎服。

蓝棉纱　此乃经靛染者，煎汤解毒，与蓝汁同功。

旧头绳

《百草镜》：俗名扎根，乃妇人以之扎发。入药取油透弃去者良。《纲目》有巾及缴[①]脚布，而无此。

治红丝疔、蛇伤，扎束肉上，能令毒气不透。

小儿一切头疮　秦中用云：烧灰油涂，立愈。

治难产　《经验广集》：用妇人旧头绳一条烧灰，加人参一两，煎服，不论横生逆生，服之顺流而下矣。神奇不可思议。

北雁砂

出关东，绿豆色，如珠颗粒，掷碗中有响声者真。明目。

治一切眼病　洪清远方：用明日砂五分，用针刺入红者佳，北雁砂三钱，再用羊肝一具，连胆不落水，刺开数路，不要剖开，将二味砂为末，入肝内，以无灰酒二斤蒸熟，煎剩二碗，空心一服，晚饭后一服，以尽量为度，羊肝配之，一服完。不论眼病内障、外障、黑暗不明，无不神效。

乌金纸皮金纸

江浙造纸处，多有两面黝黑如漆，光滑脆薄，不中书画，惟市铺用以裹珍宝及药物作衬纸，又呼熏金纸，以其熏黑捶砑[②]而光也。

---

① 缴（jiǎo，音绞）：缠绕。

② 砑：据文义应为“研”。

《物理小识》：造金箔隔碎金以药纸，挥巨斧捶之，金已箔而纸无损，纸初褐色，久则乌金色。

魏良宰云：乌金纸惟杭省有之。其造纸非城东淳枯桥左右之水不成，其法先造乌金水刷纸，俟黑如漆，再熏过，以捶石砑光。性最坚韧，凡打金箔，以包金片打之，金成箔而纸不损。以市远方，价颇昂值，盖天下惟浙省城人能造此纸故也。

治下疳　《集听》：用乌金纸铜勺内炒末，加冰片少许涂之即愈。

复明散　陈嘉木《眼科要览》：专治翳膜遮睛，瞽者亦可复明。用七八岁童子口中吐出蛔虫一条，用竹刀剖开，清水洗净，将新瓦以炭火焙干，勿焦，研极细末，乌金纸包好；再用硼砂四两，将蛔虫包藏其中，一七日取出，以骨簪蘸药点眼，一日三次，后将骨簪脚拨去眼中翳膜，热水洗之，少顷又点，点完此药，无不重明。

皮金纸

又名羊皮金，出广东，凡金箔店皆有售者，呼皮金纸。

治跌扑擦伤，钉鞋打伤足跟，病久荫疮擦痛，并冻疮足跟瘇[①]烂流水。凡小擦伤刀伤，肿溃红赤，皮光潮湿，皆效。看患处大小，以此剪取，将金面贴伤处，过宿即愈。《毛世洪养生集》

旧伞纸

《纲目》有桐油伞纸，只言治蛀干阴疮及疔疮疔汗而已，无他治法，今补之。

治缠腰丹　《急救方》：用旧伞纸烧存性为末，香油调敷。

对口疮　《祝氏效方》：淡底白色者佳一两，陈伞纸烧灰五

① 瘇（tóng，音童）：创溃。

钱，将乌梅肉一两先打烂入末，再加生桐油捣匀，敷患处渐愈。

发背立效方　《周氏家宝》：千年石灰，研为细末，铁勺内炒紫色，倾出砖上，待略冷，微有热气，不可太冷太热，三钱，大川芎研细末二钱，和匀，入真麻油五六点，用井水或河水调服，遍身大汗出即散矣。若遇恶疮，可加黑伞纸灰三分，照前服。

臁疮　蔡毓晋方：用人家盖墙头旧伞，须多年经霜雪者，取伞衣依疮大小剪成一块，上用木针刺洞，贴上三日，另换一张，每日翻贴，贴上三张即愈。

《集听方》：臁疮以轻粉、猪骨髓研匀，摊旧伞纸上贴之。

《周氏家宝》：诸疮隔纸膏、臁疮经验膏、隔纸膏、胱身隔纸膏，俱用旧伞纸夹药贴。

包烟纸

此乃烟铺内包烟外一层厚白纸，系石灰槽浸造，灰气未去，纸亦不韧，只可包烟用，名建纸。近人食烟，以其纸擦烟筒头嘴，令铜洁白，可擦锡器。武原朱进士醒庵言：北方朝士多贮此纸，每日清晨盥颒①后，以之拭面，久之能转黝为白，令光发如玉。

拭面，去黝皯②汗斑，美容颜，发光艳。

粗草纸厕草纸附

此乃稻草所造，南货店以之包物，有厚薄二种，厚者名铜板草纸，入药用。

发痧瘄　《百草镜》：折角草纸半张，南货店包物厚者是

---

① 盥颒（guànhuì，音灌会）：洗脸。

② 皯（gǎn，音赶）：脸上黑斑。

也，煎服，较柽柳尤透发。

小儿脐疮　《不药良方》：急用大草纸烧灰敷之，则不致变疯痫，或加枯矾，或再加龙骨烧灰等分，入麝香少许撒之。

肠风下血　《不药良方》：粗草纸烧灰，砂糖拌匀，开水服。

贝母团　《经验广集》：治羊儿疯，百发百中。用川贝母去心一两研粉，用罗筛过，铺大草纸一百张，一层草纸筛一下，百张草纸筛百下，然后用线缝之，入四碗水煮干；每清早取一张纸成团，煨过，滚汤泡汁饮之，服尽痊愈，神妙无比。

厕草纸

此乃坑厕中拭过粪草纸弃于地者。《同寿录》云：伤寒内有一症名咯蒂伤寒，非用此不能除也。觅此纸四十九张，烧灰为末，水二碗，煎一碗，去渣饮之，效。

酒坛上纸

此乃盖封酒坛口上纸，陈久者佳。以其得酒气多，霉烂不坚韧，又脱去灰性也。

治皮肤间忽然血溅出　《同寿录》：用此纸碎扯如杨花，摊于血出处，即止。

烧酒草

此即烧酒坛头泥中之草。《慈航活人书》有此一种入药，故补[①]之。

治剪刀风　《活人书》云：其症腰生红瘰，如物缠紧作痛，用针挑出血，取此草加盐擦出汗，即愈。

---

① 补：据文义应为“录”。

珍本医籍

产后发血晕，旧漆器烧烟熏鼻即苏。

古　瓦青龙背

《纲目》土部，有乌古瓦，不言治疖毒。

治小儿生毒　《救生苦海》：已成形者，用多年古瓦研末，用细茶叶煎极浓汁和敷，留头即散。

蟮拱疖　用瓦片火煅醋淬七次为末，菜油和搽。

消渴　用旧屋上瓦两片，洗净捶碎，以水煮浓汁，食后温服一小盏。《同寿录》

青龙背

龚廷贤《回春》云：锅盖面上垢腻名青龙背，可治瘰疬溃烂久不愈者。用此入乌龙膏治之。

乌龙膏　木鳖带壳炒存性、去壳，侧柏叶焙，人中血，即乱发也，烧灰，青龙背、纸钱灰、飞罗面各一钱，俱为末，好陈米醋调成膏，涂疮上，外用纸贴。

绢筛箩

今呼筛子，有马鬃织作底者，有丝绢作底者，入药以丝绢者良。

治过月难产　《汇集》有急救过月难产仙方：用陈筛箩底一个，卷筒烧碗内，与产妇服，即下。如产生之儿身上皆有罗，其验如神。

陈年竹灯盏

治多年阴阳诸癣　《救生苦海》：用陈竹灯盏油透者，入尖底瓶内，瓶口安一铁丝髻，将地挖一土坑，内安大碗一只，将瓶倒覆碗上，瓶底朝天，周围用砻糠填满烧之，取滴下碗中之油搽之，效验。

《文堂验集》：治癣，多年油竹灯挂一个，火上烤出油汁如胶者良，另将五倍子去虫炒研为末，二味和一处，用陈醋火上温热，和匀搽之，甚效。

腊梨头疮　张卿子《秘方集验》：以酒饭店油透陈竹灯台一个劈碎，装于瓷瓶内，口上用旧髻铁丝覆于瓶上，倒转下；再用一空瓷瓶，以此瓶合于下瓶口上，用火煅之，其汁溜下，取汁搽疮，其效如神。

脑漏　《百草镜》：竹灯络子十年者，须觅乡村中有油垢者，勿净，煅成炭，伏土存性，研细，每用一二钱，包豆腐皮清晨滚水吞下，陆续服尽，自愈。

肠痈肚痈神效方　《便易良方》云：右脚拘急是肠痈，左脚拘急是肚痈。取数十年旧油印竹灯台，俗名善福，以一只烧半过，不用水息闷，合成灰，研为细末，陈三白酒冲服二钱或三钱，即愈。王站柱《不药良方》云：此药又治肺痈，极神效。

铜灯盏青

即盏内之油垢，起铜绿者，入药良。

治燕窝疮　《救生苦海》：本名发际疮，生头枕骨下发尽处。以铜灯盏内青垢刮下研烂，擦之如神。

料　丝

《物理小识》：滇金齿卫用玛瑙石英屑汁，以北方天花点之，乃凝练为丝，以作灯。近日丹阳、松江皆能作料丝。李西涯书作缭丝，大内青琐即此物。

磨浆，能止血破血。

乌龙翅

汪连仕《草药方》：乌龙翅即焦火把零落泥土中，经霜雪者佳。

治足烂至凶者，烧炭油搽，烧瘢痧，淬神鬼箭，神效。

船篷箬洋船璞　漆盘上漆附

治耳内肿烂胀痛　《救生苦海》：用多年船篷箬烧灰存性，加冰片少许，研细吹入。

洋船璞

此乃海船底中间有�木，舟人名曰龙骨，药生其间，形如菌蕈，干之入药。

治胃脘疼痛。

按：潘之恒《广菌谱》：舵菜即海船舵上所生菌也，不可多得，果尔，则宜入蔬部，留以俟考。

漆盘上漆

治羊眼漏　《救生苦海》：此症生足胫骨上，生一孔，无脓无血，惟流清水，大痛。用多年漆盘刮下漆，烧灰掺之，愈。

橹　箍

治奶串[1]　《毛世洪经验集》：凡乳痈痒烂年久不愈，洞见内腑，深陷不愈者，取摇船之橹上首手捏之处旧藤箍，剪下，以

---

① 串：据文义应为“痒”。

阴阳瓦上熯[1]末，竹管扎绷[2]筛，日日掺之，如干处以香油调搽，不过半月痊愈。

油木梳

木梳以木制成，用以通发。黄杨木者能清火，石楠木者理风，其器以此二木造者为最。余杂木及驼骨、牛角等梳不入药。或曰牙梳可辟邪，皂角木梳不膻发，柏木铅梳皆能乌发，总不若常用黄杨、石楠二木为佳也。《纲目》梳、篦合一不分，所载治法亦伙，惟油梳尚遗其功用，因补之。

治肺痿　《救生苦海》：油木梳须二三十年者一个，烧存性，滚水和服，甜酒亦可。

治五淋　《同寿录》：以多年木梳烧存性，空心冷水调下，男用男梳，女用女梳，神效。

拗颈　《海上名方》：此病俗呼落枕，乃颈项夜间误落枕下，或偶被闪挫，血滞而强用酸疼，以旧油梳火上烘热梳背，于疼处极力刮之，自愈。

误食蚂蝗　俞潜山云：曾误食此，腹中作泻，不时疼痛、泻血，以黄土浆水他药试之，多不效；有教以取多年旧油梳烧灰，酒调服，一夕蝗皆化水而下，真神方也。

衣　带

治蛇缠　《救生苦海》：用系腰带煅存性，研细和好酱涂，或加水龙骨和柿漆水涂。

① 熯（hàn，音汉）：烧。

② 绷：光绪本作“棚”。

刀　鞘

治中恶腹痛　《救生苦海》用刀鞘烧灰水服。

旧竹筷

治蜈蚣伤　《救生苦海》：将小头烧过伏土，取少许研细敷之，立愈。

草鞋鼻上布织机上草辫附

《纲目》屐屧[1]鼻绳下有草鞋鼻，无取布法，亦不知其有发瘖之功，今补之。

治儿患瘖疹不发　取破草鞋鼻上所衮之布七八条，煎汤服，立效如神。周宝生《医通》

织机上草辫

《杨春涯验方》：治白蛇缠。此物以陈为好，烧灰存性，麻油调搽。红蛇缠亦治。

肉台上屑

《纲目》故木砧条，列几上屑，只言治馋疮、唇耳等疮，干霍乱、虫牙等症。《急救方》言其治手毒如神，因急补之。

治手掌连虎口边肿毒，用猪肉台上刮下木屑如膏，作饼贴患处，即愈。

吐血　《慈航活人书》：腌腊肉店中切肉木墩上，刮取肉垢，火上烧枯，勿令成白色，存性研末，酒冲服。

狗咬　《杨春涯验方》：刮取切肉墩上油垢，和沙糖拌敷，

① 屧（xiè，音谢）：泛指鞋。

神效。

盛米栲栳烂箩底

治血臌　《杨春涯验方》：用二三十年盛米栲栳一只，击碎煎汤服，一二次即消。

烂箩底

此乃人家盛米竹器，浙人呼为淘箩，以竹丝织成，用以淅米者。旧者多用以贮柴灰淋水洗衣，年久则烂。

截经　《同寿录》云：妇人行经不止，服此可截。用头红花、烂箩底、烂八搭草鞋鼻子、莲房，此四味俱烧灰存性，共为末，每服一钱，黄酒送下，不过三服，其红立止。

砂　壶

出宜兴紫泥者佳。入药吸毒用，取其口光滑而薄，不伤肌肉也。

治伤寒不出汗，用吸法：以二砂壶各盛烧酒八分，重汤煮滚，将酒倾去，即将壶口对脐上合住，使吸之紧，轮换汗出即愈。

瘰疬破烂拔毒法：将先破处面糊作饼贴上，用小砂壶二个，烧酒煎滚，去酒，以热壶口覆于面饼上，熏疮如拔火壶一样，壶冷，又易一壶，如此数次，将毒气拔尽，即愈。熏后用猪胆熬成膏，贴疮口，此方神效。

治兽虫蛟伤，并风寒一切毒。用砂烧酒壶二个，盛大半壶烧酒，先以一壶火上令滚无声，倾去酒，即按在破口上拔出污黑血，水满则自落，再以次壶仍按疮上轮流提拔，以毒尽为度。俱见《经验广集》。按王站柱《不药良方》：治疯狗咬伤，用砂壶吸法，与此同。吸后再拔去顶上红发，即愈。

灵鹤盏

李金什曾客淮南，言山阳一带洲渚皆芦苇，产鹤，多卵育于中。村人有能识其期者，俟鹤下卵后，窃归，入锅煮熟，急以凉水沃之，看卵壳不热复置其窠，鹤不知而尤煦伏之，过三七日，其卵中黄白复鲜如故；又窃又归，急煮而又纳窠，鹤又伏之，如是者三次，则鹤卵外壳厚如紫玉，而杯成矣；复窃之归，锯去其顶，外则镶饰金玉，令成杯形，名灵鹤盏。注酒其中，辄有小鹤影浮酒上，云食之益寿延年，且能治心疾。不易得，有市者价亦不赀。

安神魂，定心悸。小儿用之，除惊痫；孕妇用之，养胎稀痘；出外带之，辟蛇蛊及一切毒。

花　簪

《杨春涯验方》：治乳痈初起时，将女人头带花簪，对向日中打圈，口中默念："天上一朵黑乌云，地下女子害乳疼，我今特授金簪上，金簪化去永不疼"，如此七遍，将簪交付妇人圈患处，即好。

小儿破鞋

接骨　《家宝方》：用市镇上乞小儿破鞋一只，烧灰，白面等分，好醋调成糊，敷患处，以绢束之，杉木板夹好，须臾，疼止骨接，有声为妙。

夏布旧蚊帐

江西麻布染蓝，入夏作蚊帐，名夏布。今人以此旧帐作漆器坯，最佳。

治走游风　王化九《简便方》：用青夏布旧蚊帐烧灰存性，

麻油调敷，如再发再敷。

阴奇痒难忍　《不药良方》：用青夏布旧蚊帐烧灰存性，麻油调搽，即愈。

厕上椽木尿板附

此即毛坑上椽子。多年为粪熏渍，其解毒之功，不下粪清也。

治红丝疔　《敬信录》：红丝疔先将针挑断其丝，将多年粪坑上碎木椽子，煅灰研细，用饴糖拌涂留头，疔即拔出。

尿　板

治手足疮无力不能收口。《家宝方》：用多年尿浸烂白色木板，煅存性，为细末，加冰片掺之，立时收口。

白秋霜

《万表积善堂方》：白秋霜，即多年粪缸底结成白霜，须经风雨者，入药炭火煅红，醋淬九次用。《纲目》人部溺白垽，为人中白，乃溺垽也。且所列“主治”及“附方”，皆无接骨治伤之说，特补其缺。

治跌扑损伤闪挫，骨伤极重者，研极细末，每服五分，好酒调下。《万表》

陈海曙云：凡多年厕坑底石板背后，有白胎如雪结其间，凿取微有秽气，陈久亦无，然粪力透石，故其精华凝聚于此，能清火毒。

王圣俞云：一名粪霜。曾见小儿瘄痘初愈者，忽然肺燥咽干唇裂，目中出火，满面红赤，此火毒壅遏未化，滞于上焦，每服此药一二钱，不数日痊愈。

敏按：蒋仪《药镜》云：泥宿粪坑之底，疔肿发背，止痛当涂；而霜又其精华也，大抵清火解毒，功用亦不甚相远。

禽　部十五种 附八种

燕　窝素燕窝

一名燕蔬菜。《从新》云：出漳泉，沿海处有之，乃燕衔小鱼，春垒之窝中，人取之。《闽小记》云：燕取小鱼，粘之于石，久而成窝，有乌、白、红三色，乌色品最下，红者最难得，能益小儿痘疹，白色能愈痰疾。

《泉南杂志》：闽之远海近番处，有燕名金丝者，首尾似燕而甚小，毛如金丝，临卵育子时，群飞近沙汐泥有石处，啄蚕螺食之。蚕螺背上肉有两筋[①]，如枫蚕丝，坚洁而白，食之可补虚损，已痢劳症。此燕食之，肉化而筋不化，并津液呕出，结为小窝，附石上，久之与小雏鼓翼而飞，海人依时拾之，故曰燕窝也。似此则形状功用时候族类，俱有可信。

《岭南杂记》：燕窝有数种，日本以为蔬菜供僧。此乃海燕食海边虫，虫背有筋不化，复吐出而为窝，缀于海山石壁之上，土人攀援取之，春取者白，夏取者黄，秋冬不可取，取之则燕无所栖冻死，次年无窝矣。

《香祖笔记》：燕窝紫色者尤佳。

《崖州志》：崖州海中石岛有玳瑁山，其洞穴皆燕所巢。燕大者如乌，啖鱼辄吐涎沫，以备冬月退毛之食。土人皮衣皮帽秉炬探之，燕惊扑人，年老力弱或致坠崖而死，故有多获者，有空手而返者，是为燕窝之菜。

《粤录》：海滨石上有海粉，积结如苔，燕啄食之，吐出为

---

① 筋：原作“肋”，据光绪本改作“筋”。

窝，累累岩壁之间，岛人俟其秋去，以修竿接铲取之。海粉性寒，而为燕所吞吐则暖；海粉味咸，而为燕所吞吐则甘，其形质尽化，故可以清痰开胃云。凡有乌、白二色，红者难得，盖燕属火，红者尤其精液。一名燕蔬，以其补草木之不足，故曰蔬。榆肉产于北，燕窝产于南，皆蔬也。

《宦游笔记》：燕窝出南海日本诸国，春间取者色白为上，秋间取者色黄次之。一种微黑而多毛，是拣择所遗者，价亦不能廉。怯症人久服之，亦能润肺止嗽，功等参苓。

《查浦辑闻》：南燕归海外水边难达，因啄小鱼肉作窝，口衔之而飞，飞倦，即投窝水中，栖止其上，少息，复衔之而飞，故东南风则飘掠近岸，人就取之。

阮葵生《茶余客话》：许青岩松佶方伯语予云：燕窝产海岛中，穷岩邃谷，足力绳竿之所不及。估舶养小猿猴，善解人意，至山岛间，以小布囊系猿背上，纵之往升木深岩，尽剥塞囊中而归。猿之去也，苦不得食，三数日始返，海客以果饵充囊中，俾之远出不饥，拙者出即剥塞囊中，归而倾囊，不过数片，为果饵占地也；其黠者将果饵倾岩窦间，剥塞满囊，尽燕窝矣，空而复去，尤为便捷，猿一值数百金，价数倍于拙者。云：许谨斋黄门，每晨起食蔗浆、燕窝一巨觥，以融软为度，谓他人皆生食也，终日不溺。

味甘淡平，大养肺阴，化痰止嗽，补而能清，为调理虚损劳瘵之圣药。一切病之由于肺虚不能清肃下行者，用此皆可治之。开胃气，已劳痢，益小儿痘疹，可入煎药，或单煮汁服。

《从新》云：今人用以煮粥，或用鸡汁煮之，虽甚可口，然乱其清补之本性，岂能已痰耶？有与冰糖同煎，则甘壅矣，岂能助肺金清肃下行耶？

《物理小识》：燕窝能止小便数。

《逢原》云：甘平无毒。鸟衔海粉作窝，得风日阳和之气，化咸寒为甘平，能使金水相生，肾气上滋于肺，而胃气亦得以安。食品中之最驯良者。惜乎本草不收，方书罕用。今人以之调补虚劳咳吐红痰，每兼冰糖煮食，往往获效。然惟病势初浅者为宜，若阴火方盛，血逆上奔，虽用无济，以其幽柔无刚毅之力耳。

张石顽云：暴得咳嗽吐血乍止，以冰糖与燕窝菜同煮连服，取其平补肺胃，而无止截之患也；惟胃中有痰湿者，令人欲呕，以其甜腻恋膈故也。

《食物宜忌》云：壮阳益气，和中开胃，添精补髓，润肺，止久泻，消痰涎。

《岭南杂记》：红色者治血痢；入梨加冰糖蒸食，治膈痰。

何惠川云：翻胃久吐，有服人乳、多吃燕窝而愈者。

老年痰喘　《文堂集验方》：用秋白梨一个去心，入燕窝一钱，先用滚水泡，再入冰糖一钱蒸熟，每日早晨服下，勿间断，神效。

噤口痢　《救生苦海》：白燕窝二钱，人参四分，水七分，隔汤顿熟，徐徐食之，立效。

素燕窝

《月湖笔薮》：近时素食中盛行一种素燕窝，宁波洋行颇多，形白而细长，空心虚软，俨如食铺中馓子而细，有七八寸至尺长不等，望之晶莹，握之轻虚，每三十余枝作一束，厨人买得，汤沃之即起胀，蕤蕤然凝白类官燕，以入素馔为珍品，食之亦淡而少味，不知何物造成。或曰，糯粉、山谷为之，何以见沸汤反脆美？或曰，铜铅之苗，产海外深山，食之可明目。近日始知有用者，不知然否，附记俟考。

《北砚食规》有制素燕窝法，先入温水一荡伸腰，即浸入滚过冷水内，俟作料配菜齐集，另锅制好，笊篱捞出燕窝，将滚汤在笊篱上淋两三遍，可用，软而不糊，拌燘[1]用。

解食烟毒。

石　燕

《粤语》：产西樵岩穴中，大如乳燕，足生翼末。《纲目》石燕条引《日华子本草》，无治疳之说，今广人用之颇验，故补之。

治儿疳，小儿羸瘦，取食即愈。谚曰：“婴儿瘦，探石鷇[2]”，即此。

蝙蝠脑

李氏蝠脑丸中用之。治痈疽内陷，服之能令毒不攻心。

石　䗪

《张氏日钞》：乃大鹏之精也。鹏独运无雌，海静不波之日，见影在下，以为雌也，其精溢出，堕土上为土䗪；木上为木䗪；惟石上为不失本性，最佳；或堕水中，以妇女衵[3]衣投水，自能跃出。

按：石䗪乃慎恤胶之类。

浸酒服，壮阳，令人有子。以姜酒解之。

鸬鹚涎

鸬鹚形如鹅而色黑面红，俗呼摸鱼公，水乡人家多养之以捕鱼。十月后饲以狗肉，则身暖不畏寒，虽破冰入水，亦不瘃死。

① 燘（měi，音美）：熟、烂。

② 鷇（kòu，音扣）：指依靠母鸟喂食的雏鸟。

③ 衵（rì，音日）：贴身的内衣。

治肾咳，俗呼顿呛，从小腹下逆上而咳，连嗽数十声，少住又作；甚或咳发必呕，牵掣两胁，涕泪皆出，连月不愈者，用鸬鹚涎滚水冲服，下咽即止。

蛋 能打胎。有不欲留孕者，取一个白水煮服，胎即化为血水，从小便出，多则二服，无有不验。

翠鸟舌

翠鸟，即鱼翠也，其舌大而可用。《纲目》鱼狗下，只言其肉可治鱼骨哽，而附以翡翠，亦云方书无用此者，其功效大约相同，今为补其舌之用。

针头风 《集听》：翠鸟舌一个，以桐油浸晒干，又浸又晒，硬如三棱针，方病发时，将鸟舌于头上乱针，即愈。

白鸈[①]鸡

《珍异药品》：文首白翼黄足。

治嗌痛。

郁 鸡

《珍异药品》：出广中。孙硖川云：此物在山中多食郁金苗，故肉松脆。

解郁，散结气。

豁 鸡

出广中。鸡头而乌喙，色黄，腹毛纯黑，尾长下垂，鸣声豁豁，性嗜蛇。其哺子时，取雏折其两足，乃以蛇饲之，三日即复，屡折屡复。捕食之，能治骨节折伤。

---

① 鸈（yè，音叶）：一种鸟，似雉。

雪　鸡

生西陲，千百成群，栖止雪中。《西域闻见录》：喀什噶尔雪鸡群飞，极肥美，人以为食，惟性燥耳。入药雄者良。

暖丹田，壮元阳，除一切积冷阴寒痼癖之疾，较雪莲尤效。

洋　鸭乌鸦胆附

朱排山《柑园小识》：洋鸭种出海洋，形如鸭，红冠群羽，驯而善飞，雄者重至十斤，雌者如常。其性淫，雌雄相交，日必四五次，故房术用之。卵大如鹅子，味极美，以母鸡伏之，约一月余，则雏出矣，雏极易长大。

助阳道，健腰膝，补命门，暖水脏。

乌鸦胆

此乃慈乌之胆，浙东最多，悉体肥黑而大，所在多有。予门人奉化徐朋圭居白岩，其地山僻径幽，古木丛杂，言其土人有取鸦胆者云。乌鸦胆汁，昼则散注身目，故精聚而能见烟霄外物；夜则汁归于胆。取之法：须伺鸦夜睡时，乘其罔觉，以利刀断其头，急剖腹取之，胆汁全饱，并无漏溢，然后以线穿，阴干入药用。若取之不得法，或鸦被惊觉，纵杀得其胆，亦空皮无汁，不堪用。

明目开瞽，功胜空青，点青盲最验，解藤黄毒。

烂弦风眼及翳障　《不药良方》：乌鸦胆点之，即愈。

鹅　毛屎　涎　蛋壳　腿骨　喉管

《纲目》鹅下载其毛治射工毒、通气、辟痫、开噎，其屎治小儿鹅口，苍鹅者可敷虫蛇咬，而不知毛可治痫，屎更治犬咬，悉为补之。

治痈毒　《集验方》：用鹅毛煅灰一两，明矾二两，研末面糊为丸，每服二钱，好酒下。

大麻风　《赤水玄珠》参毛丸：治大麻风神效，苦参一斤，鹅毛八两，煅存性为末，陈米糊为丸，桐子大，每服五十九，酒送下，一日二次。

神功至宝丹　《王秋泉家传秘方》：专治男妇溜脓肥疮、脓窠疮、腊梨头、遍身风癞、瘾疹疥癣，瘙痒异常，麻木不仁，诸风手足酸痛，皮肤破烂，阴囊痒极，并妇人阴痒湿痒，酒丸散擦药洗贴如神，随病上下茶汤送下，日进二次，戒暴怒房劳，炙爝发毒之物。苦参一斤为末，鹅毛香油炒存性六两，黄米糊丸，朱砂为衣，此方与《玄珠》治大麻风所用大同小异，因并存之。

按：鹅白者能疏风，濒湖谓其气味俱厚，发风发疮，莫此为甚，而驳韩悉[①]《医通》以为疏风，大误。殊不知鹅能发疮生湿，火熏者并发火毒宿疾，害诚有之，而疏风之功，亦不可尽诬。至其毛与肉，则性尤不同。《本经逢原》云：昔人治疠风方中，取纯白鹅通身之毛，及嘴足之皮，与肫肝内皮同洗[②]，煅灰存性，和风药用之，为风药之响导也。然不可遗失一处，遗一处，即不能愈。又不可用杂色者，若有一处色苍，风愈之后，其处肌肤色黑。正取其疏利而不燥，能和风药之熯烈，而不用苍色者，以纯白鹅无毒耳。

绝胎方　《保和堂秘方》：用血管鹅毛烧灰、百草霜各一钱，行经后酒调下，终身无孕。

又《周氏家宝方》：用鹅毛一把，煅细，茶煎汤，经后服，永不生。此二方虽存，不可轻用。

《宝生论》有受打不痛法：用血管鹅毛七根，地龙七条，煅

① 悉（mào，音茂）。
② 同洗：同治本、光绪本作“固济”，据文义改。

过，同乳香、白蜡为丸，好酒送下。

《传信方》　治瘰疬初起　白鹅大者二只，取周身毛翎并口脚黄皮，新瓦焙焦为末，分作十服，每日食后服之，服完即愈。

《救生苦海》　治肿毒　用血管鹅毛一握，铜锅炒焦，腐皮包裹，酒吞下，即内消，初起者效。

诸肿毒痛甚，有脓即溃，无脓即消　用鹅毛烧灰一两，雄黄三钱，川乌、草乌各钱半，黄蜡熔化，入前药为丸，每服一钱，好酒送下。《严氏方》

诸毒内消方　吴涵宇用鹅毛二个炒，蜈蚣十条醋炒，穿山甲一两炒，僵蚕一两炒，全蝎五钱洗，广胶二两炒，桑黄二两炒，羊角屑二两炒，共为末，每服三钱，砂糖调好酒下，以醉为度。

发背疔疮，对口风毒　《医宗汇编》：穿山甲、蛇蜕、蝉蜕、蜈蚣俱为末，鹅毛全副烧灰存性，全蝎、血管鸡毛二翅烧灰，人指甲用十分之一，败龟板一个，僵蚕俱为末，每用一钱，酒下。

误吞铜钱及钩线　《慈惠方》：用鹅毛一钱烧灰，磁石、皂角子火煅、象牙一钱，烧存性为末，每服五分，新汲水下。

艾火带，乃炙火所伤，烂痛不可忍　《同寿录》：用雉鸡毛同鹅毛烧灰敷之，效。

喉蜨[1]癣　《传信方》：用鹅毛灰三分，儿茶二钱，牛黄三厘，雄黄一钱，人中白一钱半，煅存性，如吃深，加珍珠煅存性一分，为末，先将生桐油探刷一番，后用药吹入，加胆矾更妙。

鹅　屎

《救生苦海》：治犬咬，以鹅屎敷之，不烂痛。

① 蜨：音义同“蝶”。

鹅　涎

《纲目》只载治咽喉谷贼。今人治小儿鹅口疮，甚效颇验。

鹅蛋壳

《急救方》：痈疽无头，用新生鹅蛋壳烧灰存性，为末，醋调敷，立出脓血，妙。

鹅腿骨

《奇效方》：犬伤日久发者，用鹅腿脡①骨煅存性，研末掺之。

鹅喉管

《家宝方》：治喉症，用鹅喉气管一个，阴阳瓦炙黄色，冰片一分，共为细末，吹二三次愈。

治赤白带　《家宝方》：取鹅水喉管煅存性，研末，酒调，临卧服之。

鹰吐毛

《百草镜》：鹰每日食雀时，连毛与食，肉化而毛不化，聚成一团，如芡实大，次早吐出，收用入药。

《纲目》有鹰毛，无吐毛，故补之。

按：鹰禀西方兑金之气，其性猛烈而窜捷，故余居士以其头治眩晕，王焘以其粪治食哽，皆取其得庚辛锐气，一往无滞。反胃之症，食而复吐，久积于胃，不能运化，故旋出，大概由于忧郁者居多，取此复吐之意，而又得其爽猛之性为治，其义精矣。

---

① 脡（tǐng，音挺）：条状干肉。

治反胃，煅存性研。《医方集听》：查将军家传噎膈方，用牙乌洒出毛肘，即鹰吐鸟毛也。要七个，不可落地，用布接在架中，微火熯燥为末服之，营内凡喂毛肘，但在下午，次日天明即吐出，最易得，不可使肘落地。落地则不验。

鹰条 《本经逢原》云：鹰屎中化未尽之毛，谓之鹰条，入阴丹阳丹用，不特取其翮之善脱，以治难脱之病，并取屎中未化之羽，以消目中未脱之翳，可谓妙用。

雄鸡卵

茅昆来云：鸡本南方积阳之象，于卦为巽，五更则日临巽位，故鸣。凡鸟雌卵而雄否，惟鸡则雄者间亦生卵，乃阳极而阴乘之。其卵较小于雌鸡卵，壳坚如石，壳色微红，入药用，可安胎稀痘。

王椷[①]《秋灯丛话》：古北口叭哒岭[②]，有喇嘛令巡检张某市雄鸡卵，张笑曰：雄鸡焉能生卵，故相难也。曰：非也，俗有斯言，即有斯物，第觅之可得也。张漫应之，语其役。役曰：闻前村民畜雄鸡，连生三卵，众以为不祥，瓯异而藏之，命役取送，喇嘛收其一，给价五十金。张询所用，曰：能医眼疾，年远瞽者，得其汁点之，即复明，与空青同。

陈藏器《本草》：今鸡有白台，如卵而硬，有白无黄，云是牡鸡所生，名父公台。《二申野录》：成化二十三年，吴县汤惟信家雄鸡生卵。《平湖县志》：万历四十八年四月，施太史家公鸡生子，形如雀卵，色紫。《史异纂》：天启二年，陕民王进榜白雄鸡生卵。《三冈识略》：壬申二月二十九日，提标左营韦元鼎廨中，雄鸡连生二卵。《述异记》：康熙甲戌十二月，松江吴

① 椷（jiān，音坚）。

② 叭哒岭：应为现在的八达岭。

南林家雄鸡生卵，大如鸽蛋，壳甚坚厚，椎破之，亦有黄白，白如凝脂不散，黄带赤色。

《质直谈耳》：嘉定湖南村民钱嵩家，雄鸡生卵，与雌无异，乾隆壬寅夏间事。

纪晓岚先生云：雄鸡卵大如指顶，形似闽中落花生，不能正圆，外有斑点，向日映之，其中深红如琥珀，以点目眚，甚效。德少司空成、汪副宪承霈，皆尝以是物合药，然不易得，一枚可以值十金。阿少司农迪斯曰：是虽罕睹，实亦人力所为。以肥壮雄鸡闭笼内，纵群雌绕笼外，使相近而不能相接，久而精气团结，自能成卵，此亦理所宜然。然鸡秉巽风之气，故食之发疮毒。其卵以盛阳不泄，郁积而成，自必蕴热，不知何以反明目。又本草之所未载，医经之所未言，何以知其能明目，此则莫明其故矣。汪副宪曰：有以蛇卵售斯者，但映日不红，即为伪托，亦不可不知也。

敏按：诸书所载雄鸡生卵，自古有之，原非有异。据陈藏器所说，有白无黄，而《述异记》所载，则有黄有白，想本间气所生，其形色亦无一定。乾隆庚戌，临安慈圣寺有放生雄鸡，忽生卵，日产其一，如是旬余，人以为异。其卵较小，色紫而壳坚，为一锡匠索去。予时适馆临安，闻而索之，已无有矣。锡匠徽人，亦云其卵白可入药，故乞之归里。然此物又不特入药。李怀白先生云：曾见喇嘛诵黑经，用雄鸡蛋；川中鬼师，有用雄鸡蛋以行禳者；白莲教则又需以解魇迷术，今人徒咤其异，而不知天生此正所为世用也。

安胎，稀痘，开瞽。

兽　部二十五种 附二十种

狮子油血　粪

辛温有毒，色微黑者真，善透经络，凡用勿多。

沈良士云：涂指甲上，凉透指甲者真；又方，以黍许入沸汤，汤即不沸者真。

《逢原》云：狮为百兽之长，性最难驯，一吼则百兽辟易。《尔雅》言其食虎豹。熊太古言：其乳入牛羊马乳中皆化成水。西域人捕得，取其油入贡，以供宫人涤除衣垢之用；又能去纸上墨迹，刮少许隔纸熨之，即脱。予尝试用，垢虽去，而衣易毁，纸易脆，仅供一时之用。虽系方物，方药罕用。近世医者以之治噎膈病，盖噎膈皆郁痰瘀积所致，用取涤痰之意，试之辄验，由是方家争为奇物，但性最猛利，力能堕胎，孕妇忌用。象油亦能去垢涤痰，但不能去墨迹耳。

《椿园闻见录》：温都斯坦，西域一大回国，从叶尔羌西南行，百日可到。其国西隅有巨泽，围数千里，泽中有山，围逾千里，万峰耸峙，高入云天，或曰，人间第一高山也，名曰牵各里麻胆达喇斯山。中产狮子，于新月皎洁，辄负雏于山中往来，头大而毛虬，尾形帚，黄质黑章如虎皮，长六七尺，时登山绝顶，望月垂涎，咆哮跳掷，猛飞吞月，有飞去八九里十余里而坠死山谷中者。其国人以豢养狮子为上户，每当秋月，其汗使人取狮，以精铁作柱，大如瓮，密布层遮围，畜之于中，饲以牛，时而吼如雷霆，满城震动，人畜不宁。取之法，择炮手之最精者，开地为阱，人匿其中，遇有负雏者来，乘其不备，发炮毙之，而取其雏；倘一炮不中，则抛山裂石，而人无噍类矣。

张绿漪有此油，云熬之可挑丝一二尺不断，他油则不及也。

陈海曙曾在京邸简亲王府见狮油：坚如石，绝似鸡卵，白洁可爱。

朱排山《柑园小识》：狮子油白腻如猪肪，气味俱薄，利小便。凡人小便不通，虽腹胀茎痛，病在危急者，以酒或白汤送下三四厘或半分，即通。尝有一丐，因受暑热，遂致小便不通，每月一发，发至二三日，后茎痛如割，至不可忍，屡投缳祈死，人以狮油少许投之，片刻即通，奏效之速，无逾于此。而本草不著其功用，何哉？岂当时未知用欤，第虚秘者似宜酌而用之。

敏按：狮油性最猛烈，内服尤不可单用，更勿多服。嘉庆元年三月，予友邵某得狮油少许，因病欲服之，未果，为一乡人转乞去，市于人，获重价。其人市得，服半黍许，夜半而死。乡人惧罪，亦投水死。盖外用不妨，内服尤宜审慎，以人之肠胃太弱，不任峻利之攻削耳。

消热结，治膈、大小便不通　《救生苦海》：用狮油酒服二三厘，自效。

狮　血

沈云将《食物会纂》：狮血杀百虫，烧之去鬼气。

狮　粪

王沂堂藏有狮粪一段，用铁匣盛之，四围以铁屑养之，其形至坚如铁石，磨之作红色，云非铁屑养，则易朽烂也。

治一切腿足下部恶疮，年久不愈者，涂之即痂而落。

象　粪象白　象尾毛

按象有家、野二种，京师者，食俸料；滇广山产者，食竹木杂草。入药以野象粪良。京象粪，销皮坊皆多取溅黄貂、黄狼，能令毛黑如漆。《纲目》象下，凡牙、肉、睛、皮、胆、骨俱入药，不及其粪，为补之。

治鹅掌风，以象粪烧熏，自愈。

起死回生散　李文炳《经验广集》：治痘疮至七八日，忽然变黑，收入腹内，遍身抓破，吭喘，死在须臾；服此，从新另发出，立可回生。当归、川芎、白芍、生地、升麻、红花，上陷加白芷，下陷加牛膝，遍身黑陷加麻黄、象粪微炒，如一岁儿用二钱，大儿用至三五钱，上锉一剂，水、酒各半煎服，重新发出脚下黑疔，至七八日用针挑去，以太乙膏贴之，即拔去毒，连进二三服。

瘟疹　《良朋汇集方》：治小儿大人出瘟疹，回在心胸作喘发烧，用象粪八钱，升麻二钱，煎一钟服，即刻透出。

象　白

乃象交于水，其精浮水面，象房人用瓷瓶收贮，入药敷面不皱，亦可入房药用。

象尾毛

《通雅》云：今人剔牙杖，极重象尾，谓可去火。

犴　血

孙含懿云：有客自川中来，带有犴血，言此兽乃星禽，为天上井宿，五百年一降于世以济人，其降也必于蜀。降之前三日，天乃大风，振屋拔木，为降犴风。左右村落居民，知犴必降，悉迁避之，求铁工造莲萼箭镞，如橄榄形，而注其中，镞上刻名以记。犴降之日，形如胡犬，有鳞，大十倍于象，首必朝岁星，蹲踞不动。土人从其后射之，矢集其身如猬，三日后乃去，遗矢于地，各认所镌以归矢，人无争者。其镞头有血一块，大如榄核，可入药，土人亦甚珍宝之，不轻售。自明洪武时曾一降，至今几

百种珍本医籍

四百年，所珍药亦罕有存者，缙绅旧族或有之，亦宝同和璧矣。

治一切阴疽发背，一切大毒。凡痈疽必死之症，无药可救者，每以一厘，溃则敷膏外贴，未溃则调酒服，一夕自愈；合治痈等药，一斤加入分许，即奏效如神。

醉虎油 胆 脂

《三冈识略》：壬子正月初十日，福山戍卒遇一醉虎，缚献王大将军辕门，将军剖肉分赠郡绅之小儿，食之可以稀痘。按：虎食人与杨柳及狗皆醉。

《宦游笔记》载山人捕虎法云：虎嗜食犬，食之必醉，如人中酒。虎匿深谷峻岭，往来不时，难寻其踪。人以劣犬缚于山凹，犬嗥不已，虎闻声而前，果腹而醉，不能远去，人迹犬血捕之，则无所遁矣。此缚醉虎之法也。

主稀痘。

虎油

《物理小识》：虎一身皆入药，而本草未载虎油之功效。愚于猎户取其油以涂腊梨疮，一二次即愈，亦可治大麻风。

《药性考》：虎油疗秃，涂狗啮伤，五痔下血，反胃酒尝。

虎胆

治打伤垂死，饮食不进，前后不通，乃瘀血在心，命在旦夕，可用此方：虎胆五分，去外皮，用老黄酒在碗内研细为末；白茯苓二钱，为末，用热陈酒调灌，下出可不死矣。

虎脂

治打碎头骨盖方：用虎脂一两，浸好热酒内，俟化匀服之，汗出为度。如患处青者不治。

反胃　《不药良方》：虎脂八两，清油一斤，瓦瓶浸一月，密封，勿令泄气；每以油一两，人无灰酒一盏，温服，以瘥为度，油尽再添。

按：虎胆、虎脂，《纲目》虽载其用，而未言及人折伤料之用。此二方出锡山华氏经验录，并屡试有效，故补其说以济急。

鹿　胎乳饼　胫骨

濒湖《纲目》鹿条，精、髓、筋、胆、胎、粪，俱皆备载。张璐《逢原》另列鹿胎一条，颇详辨可采，录出以补其遗。璐曰：胎中鹿，其嘴尾蹄跲[1]与生鹿无异者为真，其色淡形瘦者为鹿胎，若色深形肥者为麋胎，慎勿误用，能损真阳。又獐胎与鹿胎相类，但色皎白，且其下唇不若鹿之长于上唇也。其它杂兽之胎，与鹿胎总不相似也。入药取真者，酥炙黄用。

气味甘温无毒。鹿性补阳益精，男子真元不足者宜之，不特茸角茎胎入药，而全鹿丸合大剂参、芪、桂、附，大壮元阳，其胎纯阳未散，宜为补养天真滋益少火之良剂，然须参、芪、河车辈佐之，尤为得力。如平素虚寒，下元不足者，入六味丸中，为温补精血之要药，而无桂、附辛热伤阴之患。但慎勿误用麋胎，反伤天元阳气也。

鹿乳饼

《茗阴札记》：孝丰深山产鹿，土人计其产子时，辄于夜半伺其洞侧，鹿乳子必五更，乳毕出洞至暮方归，每日只乳小鹿一次。小鹿食乳于腹，结十二小饼，每一时辄消一饼。土人候母鹿出洞即将乳鹿抱归，剖腹出饼，持货远方为珍药，价值兼金。其饼如云南棋子大，色微黄，干者做老黄色，腥气最烈，食之大能

① 跲（jié，音节）：蹄趾。

百種珍本醫籍

强阴，益命门火衰，于老羸最宜。

理怯弱虚损，发痘浆，通女子干血劳。

鹿胫骨

《纲目》鹿条有骨，乃指全体而言，至胫骨不闻有用法。今时医有斑龙散，纯取其胫为用，因载其方以补之。

生肌收口　《救生苦海》用斑龙散：取鹿胫骨，湿纸包固，灰火煨之，以黄脆可研为度，若焦黑色者为过性，勿用。掺大毒，生肌甚速。

猴　经犬豕胎粪附

入药名申红，深山群猴聚处极多，觅者每于草间得之，色紫黑成块，夹细草屑，云是母猴月水干血也。广西者良。

治干血劳。

犬豕胎粪

史长惺有不服药而点眼发汗方：以初男胎粪炼而升之，加冰、麝，瓷罂收。有当发汗者，男左女右，以乳点之，卧即汗出。本草所未载。《小识》云：犬、豕初生粪，皆可合炼，不必定婴孩也。

貒　油

貒，即貛字。所在山泽有之，穴居食虫鼠。刘仲旭云：北直河堤一带尤多，穴岸而居，最为堤防之患，守河兵卒多捕之。一说，貛人蛰时，必食蜂，始过冬不饥。有人于初冬发其蛰穴，得貛破腹，其肚胃中犹有蜂。貛腹中皮为蜂螫，辄厚数寸，或借此不饥，此说亦未可深信。堤民得貛脂，多市煤厂作地灯，非此不可，他油辄为地风吹灭，惟貛油作灯，能御地风也。

入膏中，拔湿如神　缪仲淳《广笔记》：赵府膏药中用之。

治头上白秃　《集验》：用油火烤擦三四次，即愈。如年久者，恐不生发，以枸杞子煎汤饮。

痔疮　刘怡轩云：一切内外痔，馇油涂上，立效。

咳血，胸中哽噎，怵怵如虫行者　《不药良方》：猪獾油入酒和服，或下或吐，或自消也。

海狗油

海狗出辽东登州海中，即腽肭兽也。《纲目》载腽肭脐，不言及其油之用，故为补之。

蓬莱李金什言：其地登州海口，出海狗皮，可作裘帽，俗美其称曰海龙，即此。其肾乃药中腽肭脐。土人取海狗，名曰打狗。此物昼夜潜海底，惟孳乳时登岛产子，稍大即相率入水，人不可得。须冬月极冻时，海崖水口结冰，天晴海狗群出，处冰上曝日，必候其卧冰时，骤入水，以木棍击其腰，方可得之。若冰裂或步履有声，非其睡时，皆不可得。然每年打狗堕水溺死者亦多，因利重，人亦不惜躯命以往。

性热而降，善消利，治三焦浊逆之气，能清水脏积寒停饮。观近海人取鳆鱼海参者，用其油滴海面，海水即清见底，砂石毕见，可知其性之分利也。

近有人自关东带来，其油绿色如干糊，以涂皲瘃，即愈，次年不复发，其性热烈可知。

狐　麝

《金沙江志》：产东川、昭通二府，较常麝香气尤烈。佩之辟邪，绝恶梦，定魇。

百種珍本古籍

獭 粪

《纲目》獭条载其屎治鱼脐疮及下痢而已，不知有消瘤之功，今补之。

《王氏检秘》：消瘤，用獭粪一两，天南星三钱，麝香三钱，共研末，醋调涂上，即愈。

狼 脂

《本经逢原》云：狼性追风逆行，故其粪烧烟，能逆风而上；烧灰水服，治骨鲠，以其性专逆行而无阻滞也。狼脂摩风首推，而本草不录，亦一欠事。按：《周礼》："冬献狼"，取其膏聚也。《内则》：食"狼去肠"，古人以为食品。《纲目》兽部狼膏下，濒湖仅据《饮膳正要》载其能润燥泽肌，涂恶疮而已，不知其大功用，乃能驱风散逆结之气，何可昧耶，故急补之。

入风气膏中，能去积久风痹，调酒服，散逆结之气。

山羊血油 粪

常中丞《笔记》：山羊生平乐山崖间，能陟峻坂，矫捷若飞。其血可治跌损伤及诸血症。凡跌扑死者，未绝气，以一分许调酒饮之，遂苏，神效立见。第捕甚难，每见人，则决骤而去，飙迅非常，非足力所能及，必密布绳网草间，藻其足，始能生得之。刺其心血，待干凝结成块，可以携远。盖凡血皆患凝滞，山羊逾高历险，旦夕不休，则其血活矣。而心为主，故心血最良。语云："流水不污，户枢不蠹。"观此益信。

《本经逢原》云：山羊产滇蜀诸山中，性善走逐，好斗。肉能疗冷劳山岚疟痢，妇人赤白带下。其心血，濒湖《纲目》失载。苗人取血法：以麇竹通节削锋利，活刺心血收干者良，宰取者不堪用。

《柑园小识》：山羊血产广西诸土郡。山羊似羊而大，善斗，能上绝壁，每登高处失足，或至骨折，少顷如故，喜食三七苗。其血主治损伤极妙，轻者服数厘，重者二三分，以心血为上，身血次之。色黑有光，而质轻者为真。

陆祚蕃《粤西偶记》：试山羊血，取鸡血半杯，投一粒，过宿变成水；或以久凝臭鸡血一块，投入山羊血，过宿反变成鲜血乃真。

濒湖《纲目》云：山羊即野羊也，一名羱[①]羊，非今之家山羊也。时珍于山羊"主治"条，仅载其肉之功用，不及油与血之用，此并附之。

今人收得于血成块者，必用糯米养之，云可久留不枯。

性温，味咸无毒。《逢原》云：为和伤散血之神药，其治跌扑损伤，单用酒服取醉，醉醒，其骨自续，每用不过分许；不可过服，虽不耗伤元气，而力能走散阴血。然必初患便服，得效最速；若过三五日，血凝气滞，无济于治矣。价等牛黄。心血亦不易得，渗血丹用之，真虚劳失血之续命丹也。

《药性考》：山羊血味咸，疗跌扑损伤，咯、吐、呕、衄、便、溺诸血，能止血消瘀，和酒服；其皮作茵褥，愈筋骨疼痛；角作火罐，灸头风。以入水一丝不散者真。

吐血　蒋莘田经验方：临卧时，用广西真山羊血，每服三分，能引血归源，不过二三服，其血自止。

黎峒丸治跌打及一切痈肿　天竺黄八分，牛黄四分，冰片四钱，三七四钱，血竭四钱，儿茶四钱，麝香四分，没药四钱，阿魏二钱，雄黄二钱，藤黄四钱，孩儿骨一两，山羊血制浸藤黄入药，共为细末，炼蜜为丸，如龙眼大，阴干，外用蜡为壳封固，三白酒服。

---

① 羱（yuán，音元）：羱羊，一种大角羊。

《祝氏效方》：山羊血能解鲜菌、河豚毒，伤损恶血。

治痘内无浆不起发　《集验良方》：用真山羊血三分，用甜酒酿调服，痘浆立起。

太乙神针方　人参四两，三七八两，山羊血二两，千年健一斤，钻地风一斤，肉桂一斤，真川椒一斤，乳香一斤，没药一斤，穿山甲半斤，小茴香一斤，苍术一斤，真蕲艾四斤，甘草二斤，麝香四两，防风四斤。以上共为细末，用绵纸一层，高方纸三层，纸宽裁尺二寸五分，长一尺二寸，将药末薄薄铺匀在上，一针约用药七八钱，紧卷如花炮式，务要紧实，两头用纸封固，外用印花布包面，亦要齐整好看。此针能治一切痛风，寒湿筋骨疼痛诸症。用时将针以火淬着，或按穴道，或在痛处下衬以方寸新红布数层，将针按上，若火旺布薄觉疼，多垫布数层，但针必须三四枝，一针已冷，再换一针，连进七针，无不立验。

治喉癣　喉症惟此最迟，久则失音，不可救。《种福堂方》：西牛黄一分，真山羊血二分，川连五分，血珀三分，冰片一分，硼砂一钱，青果核灰三分，灯草灰五分，共为细末，每一茶匙药，用一茶匙蜜，调放舌尖上，徐徐咽下，一日五次，两月可愈；或加蜒蚰梅灰，更妙。

马氏夹棍神方　《吉云旅抄》：山左马家市夹棍药极效，方用蚺蛇胆二钱，山羊血一钱半，琥珀一钱，大白颈地龙七条去泥，珍珠三分，辰砂一钱，儿茶八分，金箔一帖为衣，为细末蜜丸桐子大，金箔为衣，每服一钱五分，好酒下。如不打夹者，用刀破皮药自出。

治急心痛　《集验方》：用山羊血一分烧酒化下。

中遇邪鬼　《医铃》：此症乃阳气衰而阴甚，治须急补其阳，以存正气，则阴邪自平，即或治痰，然亦当加意补正为本。人参二钱，当归六钱，白术一两，菖蒲二钱，半夏三钱，白芥子三钱，丹参五钱，皂角刺五分，山羊血八分，附子一钱，此方用山羊血、皂角刺为开关圣晶，以通邪祟之要路；半夏、白芥消其寒痰，无寒之侵，断不中鬼；大用参以扶其阳，阳生阴灭，此不易之理也。

救绝仙丹　《石室秘录》：此丹专救五绝及有邪祟昏迷，一时卒倒者，皆可灌之，以起死回生，实神奇之极。宜端午日修合，备用济急，大可救人。山羊血三钱，菖蒲二钱，人参三钱，红花一钱，皂刺一钱，制半夏三钱，苏叶二钱，麝香一钱，各为末，蜜丸如龙眼核大，酒化下。

敏按：山羊血以产滇黔及蜀者佳，以其地深山，多三七苗及理血定风诸草，山羊每食之，峒人追逐得之，山羊本迅跃，无一刻之停，其体血自顶贯尾，终日旋运如飞，又被逐捕，则躁性顿发，血随气运，矫捷尤甚。黎峒人捕得，以竹枪刺入其心，取血用，此上品也。其血成条，深紫有光，以少许入水中，自然旋运如飞，盖矫捷之性犹存也；若网取刀剖而得者，血色黯滞，入水亦不能迅捷。他省产者，亦能如峒苗之合众追逐，令其腾跃上下，而后刺取其心血用，亦可，较次于滇黔山羊血。惟今之各处所获山羊，皆用网取，其或枪毙，而后剖其死血，以伪充心血，则力微性缓。更有以他血代充者，则尤属赝质无用。故今市中每多此物，高索重价，非亲历其地，真知灼见而得者，勿用也。

山羊油

张卿子《秘方集验》：治主心疝，用山羊油不落水者，荷叶包裹，挂风处阴干，不可着雨，遇此症，取三五钱冲热酒服；不饮酒者，滚汤亦可。并治诸疝。

按：《文堂集验》主心疝，用山羊血。其言与此同，然细绎文义，有不落水句，则用油非血矣。文堂误以油为血，故并正之。南方亦有山羊，但不及粤产者，其血尤为迅捷也。

山羊粪

山羊粪同水粉各一升，浸一夜，绞汁顿热，午刻服，治疳痢。

祝西庵《本草》：山羊屎煅灰，疗溃烂生肌。

入外科收口药用　《祝氏效方》大枣丸：用山羊屎晒干，入锅炒炭存性，研细收藏；每久烂不堪，将见内腑者，以大枣去皮核，捣烂如泥，后人前粉，捶至成丸，每服四钱，黑枣汤送下。此物大能敛溃烂诸口，神效无比。

山莲散：用大活鲫鱼一尾，破腹去杂，以山羊屎塞实鱼腹，放瓦上慢火炙干存性，研末，加麝香一钱封贮；如遇溃疡，烂见内腑，只隔一膜者，以此药掺上，立愈。

雷头风　《祝氏效方》云：诸药不愈，惟山羊粪炒炭研粉甚效。歌曰："雷霆头里震，山羊粪有缘，酒送二钱下，不在脑门喧。"

治心痛，不论远年近日　《玉泉方》：山羊粪七粒，油头发一握，同烧为末，好酒和服，永不再发。

石羊胆

《广东通志》：石羊色黑，类人家羊而矫捷，其角烧纸为火罐，能收头风；其皮作褥，可愈筋骨疼痛；其血能疗跌打损伤，犹秦中山羊也。

《肇庆志》：石羊出高要山中，似羊而高大，长角厚耳，此羊一孔三毛。

服用柔而能久。内兄朱问亭官粤，曾寄石羊胆一对，盛以银匣，大如小指，以绒线扎其一头，乃干者。据言此物不易得，试验之法：以此胆囊挂胸前，急行不喘者真。治折伤胜于山羊血也。

治一切目疾，劳眼青盲，人乳调点；风火，防风汁调点；此物去翳障如神，水调亦可。

跌扑功同山羊血。

曹闰亭先生曾宦黔中云：边邑皆产石羊，形小如兔，矫捷难获，有得之者，须即破其腹取胆，少迟则裂于腹内矣。其胆干之，可疗肝厥暴绝，酒服一二厘即苏。其心血能治真心痛，颇有效。骨皮熬胶，去风活血如神。

山　狸

《坤舆图说》：利未亚国有山狸，似麝，脐后有一肉囊，香满辄病，就石上剔出始安。其香似苏合油，黑色，疗耳病。

犀牛皮

《物理小识》：近有从舶上来者，此真是海犀，其皮入药。

治风活血最效。

貂　尾

貂出西北塞外，食松栗，即南中松狗之类，其行捷，穿树枝如飞。盖以尾为用者，故其力在尾。《纲目》貂鼠条只载其皮毛拭目去眯，而遗其尾，故为补其功用。

冻疮　用貂尾烧存性为末，掺烂处，自愈；未破者，用旧貂皮毛煅研，香油和搽。《养素园验方》

七　葛

《回疆志》：出伊犁西番一带，用马乳装皮袋内，以绳缯口，手捉袋提压半时许，放于热处，一夜即成，名之曰七葛。饮之热而补人，若日日服之，有返老还少之功云。

性热，补虚羸，长力，怯弱者宜之。

香　鼠

《珍异药品》云：出云南，形如鼠，仅长寸许。《周栎园书影》云：密县西山中多香鼠，较凡鼠小，死则有异香，盖山中之鼠多食香草，亦如獐之有香脐也。山中人捕置箧笥中，经年香气不散。《桂海志》云：至小仅如指擘大，穴于柱中，行地上疾如激箭。

治疝甚验。

鼠　血

此乃家鼠血。《纲目》于鼠下独遗鼠血，今补之。

《本经逢原》云：生鼠血蘸青盐擦牙宣，有效。牡者良。

猫　尿胞　胎　尾血　白松香附

取蒜片擦猫牙，溺即下。

《凤联堂验方》：治偷粪老鼠，用猫尿，井底泥和匀，围之立愈。

《急救方》：涂蝎毒螫伤。

虫入耳中不出，以猫尿滴之，立死。

猫胞衣

为治膈噎之神药。濒湖《纲目》猫下，虽附胞衣，惟引《杨氏经验方》治反胃吐食，烧灰人朱砂服，其他概未之及焉。且取之有法，食之有忌，均为补之。

膈噎　《同寿录》：用猫初生胞衣，以新瓦焙干研细末，每服一二分，好酒送下；口含竹笔管睡，恐咬牙及咳嗽。米不下者，五六服即愈。取猫胞法：猫将产，以木枷枷之，恐生出即食也，忌烧酒。

翻胃　《凤联堂经验方》：猫胞衣三个，好酒洗，用猪肉四两淡煮熟，服之，数年者立效。

莫际华云：胃脘痛，非服猫胞，不能断根。

金御乘云：猫胞衣，凡患小产妇于产后或为羹或为末食，嗣后即不小产，极验。

猫　胎

《祝氏效方》：治疬痒，用猫胎一个，泥裹煨存性，菜油调搽。

猫尾血

《不药良方》：急惊风剪破猫尾，滴血，冲滚汤下。

白松香

汪连仕云：即瓦上多年猫粪，色白，火煅用，治盐哮，蛔厥作痛，更理瘟疫、鼠疮，立刻见效。

浙驴皮胶

黄云盛言：近日浙人所造黑驴皮胶，其法一如造阿胶式，用临平宝庄水煎熬而成，亦黑色带绿，顶有猪鬃纹，与东阿所造无二，入药亦颇有效。盖阿胶真者难得，有浙胶则较胜于用杂胶也。宝庄在临平湖西岸，有宝庄泉，土人名为大力水，云食之多力。向闻虎跑泉水注大缶中平口，投钱于中，能吞一百六十青钱，而水不溢；他水至八十，已浸漫于外矣，故虎跑泉食之益气力。宝庄水能吞二百青钱不溢，其力更可知，以此水作胶，自可敌伏流之济水。然予每索此胶于市，遍询药客，皆云造者亦少，不易得。而云盛言之甚详，姑存之以备异日考证。

补血润燥，功同阿胶，治内伤腰痛，强力伸筋，添精固肾，尤别有殊能也。

霞天膏

《纲目》畜部牛下，附倒仓法，而无霞天膏制法，近时用之颇多，故附录之。《本草经疏》亦载为专品，其法用肥嫩黄牛肉三四十斤，洗极净，水煎成糜，滤去滓，再熬成膏用。缪仲醇曰：胃属土，为水谷之海，无物不受。胃病则水谷不能以时运化，羁留而为痰饮，壅塞经络，则为积痰、老痰、结痰等症；阴虚内热生痰，则为偏废口眼歪斜；留滞肠胃，则为宿饮癖块；随气上涌，则为喘急迷闷；流注肌肉，则为结核。王隐君论人之诸疾，悉由于痰。然而痰之所生，总由于脾胃虚不能运化所致。惟用霞天膏以治诸痰证者，盖牛，土畜也；黄，土色也；肉者，胃之味也。熬而为液，虽有形而无浊质也，以脾胃所主之物，治脾胃所生之病，故能由肠胃而渗透肌肤毛窍，搜剔一切留结也。阴虚内热之人，往往多痰，此则由于水涸火炽，煎熬津液，凝结为痰，胶固难散者，亦须以此和竹沥、贝母、橘红、苏子、瓜蒌根、枸骨叶之类消之；或以橘皮、白茯苓、苏子、白豆蔻仁、半夏、苍术为曲，治脾胃积痰；或以橘皮、贝母、苏子、瓜蒌根及仁、硼砂为曲，治积热痰结。

味甘温无毒，主中风偏废，口眼歪斜，痰涎壅塞五脏六腑，留痰宿饮癖块，手足皮肤中痰核。缪氏《经疏》

羊哀

形圆如弹，大小不等，产羊腹，在胃中，惟山羊有之，胡羊不能成也。盖羊食百草，其精气聚于胃，久则成此物，俗呼百草丹，亦牛黄、狗宝之类。牛黄细腻而疏松，且香烈，故以黄名；狗宝花白，而坚凝如石，故以宝名。此则如烂草团成，轻松而气膻，人多惜其不能如牛黄、狗宝之精美，而亦产于羊腹，得日月精华，又食异草孕结，乃不坚重香凝，仅成此物，故哀之，因名曰哀。

常中丞《宦游笔记》载军营于羊腹中得石子，名鲊答，形如鸭卵，色紫黄，两头有二白圈，圆如黄豆，腰有束带，宽如韭叶，色青蓝，束带上亦二白圈，质细如玉，滋润如水。《辍耕录》亦载蒙古求雨，取净水一盆，浸石子数枚，持咒播弄；其石子名蚱答，产畜腹中，牛马皆有，不必定羊也。而羊哀又与蚱答异，蚱答坚重细润，此则轻松膻臊，亦无束带白圈。庚戌冬，友人李金什在临安西关外屠羊肆，见屠者剖一羊，胃中忽涌出一弹，如鸭卵黄，匀圆光洁，浮水盆上，购归示予，予曰：此羊哀也，气臊而松，非蚱答之类。彼云：屠者呼为百草丹，云业此三十年，只取得三枚，亦不易遇也。此物惟山羊始生，因山羊食百草，偶啮得异草或石乳，其膏液注胃中，日久凝成。胃为精气往来之所，日为气运动，故所结之物多圆如丸。蚱答结于腹，不为气扰动，故形匾[1]圆如石。金什即以此赠予，予复取细视，其质松而亦坚，嗅之作羊臊气，外则色泽光腻，俨如油润，其体质非石非酥，如腐草融结，始信说略所载羊哀如湿茅纸之说为不谬。因附记于此，以待折衷于格物诸君子。按：《百草镜》：羊胲结成在羊腹中，色微黑，可治反胃。或即此欤。

解百草药毒，治噎膈翻胃。

敏按：《慈航活人书》：端五日收羊屎，名百草丹，可绝疟，与羊胃所积草有别，不可不知。

兰薰 嘉香肉　陈火腿骨 猪项上蜻蜓骨　雄猪眼梢肉　制火腿法附

俗名火腿，出金华者佳。金华六属皆有，惟出东阳浦江者更

① 匾：据文义应为“扁”。

佳。其腌腿有冬腿、春腿之分，前腿、后腿之别。冬腿可久留不坏，春腿交夏即变味，久则蛆腐难食；又冬腿之中独取后腿，以其肉细厚可久藏，前腿未免较逊。盖金华一带，人家多以木甑捞米作饭，不用镬煮，饭汤醲厚者以饲猪，其养猪之法，择洁净栏房，早晚以豆渣、糠屑喂养，兼煮粥以食之，夏则兼饲以瓜皮菜叶，冬饲必以热食，调其饥饱，察其冷暖，故肉细而体香。茅船渔户所养尤佳，名船腿，其腿较小于他腿。味更香美。凡金华冬腿三年陈者，煮食气香盈室，入口味甘酥，开胃异常，为诸病所宜。

《东阳县志》：熏蹄，俗谓火腿，其实烟熏非火也。腌晒熏收如法者，果胜常品，以所腌之盐必台盐，所熏之烟必松烟，气香烈而善入，制之及时如法，故久而弥旨。另一种名风蹄，不用盐渍，名曰淡腿，浦江为盛，本邑不多。

陈远夫《药鉴》：浦江淡腿，小于盐腿，味颇淡，可以点茶，名茶腿。陈者止血痢开胃如神。

陈芝山《食物宜忌》：火腿腌过，晾燥高挂，至次年夏间者，愈陈愈妙，出金华府属邑者佳。

常中丞《笔记》：兰薰，金华猪腿也。南省在在能制，但不及金华者，以其皮薄而红，熏浅而香，是以流传远近，目为珍品，然亦惟出浦江者佳。其制割于冬月用盐匀称，使肉坚实不败，最上者曰淡腿，味美香洁，可以佐茶，各处皆无此制。盖此地畜豕，阑[①]圈清洁，俟其将茁壮时，即宰剥腌晒；或曰，其豕种原异他处，而又得香溪等水饲之，亦近乎理。

陈瑶《藏药秘诀》：凡收火腿，须择冬腌金华猪后腿为上，选皮薄色润，日照之明亮，通体隐隐见内骨者佳，用香油遍涂之，每个以长绳穿脚，排匀一字式，下以毛竹对破仰承以接油，

---

① 阑：通“栏”，栅栏。

置之透风处，虽十年不坏；倘交夏入梅，上起绿衣亦无害；或生毛虫，见有蛀孔，以竹签挑出，用香油灌之。如剖切剩者，须用盐涂切口肉上，荷叶包好，悬之，依此可久留不坏。

朱氏仆葛三言：少时曾佣金华习其业，知腌腿法甚详。云：火腿，金华六属皆有，总以出浦江汤家村者为第一。村只一二千户，皆养猪作腿。其猪不甚大，极重者不过七八十斤，制为腿，干之不过三四斤或五六斤不等。四时皆可腌，惟冬腿为第一，冬腌者，皮细无粟眼，手摸之润腻，切开无黄膘，爪湾，可久留不蛀，他时者皆易蛀，春腿多粟眼，夏腿爪直，秋腿皮粗。腌法：每腿十斤用炒盐四两，以木刻楦如人手掌状糁[①]盐，后用掌楦轻轻揉擦，四围兼到，俟皮软如绵，然后人缸，缸面盖以辣蓼竹匾覆之，待七日后，有卤，翻搅一转，令上下匀；再以炒盐四两，如前法，以手揉腌入缸，十日后出缸，即用缸中原汁洗净，一一以草绳缚定，挂悬风处，惟冬腌者不滴油。

味咸甘，性平。

陈芝山云：和中益肾，养胃气，补虚劳。

陆瑶云：生津，益血脉，固骨髓，壮阳，止泄泻虚痢，蓐劳怔忡，开胃安神。

《药性考》：火腿咸温，开胃宽膈，病人宜之，下气疗噎。

腹痛或三四日不止　《笔苑仙丹》：火腿肉煎汤，入真川椒在内，撇去上面浮油，乘热饮汤立愈，累验。

久泻　《救生苦海》：陈火腿脚爪一个，白水煮一日，令极烂，连汤一顿食尽，即愈，多则三服。此予宗人柏云屡试屡效之方也。

《百草镜》云：火腿出浦江县，胫骨细者真，陈者佳，皮上绿霉愈重，其味愈佳。须洗去垢及黄油用。

---

① 糁：据文义应为“掺”。

嘉香肉

《食物宜忌》云：又名家乡肉，出浦江者最佳。

《药鉴》云：家乡肉，金华属邑俱有之，秋即腌，给客贩入省城市卖。其肉皮白，肉红鲜，气香美，不似他处腌猪肉色少鲜泽也。但一入杭城店，便加硝卤投缸中浸透，然后出售；盖不尔，则肉味淡，反不美，而秋时尚暖，不渍透硝卤，又易腐臭也。肉为硝渍，食之恐乏补益，不似火腿冬腌陈久者为佳。然今店中所售火腿，均以嘉香肉腿风干，至次年皮上起绿衣，充陈火腿卖，人多不察。若疗病作食饵，须真金华腿方有效也。

味咸甘，性平。陈芝山云：补虚开胃。《百草镜》云：平肝运脾，和血生津。《药鉴》云：滋肾健足力。

敏按：芝山所言，乃未经杭肆卤渍之肉，故能补虚；若经卤渍透，便能烁肺，凡肺痿阴虚咳嗽者，恐非所宜，产妇虚劳须补者亦忌。其肥肉得硝卤，入腹即成痰，体肥作痰者，亦不宜多食；倘食之作痰，杏仁研食可解。

附：治箭镞不出方　《家宝方》：用陈年腌肉，去皮，取红活美好者，同其肥细切锉浓，将象牙末及人所退爪甲为末，共为研细，拌入所锉肉内，再为匀锉，令其合一，厚敷箭镞周围，约一饭顷，其镞即自进脱，竟有进至二三尺远者。

陈火腿骨

《百草镜》云：煅黑研用，治食积及痢。

《救生苦海》　治痢　用陈火腿骨二根，炭火煅灰，筛过，加上白糖一两，米汤饮或滚水或酒调服，无不效。

又方：治赤白痢　陈火腿骨灰、陈皮、炙草各一两，为末，蜜丸如绿豆大，空心服一钱，白痢用姜，赤痢用白汤送下。

治痢疾　《神锦方》：生火腿骨焙燥，研极细末，无灰酒送下，即止。

《医林集秘》：用陈火腿骨煅灰六两，饭锅巴煅灰五两，砂仁炒三两，南山楂炒五两，共为末，每服三钱，久痢，人参汤下；红痢，红糖汤下；白痢，白糖汤下；粪痢，炒焦白术三钱煎汤服；霍乱吐泻，藿香汤下。

噤口痢　《笔珠萃》：火腿骨煅一两，莲肉二两，木香七钱，乌梅三钱，醋糊为丸，桐子大，每服七丸，蜒蚰汤下。

大人小儿积食，诸药不能消者　《不药良方》：陈年火腿骨煅黑色，研末三钱，用火腿一斤，煮熟去汁上肥油，取清汤一碗，将末送下。

鼠咬　《救生苦海》：陈火腿骨烧灰，香油和敷。

小儿腊梨疮　《贩翁医要》：陈火腿骨烧灰，如痒加矾少许，麻油调敷；不生发，用老姜擦。

猪项上蜻蜓骨

烧灰，涂一切头项疽毒。凡脑疽鬓发对口等症，麻油调敷，立愈。《王圣俞手集》

雄猪眼梢肉

能拔僵肉，散毒滞　《刘羽仪经验方》治对口疖：用雄猪眼梢肉三钱，剁烂如泥，加滑石末四钱，和匀敷患处，项上以膏药盖之，拔去僵肉，放出黄水，即愈。

制火腿法

李化楠《醒园录》有腌火腿法：每十斤猪腿，配盐十二两，极多加至十四两，将盐炒过，加皮硝末少许，乘猪盐两热，擦之令匀，置大桶内，用石压之，五日一翻，候一月将腿取起，晾有风处四五个月可用。金华做火腿，每斤猪腿配炒盐三两，用手将盐擦完，石压之，三日取出，又用手极力揉之，翻转再压再揉，至肉软如绵，挂风处，约小雪后至立春后，方可挂起不冻。

戴羲《养余月令》有制火腿法：十一月内圈猪方杀下，只取四只精腿，乘热用盐，每一斤肉盐一两，从皮擦人肉内，令如绵软，以石压竹栅上，置缸内二十日，次第三番五次用稻草灰一重间一重叠起，用稻草烟熏一周时，挂在烟处，初夏以水浸洗，仍前挂之。按：此乃村乡土腌火腿法，要不及金华之兰熏也，然较之杭市腌腊店所买火腿，则又不啻霄壤矣，故并载其法。

造火腿酱法：用南火腿煮熟，切碎丁，如火腿过盐，先用水泡淡，再煮去皮，单取精肉，用火将锅烧得滚热，将香油先下滚香，次下甜酱、白糖、甜酒，同滚炼好，然后下火腿丁及松子、核桃、瓜子等仁，速炒翻取起，瓷罐收贮。其法每腿一只，用好面酱一斤，香油一斤，白糖一斤，核桃仁四两去皮打碎，花生仁四两炒去衣打碎，松子仁去衣四两，瓜子仁二两，桂皮五分，砂仁五分。

卷　十

鳞　部二十六种 附二种

脆　蛇

《云南志》：顺宁府出脆蛇，见人则断，人去复续，取而干之，可治肿毒。

《滇黔记游》：出滇黔土司，长尺余，伏草莽，见人辄跃起跌数段，顷复合一，色如白金光亮，误拾之，触毒即毙。

陈鼎《蛇谱》：脆蛇产贵州土司中，长尺有二寸，圆如钱，嘴尖尾秃，背黑腹白，暗鳞点点可玩，见人辄跃起数尺，跌为十二段，须臾复合为一。不知者误拾之，即寸断，两端俱生头，啮人即毙。出入往来恒有度，捕之者置竹筒于其迳侧，则不知而入其中，急持之方可完，稍缓则碎矣，故名曰脆。予家多蓄奇药，曾购得其腊，见寸断处皆光润如新截然，亦一异也。

查慎行《人海记》：脆蛇出昆仑山，闻人声即寸断，人伺其断钳取之，须寸各异处，待风干入药；若少顷无人声，寸寸仍续成蛇。

治色痨及惊疑丧胆诸症。《玉镜新谈》

肉熬膏，箍痈疽，去风痨。其骨醋磨围肿毒，良。

接断骨　《滇黔记游》：脆蛇人得而腊之，用接断骨，价值兼金，视其上、中、下，治头、腹、胫股，无不效。

大麻风、痢　《滇略》：脆蛇，一名片蛇，产顺宁大候山中，长二尺许，遇人辄自断为三四，人去复续，干之色如黄金，治恶疽，腰以上用首，以下用尾，又治大麻风及痢，近人货之为夹棍药。

环　蛇

《蛇谱》云：出三佛齐国，如环，大数围至数十围者，逐兽即疾走，如转车轮于千仞山，兽人环中即毙，其口眼俱生环之半，与尻相对。

脂　服之刀剑不能伤。

翠　蛇

《珍异药品》云：形如曲蟮，长可五六寸，蟠旋作圈。

治疖毒痈疽良。

碧　飞

《湖州府志》：武康山多蝮蛇，名碧飞，大者如围瓮，小亦如杯案，斧首出目，锯齿方纹而绶色，厥雄赤紫，厥雌青黑，色晔煜如蜃甲光，目亦如之，山中人谓有目而无视也。春夏布丝草篠，人物触丝，激射迅于矢，忽不见，已攫肉去矣，杀人至死；霜降丝脆，升高树杪，施吐白涎，乌鹊下啄，则吞之。惟鹿以为膳，猎获之，前左足扼其腰中，首尾盘绕，右足叉趾寸解，啖无余者。人得而腊之，可入药。凡西北诸山，自余英岭而内，皆是物也。

治风痹蝮伤，人被其啮者，还食其肉则生。

敏按：《湖志》所言碧飞，吾杭山乡多有之，土人名方胜板，以其遍身花纹如锦中方胜形，匾[1]似板，故名。啮人最毒，惟野猪能食之。土人言冬日蛇蛰地中，野豕嗅其气，辄翻石掘土

---

① 匾：通“扁”。

出而啖之。蛇性大热，野猪食三条，即能过严冬。《纲目》蝮虺为二，蝮即方胜板，虺即土锦，俗呼灰地扁是也。恶风顽痹，非此猛烈积热之性驱之，则肢废者不能复举，殆以毒攻毒之义，想碧飞或同类而异名者，书此以俟证。

蟒　油

《尔雅》：蟒，王蛇。注：蛇中之最大者，故曰王蛇。今深山处处有之，大小不一，色如菜花蛇而较黄，头上皆有王字；亦有黑色者，土人名曰乌蟒。捕蛇者有呼蛇法，不拘何种蛇，呼之即至，末后俟蟒到，则诸蛇皆围伏不动，听其择取，惟不敢伤蟒，蟒伤则诸蛇无主，环起嗾人。闻其人云，蟒蛇自有此种，生而皆有王字，故不论大小也，蟒至则诸毒蛇皆不敢伤人。

治漏疮　《集验》：取蟒油铜锅内熬熟，随将黄蜡人油内搅匀，油纸摊膏贴患处，十余日便封口痊愈。

按：蟒蛇名王字蛇，其首天生有一王字。予于庚子在奉化长桥，见丐者手握此蛇乞钱，其蛇亦不甚大，性颇驯良，因以千钱买得纵之。《纲目》诸蛇独遗此，因急补之。

断草乌

《粤志》：断草乌出广中，蛇也，大仅指许，长五六寸，头如龙形而小，身纯乌，其行也，百草沾之立断，人见断草，辄迹得之，故蛇每离地丈许，使身如矢直以入穴，使不沾草，人莫得而迹之。此亦乌蛇中一种。《纲目》乌稍蛇不载龙头者一种，故录其遗。

治大麻风，煮酒服。

龙涎香龙泄

《通雅》：龙涎有屿，在花面国旁，独立南海中，彼人言于树收之，最收香气，今大内甜香用之。

《澳门记略》：大食国产龙涎香为上，西洋产于伯西儿海，焚之则翠烟浮空，结而不散，坐客可用一剪，以分烟缕。

《峤南琐记》：龙涎香新者色白，久则紫，又久则黑，白者如百药煎，黑者次之，似五灵脂，其气近臊，和香焚之，则翠烟浮空不散。试法：将结块者奋力投没水中，须臾，突起浮水面；或取一钱口含之，微有腥气，经宿，其细沫已咽，余胶结舌上，取出就湿秤之，仍重一钱，又干之，其重如故，虽极干枯，用银簪烧极热，钻入枯中，乘暖抽出，其涎引丝不绝，验此，不分褐白、褐黑俱真。

《海东札记》：海翁鱼，大者三四千斤，小者千余斤，即海鳅也。皮生砂石，刀箭不入。或言其鱼口中喷涎，常自为吞吐，有遗于海滨者，黑色、浅黄色不一，即龙涎香也。闻上淡水有之，欲辨真腰，研入水搅之，浮水面如膏，以口沫捻成丸，掷案有声，嗡之通宵不耗分毫者为真，每两值数十金。

《广志》：新安有龙穴洲，每风雨即有龙起，去地不数丈，朱鬣金鳞，两目如电，其精华在浮沫，时喷薄如澹泉如雨，土人争承取之，稍缓则人地中，是为龙涎。或谓龙涎多积于海上枯木，如鸟遗状，其色青黧，其香腥杂，百和焚之，翠烟千结，蜿蜒蟠空，经时不散，可以剪分香缕，然多不真。从番舶来者，出大秦波斯，于雨中焚之，辐膊①有声者真。

《坤舆图记》：龙涎香，黑人国与伯西儿两海最多，有大块重千余斤者，望之如岛，每为风涛涌泊于岸，诸虫鸟兽亟喜食之。

《汪机本草》：龙吐涎沫可制香。

《星槎胜览》：锡兰山国、卜刺哇国、竹步国、木骨都束国、

---

① 辐（bì，音闭）：辐膊，象声词。

剌撒国、佐法儿国、忽鲁谟斯国、溜山洋国，俱产龙涎香。

《稗史汇编》：龙涎香，白者如百药煎，而腻理极细；黑者亚之，如五灵脂而光泽，其气近于臊，似浮石而轻香，本无损益，但能聚香耳。和香而用真龙涎焚之，则翠烟浮空，结而不散，坐客可用一剪以分烟缕。所以然者，入蜃气楼台之余烈也。泉广合香人云：龙涎入香，能收敛脑麝气，虽经数十年者，香味仍存。

《广东通志》：龙涎在水采者褐黑色，在山采者褐白色。

《东西洋考》：海旁有花，若木芙蓉花，落海，大鱼吞之腹中，先食龙涎花咽入，久即胀闷，昂头向石上吐沫，干枯可用，惟粪者不佳，若散碎皆取自沙渗，力薄。

范咸《台湾府志》：龙涎香传为鳅鱼精液，泡水面凝为涎。能止心痛，助精气，以淡黄色嚼而不化者为佳。出淡水者，皆淡黄色，无黑色。

朱国桢《大政记》：龙涎香出苏门答剌国，西有龙涎屿，峙南巫里大洋之中，群龙交戏其上，遗涎焉。国人驾独木舟伺采之，舟如龙形，浮海面，入伏其中，随风潮上下，旁亦用桨，龙遇之亦不吞也。每一斤值其国金钱一百九十二枚，准中国铜钱九千文。嘉靖三十四年下户部取香百斤，遍市京师不得，下广东藩司采买。部文至，台司集议，悬价每斤银一千二百两，仅得十一两上进，内验不同，姑存之，亟取真者。部文再至，广州夷囚马那别的贮有一两三钱，上之，黑褐色；密地都密地山夷人继上六两，白褐色。细问状之，黑者采在水，白者采在山，皆真不赝。寻有密地山商再上，通前共得十七两二钱五分。次年进入内，辨验是真，许留用。自后夷船闻上供，稍稍挟来市，始定价每一两价百金。龙涎之为用也，入香合和，能收敛脑麝清气，虽数十年香味仍存。得其真者，和香焚之，翠烟袅空不散。涎沫有三品：曰泛水，曰渗沙，曰鱼食。泛水则轻浮水面，善水者伺龙出取之；渗沙则凝积年久，气渗沙中；鱼食则化粪于沙碛。惟泛水者可食香用。又言鱼食亦有二种：海旁有花若木芙蓉，春夏间盛开，花落海，大鱼吞之，若腹肠先食龙涎，花咽人，久即胀闷，昂头向石上吐沫，干枯可用，惟粪者不佳。

《岭南杂记》：诸香龙涎最贵，市值每两不下百千，次亦五六十。出大食国，近海有云气罩山间，知有龙睡下，或半年一二载，土人守视云散，则龙已去，必得其涎五七两或十余两，众共分之。又大洋中有涡旋处，龙在其下，涌出之涎，日烁成片，风漂至岸，取之。

又《岭外杂记》：龙枕石而睡，涎浮水、积而坚，新者色白，久紫，甚久者黑，气近臊，形如浮石而轻，腻理光泽，入香焚之，翠烟浮空，结而不散。又出没海上，吐出涎沫，有三品：一泛水，二渗沙，三鱼食，泛水轻浮水面，善水者伺龙出随取；渗沙凡风浪飘泊舟屿，积年气尽于沙土中；鱼食涎作粪，散沙碛，气腥秽，进贡亦不过四两。

按：龙涎论色，则《琐记》言有白与紫黑之分，而《札记》又有浅黄色，《广志》有青黧色，辨真伪，亦诸说互异。大抵不必论其色，总以含之不耗，投水不没，雨中焚之能爆者良。东璧《纲目》鳞部龙下，龙脑、龙胎俱有“主治”，而于龙涎独遗之，惟附其名。云龙涎方药鲜用，惟入诸香。云能收脑麝数十年不散，出西南海洋，春间群龙所吐涎沫，浮出者，番人采货之；亦有从大鱼腹中剖得者，其状初若脂胶，黄白色，干则成块，黄黑色，如百药煎而腻理，久则紫黑如五灵脂而光泽，其体轻飘似浮石而腥臊，其说亦未确核。盖所云鱼腹中得者，即《札记》所云海鳅鱼之精也，亦名龙涎，出台湾，不若大洋中产者佳。夫龙脑、龙胎，世上所无，龙涎则闽粤货售者多。东璧何得于罕见者载之，于所有者反略之耶？则甚矣该博之难也！入药用隔汤顿化如胶糖状者佳。

气腥，味微酸咸，无毒。

《药性考》：味甘，气腥，性涩。

张瑶实云：夹砂者有小毒，乃土人于砂碛上收取之，入药须以甘草水煮过用。

《酉阳杂俎》云：龙漦[①]遇烟煤则不散。入药忌铁器及石膏。

活血，益精髓，助阳道，通利血脉。

《廖永言验方》云：利水通淋散癥结，辟精魅鬼邪，消气结，逐劳虫尸疰。

陈良士云：在澳门见倭夷用合舶硫及他药作种子丸，云汉时术士和丹用此。倭夷皆有其方，秘不传中国。

《札记》云：出淡水者，止心痛，助精气。

周曲大云：龙涎能生口中津液。凡口患：干燥者，含之能津流盈颊。微若有腥气，粤中夷人合龙涎丸，和以他药，便不腥。入口亦不耗减，一丸可用数十年不败。如单用龙涎入药，须先用鸡汤，将龙涎制死，则人腹便化，否则入腹丝毫不损，盖极难克化者。方书云：焚之其烟能入水盂。予尝试之，多不验。

按：龙乃东方之神，其体纯阳，能嘘气成云，阳之质轻浮，故云上升。其骨反入手足少阴、厥阴经者，盖凡知觉运动之物，皆肖阴阳以立体，孤阳则不生。龙秉纯阳，而骨反属阴，入药能收阳中之阴，治心肾诸病，所谓一阴一阳之谓道也。其质灵，其齿能治魂游不定，镇惊痫。凡病在肝，而龙主肝木，治之最神。涎乃阳中之阳，故其气绝香。龙属木，木之气得太阳多者必香，故诸香以龙为最。得盂水径扑其中，不落空外，龙以水为用，见水则精入焉。入药所以能利水道，分阴阳，能杀精魅鬼邪者，亦以至阴之物，见真阳而立解也。

① 漦（chí，音池）：鱼类的涎沫。

龙 泄

河南薛姓客言：曾在嘉兴永太守处，见有龙泄结成大块，其质亦轻，有六七两及斤许不等。每块皆起螺旋纹，如象牙花纹，其色有纯黑有褐白二种。欲辨真伪，刮屑少许，以滚水泡之，其气悉滃①而成云，遇妇人，云辄扑入发际，旋绕不散，盖龙性好淫故也。人服之，入腹亦不耗，惟见鸡汤辄化。如服后不食鸡汤，次日粪出，其药仍在，色亦不改，淘出洗净，复可再用，气亦不臭。其功效，食之能暖妇人子宫，治男子下元虚冷，入房术中用。又史良宇言：曾见龙血结块如棋子大，光滑可鉴，触手冷如冰。夫龙，纯阳也，而血独冷，又不解何故。龙泄又何物也，其涎与血欤，抑精与溺欤，俱不可知，悉存其说以俟证。

西楞鱼

《坤舆图说》：大东洋海产鱼名西楞，上半身如男女形，下半身则鱼尾，其骨入药用，女鱼更效。

止血，治一切内伤瘀损等症。

鲥鱼鳞

《本经逢原》鲥鱼性补，温中益虚，而无发毒之虑。其生江中者，大而色青，味极甘美。生海中者，小而色赤，味亦稍薄。观其暗室生光，迥非常鱼可比。

《纲目》“主治”，言其肉补虚劳，油涂汤火伤，于“集解”下记其鳞为妇人钿饰，不及入药功用。

张佳时云：鲥鱼须乘活时，拔划水边二鳞，尖长者佳；若死鱼鳞，便减药力。

---

① 滃（wěng，音稳）：涌起。

汤火伤　《逢原》云：用鲥鱼鳞香油熬涂，立效。茅集之云：鲥鱼鳞贴腿疮疼痛，立效。

治疔　陈氏传方：疔疮用鲥鱼鳞贴上，则咬紧，先须与酒饭吃饱，然后将鱼鳞边略略揭起些须，用力急揭去，疔根便带出也。但揭出疔根时，极痛无比，非醉饱，即晕倒也。

《傅氏方》：水疔，用鲥鱼腮下近腹处有划水二瓣，瓣间有长鳞二瓣，最佳，但难得。今人以背上大鳞代之，贴上即消。

《毛世洪经验集》：鲥鱼靥用手剖下，不可见水，阴干收贮，此拔疔第一妙药也。用时以银针拨开疔头，将一片贴上，以清凉膏盖之，俟一宿揭开，其疔连根拔出，后用生肌散收功。予治两贵妇大脚趾患疮，二三年不收功，将靥一片，以银花汤浸软拭干贴之，不数日而愈。

下疳　《救生苦海》：鲥鱼鳞焙干煅研，白色名白龙丹，敷之即愈，得此可包医。

血痣　蔡云白言：人生血痣，挑破血出不止者，用鲥鱼鳞贴之，即痂而愈。

苦　鱼

刘基《苦斋记》：匡山在处州龙泉县，剑溪之水出焉，注入大谷，其中多斑纹小鱼，状如吹沙，味苦而微辛可食，故名。

解酒毒，可以醒酒。

《药性考》：苦鱼微辛，形细色斑，烹食腴美，消酒除瘴[①]。

金　鱼

此鱼自宋南渡始有，一名朱砂鱼，乃人家蓄玩于盆盎中者，有三尾、四尾、品尾、金管、银管之分。有蛋鱼，名龙蛋、文

① 瘴（wán，音完）：麻木。

蛋、虎头、反鳞诸品。纯红纯白，或红白相间，体具五色。极大者三四寸，小者寸许。《纲目》金鱼条云：主治痢，而所用乃金丝鲤鱼。按：金鱼虽有鲤、鲫、鲦诸种，殊不知鲤鱼中一种红鲤，名金鲤，鲫鱼中一种红鲫，名金鲫，皆有金鱼之名，与此全别，而东璧合为一则误矣。

味苦微咸，有小毒，食之令人吐。《纲目》本条气味下云：甘平无毒。此指红鲫而言，并非今之金鱼也。

解服卤毒，用金鱼一二枚捣之，灌下，吐出涎水，自苏。

治疯癫、石臌、水臌、黄疸　《慈航活人书》：俱用红色金鱼一个，取三尾者，甘蔗大者一二枚，同捣烂，绞汁服，立刻即吐出痰涎，愈。

阿罗鱼

一首十身，音如吠犬，亦可御火。《珍异药品》

疗痈疽。

渼陂鱼

《舆地志》：鄠县渼[1]陂出鱼，味美，可入药。

治痔。

四足鱼

《物理小识》游子六日：闽高山源有黑鱼，如指大，其鳞即皮，四足，可调粥入药。

治小儿疳。

---

① 渼（měi，音美）：渼陂，古代池名，在户县。

河豚目子

《逢原》云：抉河豚目，拌轻粉，埋地中化水，拔妇人脚上鸡眼疮，可以脱根。

河豚子

性有毒，可绝壁虱。《行箧检秘》：同蟹壳、樟、冰各五分，拌棉花子，安床下，烧烟熏之。

蜣螂鱼

《三才藻异》：产抚仙湖，状如龟壳，青大如盘，无尾，八足，腹白。食之辟瘴毒。

蜜姑鱼

《宦游笔记》：自光溪入四明二十余里，有蜜岩，峭壁千寻，下临深溪，窅[1]洞无底，岩颠旧有蜂窠，聚蜂数百万，其蜜滴下，溪鱼食之，故鱼味甘绝，曰蜜姑鱼。其钓法倍多曲折，鱼性极喜苔，须缒悬崖下，有水衣演漾深碧而细者，剜以为饵；鱼性暴，遇钓则跳岩，卒不可制。而蜜岩下溪水清甚，用粗绠，则恐鱼之瞥见而惊游也；用细丝，则又恐不足以胜鱼跳宕之力。钓者乃取丝长十余丈，盘于竿上，遥望见深波中鱼诩诩鼓鬣而至，则取丝徐徐放之，如小儿之送纸鸢者，使得纵其所往。鱼入钩，果一跃数尺，翻波跋浪，横激溪面，其鳞光闪烁，如千片碎金，杂珠颗中随风散洒，观者莫不目眩心动，已而徐徐力倦，乃可取之。

性温味甘，食之生胃津，益肺气，补血脉，增髓去热，除虚

① 窅（yǎo，音咬）：幽深。

羸，壮筋骨，止嗽定喘，功同燕窝、蛤蚧也。

按：此鱼最洁，惟食苔蜜，苔寒而蜜温，得水火既济之力，大能补土生金。燕窝性清肃而下行，蛤蚧性和中而温脏，此则故能兼之，真劳嗽虚羸之食品上药也。《柳崖外编》载张方海浙人，少年读书四明山断炊者数月。山涧谷多竹，峭壁有蜜，蜜入江化为鱼，名蜜鲇。张遂掘笋钓鲇而食，自言笋味淡以清，蜜鲇浓而美，有天台胡麻所不如者。嗣后遂轻身耐寒暑，不复思烟火味。据此，则其功用信不诬也。

雪　鲮[1]

《粤语》：鲮鱼广人池塘多蓄之，以鱼秧长成，与鲫性相反。鲫属土，其性沉，长潜水中；鲮属水，其性浮，长跃水上。鲫食之可以实肠，鲮食之可以行气，鲫守而鲮行，性各不同如此。其物以冬而肥，故名。喜泳浮波上，得湓[2]流则跳跃寻丈。生食之，益人气力。

《梧浔杂佩》：鲮鱼形似鲢而稍短，味甚美，作脍尤佳。

健筋骨，活血行气，逐水利湿。

带　鱼

出海中，形如带，头尖尾细，长者至五六尺大小不等，无鳞，身有涎，干之作银光色，周身无细骨，只中一脊骨如边箕状，两面皆肉裹之，今人常食为海鲜。据渔海人言，此鱼八月中自外洋来，千百成群，在洋中辄衔尾而行，不受网，惟钓斯可得。渔户率以干带鱼肉一块作饵以钓之，一鱼上钩，则诸鱼皆相衔不断，掣取盈船。此鱼之出以八月，盛于十月，雾重则鱼多，

① 鲮（líng，音玲）：一种食用鱼。

② 湓（bèn，音笨）：入水貌。

雾少则鱼少，率视雾以为贵贱云。《纲目》无鳞鱼条，独遗此品，故为补之。

《五杂俎》：闽有带鱼，长丈余，无鳞而腥，诸鱼中最贱者。献客不以登俎，然中人之家用油沃煎，亦甚馨洁。

《福清志》：带鱼身薄而长，其形如带，无鳞，入夜烂然有光，小者俗名带柳。

《物鉴》：带鱼形纤长似带，衔尾而行，渔人取得其一，则连类而起，不可断绝，至盈舟溢载，始举刀割断，舍去其余。

《玉环志》：带鱼首尾相衔而行。钓法：用大绳一根，套竹筒作浮子，顺浮洋面，缀小绳一面二十根，每小绳头上拴铜丝一尺，铜丝头拴铁钩长三寸，即以带鱼为饵，未得带鱼之先，则以鼻涕鱼代之，凡钓海鱼皆如此。钓期自九月起至次年二月止，谓之鱼汛。

朱排山《柑园小识》：带鱼生海中，状如鳗，锐首扁身，大眼细齿，色白无鳞，脊骨如篦，肉细而肥，长二三尺，形如带，亦谓之裙带鱼。冬时风浪大作，辄钓得之。藁为鲞，以致远。

味甘性平，和中开胃[①]。《食物宜忌》发痼疾，患疮疡人最忌。[②]

带鱼形长扁薄似带，色白无鳞，肉细佳。脍腌鲍[③]风干，久藏不败。煎烹味美，多食发疥。注带鱼衔尾而行，得一可连数十。腌食佳。黑夜有光，故有毒。《药性考》

血　鳝

出浙江宁波府慈溪县，以白龙潭产者为第一，他产者尾尖尚

① 稿本作“味咸性毒，宽中开胃。”

② 食物……忌：底本无此句，据稿本补。

③ 鲍（yè，音夜）：用盐浸渍过的鱼。

黑，不能通体如朱砂红也。葛三春言：白龙潭血鳝，周身红如血，每年所产亦稀。取其血冲酒饮，可以骤长气力。行伍中学习八段锦工夫者，多服之。

增气力，壮筋骨，益血填髓。

沙鱼翅

沙即鲛鱼，种类甚多，皆可食。《纲目》鲛鱼条“集解”下，濒湖注云：沙鱼腹下有翅，味并肥美，南人珍之。“主治”下特载其肉、皮胆之功用，翅独略焉。今人习为常嗜之品，凡宴会肴馔，必设此物为珍享。其翅干者成片，有大小，率以三为对，盖脊翅一，划水翅二也。煮之折去硬骨，检取软刺色如金者，瀹以鸡汤，佐馔，味最美。漳泉有煮好剔取纯软刺，作成团，如胭脂饼状，金色可爱，名沙刺片，更佳。

味甘性平，补五脏，消鱼积，解蛊毒。《食物宜忌》益气开膈，托毒，长腰力。《闽部食疏》清痰，开胃进食。《药性考》

土　附

《嘉兴县志》：一名菜花鱼，以其出于菜花时最肥美，故名。程大昌《演繁露》：土部，吴兴人呼为鲈鳢，以其质圆而长，与黑鳢相似；其鳞斑驳，又似鲈鱼，故两名之。长兴谓之荡部，又曰荡鱼。

《湖州府志》：鲋鱼今呼土部。此鱼质沉，常附土而行，不似他鱼浮水游也，故又名土附。

《钱塘县志》：土鹜，俗名土哺，以清明前者佳。

《藻异》云：吐哺产杭，本名土附，以其附土而生也，色黑味美。

《雨航杂录》：吐哺，或日食物嚼而吐之，故名。

敏按：以上诸说，皆无杜父之名，而《纲目》载杜父鱼云：

其色黄黑有斑，脊背上有鬐刺螫人，又名渡父鱼、黄鲉[1]鱼、船碇鱼、伏念鱼，似与土附绝不相类。沈云将《食纂》、陈芝山《食物宜忌》皆以为今之土部鱼即杜父鱼也，此乃《承山堂肆考》之误。今土部杭城甚多，一年皆有，惟正、二、三月独旺，背黑亦有淡黑带土黄色者，不闻能刺人。俗云，此鱼立冬后则伏土闭眼不食，冬至后出土，附土而行，清明后开眼，遍食小虫虾，故有毒。陈芝山云：土部清明后头上生红虫，不可食。细核其形状食性，与杜父全不相类，何能强合。予故于禽虫考中鱼类辨之甚详，以杜父入吹沙类，而另立土附本条，盖不敢附古人而欺后世也。土部，《纲目》所无，复为补之。

味甘，性温。

补脾胃，治噎膈，除水肿湿气，疗一切疮疥。此物又能扶阳，其子用烧酒醉食，颇能兴肾，与对虾同功，以其食虾力也。

子　助相火，暖腰肾。

乌鱼蛋

产登莱，乃乌贼腹中卵也。《药性考》：以为即雄鱼白。味咸，开胃利水。

青鱼胆

《梧浔杂佩》：青鱼胆出藤县之𥜥𥜥字不见字书，读如萱，郡人亦有此姓。洲。洲在江中，长可五六里许，其上居民甚多。水石上多青苔，此鱼食之，其胆极凉，可入药。他处即不堪用。鱼大者百余斤，渔人网得，必以闻官，割取其胆，乃鬻于市。

---

① 鲉（yǒu，音友）：即杜父鱼。

白皮子

《蟫[1]史》：蛇[2]生南海，四五月初生如带，至六月渐大如盘，形似白绿絮，而无耳目口鼻鳞骨。一段赤色破碎者，谓之姹头。其肉如水晶，以明矾腌之，吴人呼为水母。鲜久则渐薄如纸，俗呼为白皮纸。按：今所云白皮纸，乃海蜇外面之皮，非陈久之海蜇也，一名秋风子。

朱排山《柑园小识》：海姹上有白皮，洁白脆美，过于海姹，谓之白皮子。

《纲目》载海蛇名水母，人以石灰矾水腌之，去其血水，色乃白，其形最厚者谓姹头，味更胜云，而不录其外皮之用，且其言性暖可治河鱼腹疾。而《农田余话》云：水母本阴海凝结之物，食而暖，其性未详，东璧亦无发明。敏曾居东瓯数年，见土人贩蛇为生者，询之，据言其物确系海水所结。东南海俱咸，遇春夏天，雨在海中者，一滴雨水入海，辄有一小泡凝聚海面，初则大如豆，随波逐荡，受日烘染，渐长大成形如笠，上头下脚，块然随潮而行。土人捞皖者，每于海涂间插竹为小城，以稻草作网围之，潮长，蛇随潮而来，人竹城，为网所络，不得去，然后取之。以刃劙其中段，砉然而开，有似肠胃秽积者，落落交下，名蜇花，食之亦最美，再以矾灰腌而售之。按：海为阴水，天雨水属阳，相入而感，便生此物。受太阳真气，所以日渐长大而性暖也。

味咸涩，性温，消痰行积，止带祛风。

贴烂腿　《救生苦海》：用白皮子照疮大小剪作膏贴，内掺银朱。

---

① 蟫（yín，音银）：衣虫、书蠹虫。

② 蛇（zhà，音炸）：海蜇。

无名肿毒　《集听方》：用白皮子一片，白糖霜揉软，中开一孔，贴上，重者溃，轻者散，又止痛。

流火　《文堂集验》：取海蜇皮薄者贴上，燥则易之。

头风　贴两太阳，能拔风湿外出。

膝髌风湿　以白皮子贴之。

消痞　王圣俞云：有二方：一用白皮子同荸荠烧酒浸服；一用白皮子荸荠同煮，只食荸荠，自消痞也。

程克庵云：凡小儿一切积滞，用荸荠与海蜇同煮，去蜇食荠，则诸积自消。亦以积非寒不滞而成，海蜇能暖水脏，荸荠化坚，相因而用，其效故捷也。

《同寿录》载其方治痞：用大荸荠一百个，古钱二十个，海蜇一斤，皮硝四两，烧酒三斤，共浸，七日后每早吃四钱，加至十个止，即愈。

鲃[①]　鱼

《滇程记》：云南百夷中有小孟贡江，产鲃鱼。彼夷食之，日御百妇，故夷性极淫，贵贱俱数妻。其地亦产弯姜。

《说略》云：鲃鱼产孟贡江，牡者恒多牝而游。夷人常食其肉，一日能御百女。入药用雄者。

壮阳道，固精髓，八十老翁服之，多子。

介　部十六种 附四种

海　龙

《赤嵌集》：海龙产澎湖澳，冬日双跃海滩，渔人获之，号

① 鲃（sì，音四）：一种鱼。

为珍物。首尾似龙，无牙爪，大者尺余，入药。《译史》：此物有雌雄，雌者黄，雄者青。

功倍海马，益房箔。催生尤捷效，握之即产。

《百草镜》云：海马之属有三：小者长不及寸，名海蛆，不入药；中等者长一二寸，名海马，尾盘旋作圈形，扁如马，其性温味甘，暖水脏，壮阳道，消瘕块，治疗肿产难血气痛；海龙乃海马中绝大者，长四五寸至尺许不等，皆长身而尾直，不作圈，入药功力尤倍。虽同一类形状，微有不同，此物广州南海亦有之。体方，周身如玉色，起竹节纹，密密相比，光莹耀目，诚佳品也。

《介语》：虾姑一名海马，其扁如蜈蚣者，烧服，主夜遗。

海　牛

《本草原始》：海牛生东海，海螺之属，头有角如牛，故名。其角硬尖锐有纹，身苍色，有龟背纹，腹黄白色，有筋，顶花点，鱼尾，今房术中多用之。

气味咸温无毒，主治益肾，固精兴阳。

白　鳖

《粤志》：白鳖可以治痰火，其初得之神授，广人甚珍之。有口号曰："乌耳鲟[①]、白甲鱼，滋阴降火只须臾。"一名玉鼍龙，以其背上偻起如鼍龙也。连首白者良，甲白而首足仍青者，不及。

补虚劳，愈痰火，滋阴降气，养血益精。

---

① 鲟（tuó，音驼）：同鼍，鳄鱼。

鳖胆

卢之颐云：鳖无耳，以眼听，故其目不可瞥，识精于明，复识于聪也。不惟精专肝窍，胆亦异众而味大辛，穹脊连胁，胁亦少阳胆府所属，此木金交互，故得声色叠用。而肝为胆脏，取决更相亲耳。

《本草乘雅》云：味辛，开聋瞽，除癥瘕痞积息肉，恶阴蚀痔核，今人以人房术用，风斯下矣。

痔疮痔漏 《家宝方》：鳖胆一个，取汁磨香墨，入麝香、冰片少许，鸡毛蘸涂。

《物理小识》：鳖胆最辣，通窍尤捷，此人所未知者。

蛏壳

《纲目》蛏条只载其肉，云治冷痢，补蓐劳，不及其壳之功用。

治喉风急痹 《万选方》：用蛏壳置瓦上，日晒夜露，经年取下，色白如雪，捣细，水漂净末，晒干，同冰片吹喉，专治咽喉一切急症，立愈。

海蛳

《杭州府志》：海蛳，杭俗立夏以为应时之味，以花椒洒之，麻油拌食。

《从新》云：比螺蛳身细而长，壳有旋纹六七屈，头上有靥，春初蜒起，碇海崖石壁，海人设网于下，一掠而取，治以盐酒椒桂。按：海蛳有大如指，长一二寸许者，名钉头螺，温台沿海诸郡多有之。海蛳螺生海涂中，立夏后，有人见其群变为虻，今人称豆娘是也。或云，此螺能跳丈许，盖迁其处。此物又能食蚶。明州奉化多蚶田，皆取苗于海涂种之，久则自大，峙田者不时耨视，恐有海蛳苗，盖蚶不畏他物，惟畏海蛳，蚶田中一有此物，蚶无遗种，皆被其吮食尽。玉环出者大如指，名钉头螺。

咸寒，治瘰疬结核，能降郁气。

辟蛆　云客传方：立夏日食海蛳后，以壳七枚，勿令人见，撒厕中或马桶内，暑日不生蛆虫，颇验。

吐　铁

沈云将《食物本草》曰：吐铁，海中螺属也，大如指中，有腹如凝膏白，其壳中吐膏，大于本身，光明洁白可爱，姑苏人享客，佐下酒小盘，为海错上品，一名麦螺，一名梅螺。产宁波者，大而多脂，余姚者不及。生食之令人头肿①，土人以盐渍之，去其初次涎，便缩可食。

《海味索隐》曰：土铁一名泥螺，出宁波南田者佳，五月梅雨后收制。

《会稽志》：吐铁岁时含以沙，沙黑似铁，至桃花时，铁始吐尽。《见只编》云：九月可食，盖此物产泥涂，以泥为食，八月至九月不复食泥，吐白脂，晶莹涂上，比他月出者佳。

《福州府志》：吐铁为海错上品，色青，外壳亦软，肉黑如铁，吐露壳外，人以腌藏糟浸，货之四方。别有小如绿豆者，桃花时方有，名桃花吐铁。产泉州者，名曰麦螺。

楷弟《观颐录》云：吐铁出海宁者，无脂多泥，肉韧不堪食。出宁波者，极大，多脂无泥，肉脆，水洗三次，用甜生白酒浸半日，待盐味出，换白酒酿，加烧酒或单用烧酒浸亦可，必多人白糖，藏久不坏。

《柑园小识》；吐铁生海中，微似扁螺，壳薄而白，肉青黑色，大者多脂，以盐渍之，可以致远。

---

① 肿：光绪本作“痛”。

甘酸咸寒，补肝肾，益精髓，明耳目。

按：吐铁色青，得甲木之气，以斥卤为食，不复他食，更得土之余润而生脂膏，八九月不食土者，以秋金盛而木气衰，故吐泥而不食，其能补肝肾益精髓，亦犹脾土得养，化津液上升，而并及耳目也。东璧以蓼螺为泥螺，味酸人肝，二物形质不同，性味亦异，则强合为一，误矣。此物又能润喉燥生津，予庚申岁二月，每患燥火，入夜喉咽干燥，舌枯欲裂，服花粉生津药，多不验，一日市吐铁食之，甘，至夜咽干亦愈，可知生津液养脾阴之力大也。

田螺涎

《保元方》：田螺涎能去水肿，用田螺不拘多少，水漂，加香油一盏于水内，其涎自然吐出，取晒干为末，每服不过三分，酒调下，水自小便下，气自大便出，肿即消；再服养脾胃药，痊愈。

蛤蜊肉

厚壳紫口而圆者曰蛤蜊。《纲目》本条下，载其肉性寒，而辟高武宗《痘疹正宗》以为“可发疹及治痘毒人目，取其汁点”之说为谬，不知其肉惟性寒，方能解热药之毒，正取其与丹石相反为用耳。

治疽疔痘毒　《集听》载一捻金方，治一切痈疽肿毒初起最验，兼治疔疮喉风、蛇伤犬咬，及小儿痘毒：乳香一钱，雄黄三钱，血竭钱半，此三味不必制；没药一钱，明矾一钱，朱砂三钱，红信六钱，麝香六分，蟾酥一钱，蛤蜊肉二钱，蜈蚣三钱，甲片炒三钱，僵蚕一钱，川乌一钱，牙皂四钱，共为末，以瓷罐贮之。大人一分五厘，小人七厘，强者二分亦可，将葱白三寸捣烂，和药为丸，好酒服下，取汗；再服，不必汗。

蚬腊

蚬生沙泥中，江湖溪涧多有，其类不一，有黄蚬、黑蚬、白蚬、金口、玉口等名。黄蚬壳薄肉肥，黑蚬壳厚肉薄。又番禺韦涌地方产无耳蚬，更甘美异常。凡蛤之属皆能孕子，而黄蚬化蛾而散卵，白蚬借雾以生形，则又一异。《海南介语》：蚬在沙者黄，在泥者黑。蚬老则肉出小蛾而蚬死，小蛾复散卵水上为蚬。凡南风雾重，则多白蚬，北风雾则否。盖白蚬之生，生于雾。雾味咸，咸为白蚬所生之本。始生时，白蚬之形如雾，自空而下，若无若有，人见以为雾也。渔人知之，以为天雨蚬子也。蚬子即成，以天暖而肥，寒而瘠。在茭塘沙湾二都江水中，积厚至数十百丈，是曰蚬塘，其利颇大。《纲目》蚬下“集解”，尚欠详晰，且其“主治”下壳肉蚬水皆载，而蚬腊无闻焉，特采《介语》以补。

解蛊，并治不服水土。《介语》

蚌泪

蚌中水也。蚌生淡水中，色苍入肝，故有清热行湿治雀日夜盲之力。《纲目》载蚌肉及蚌粉功用，独遗其壳内所含之水，不知此水乃真阴天一之精，入药最广，特为补其缺。

清热安胎，消痰除湿，解酒积，丹石药毒。

初生小儿哑惊，《逢原》云，用活蚌水磨墨滴人口中，少顷下黑粪而愈。

汤火伤，用生蚌炙水涂之。

西施舌

屠本畯曰：沙蛤，土匙也，产吴航，似蛤蜊而长大，有舌白色，名西施舌。《闽部疏》曰：海错出东四郡者，以西施舌为第一，蛎房次之。西施舌本名车蛤，以美见谥，产长乐湾中。《本草从新》：西施舌浙温州有之，生海泥中，似车螯而扁，常吐肉寸余，类舌，故名。

敏按：临安馆刘芳洲明府署中，刘为诸城相国胞侄，据言介属之美，无过西施舌，天下以产诸城黄石澜海滨者为第一。此物生沙中，仲冬始有，过正月半即无。取者先以石碌碡磨沙岸，使沙土平实，少顷视沙际见有小穴出泡沫，即知有此物，然后掘取之。《纲目》海蛤哈蜊条中独遗此，今依吴氏《从新》本补之。

甘咸平，益精，润脏腑，止烦渴，为补阴要药。《从新》

《宦游笔记》：西施舌似车螯而扁，生海泥中，一名沙蛤，长可二寸，常吐肉寸余，类舌俗以其甘美故名。

石　蜐[1]

俗呼龟脚蛏，海滨多有之。古未闻入药，濒湖独增此品，只载其能利小便，不知其别有功用，今依《介语》补之。

朱排山《柑园小识》：龟脚蛏形似龟脚，生海中石上，壳如蟹螯，其色紫可食。即石蜐也。江淹有《石蜐赋》。

下寒僻，消积痞湿肿胀。虚损人以米酒同煮食，最补益。《介语》

干　虾 虾米　莺爪　虾子　对虾

虾生淡水者色青，生咸水者色白。溪涧中出者壳厚气腥，以其得土气薄也；湖泽池沼中者壳薄肉满，气不腥，味佳；海中者色白肉粗，味殊劣。入药以湖泽中者为第一。以虾煮晒干去壳，大者曰莺爪，小者曰虾米，又虾子名曰虾春。钱塘八月潮盛时，江滨人俟潮退后，率于江沙浅水处捞取虾子，入市货卖。黠者以

① 蜐（jié，音节）：石蜐，龟足，一种海生物。

腐渣搀和，须取少许置铜铫中，和盐炒之，色纯红者乃真。多腌藏贮作来春食品。《纲目》虾及海虾分条明晰，于虾内“集解”下载虾米，海虾“集解”下载对虾，皆不立主治，仅云充馔品而已，故悉为补正其缺。

虾　米

味甘性平，逐风痰。

胡潜《法制编》有蛤蚧虾制法，云食之补肾益阳。虾米一斤，蛤蚧二枚，茴香、蜀椒各四两，并以青盐化酒炙炒，以木香末一两和匀，乘热收新瓶中，密封，每服一匙，空心盐酒嚼下，甚妙。

莺　爪

味甘性平，治疣去癣。《食物宜忌》

治无乳及乳病，虾米酒　鲜虾米一斤，取净肉捣烂，黄酒热服，少时乳至，再用猪蹄汤饮之，一日几次，其乳如泉。

宣吐风痰　《不药良方》：连壳虾米半斤，人葱姜酱煮汁，先吃虾，后吃汁，紧束肚腹，以鸡翎探引取吐。

赤白游风　《不药良方》：虾米捣碎敷之。

虾　子

鲜者味甘，腌者味咸甘，皆性温助阳，通血脉。俱见《食物宜忌》

敏按：《粤语》云，虾春，非虾子也。江中有水蠛，大仅如豆，其卵散布，取之不穷，然则虾春之性当与虾性有别。陈芝山助阳之说，或未加精核耳。

对　虾

《粤志》：蛀虾产咸水中，大者长五六寸，出水则死。渔人以丝粘网，其深四尺有五寸六寸者，仄立海中，丝柔而轻，蚝虾至则须尾穿藻，弗能脱也。两两干之为对虾，鲜者肉肥白而甘。

朱排山《柑园小识》：海虾礫须钺鼻，背有断节，尾有硬鳞，多足而好跃，大于溪河所生，长尺余，须可为簪。土人两两干之，谓之对虾，以充上馔。

《宦游笔记》：淮海产对虾，长数寸，两两干之，勾结如环，烹以为羹，味鲜美，居人往往以享客，且可致远。或曰：以雌雄为对，但当怀子，即散之后，雌雄亦无从辨。至其出时，自正月望后始，二、三、四月大盛，端阳而后即杳不可得，亦物理之不可推者也。

补肾兴阳，烧酒浸服。

治痰火后半身不遂，筋骨疼痛　《医学指南》：核桃仁、棉花子仁、杜种炒、巴戟、朱砂、骨碎补、枸杞子、续断、牛膝各二两，大虾米四两，菟丝饼四两，用烧酒二十斤煮服，如年高者，加附子、肉桂各一两，酒服完，将渣晒干为细末，蜜丸，每服二钱，酒送下。

虾　酱

《粤语》：虾酱以香山所造为美，曰香山虾，其出新宁大襟海上下二川者，亦香而细，头尾与须皆红，白身黑眼。初腌时，每百斤用盐三斤，封定缸口，候虾身溃烂，乃加至四十斤盐，于是味大佳，可以久食。

解毒树蛊　广有毒树蛊，其树无花，结子如牛奶，食之立死，以虾酱解之。

《宦游笔记》：辽东大凌河出虾酱、虾油、皆甘美。平海又出一种小虾，名红毛子，作虾酱尤佳。今浙江宁波及苏皆有虾酱，味亦佳。

石上螺蛳

俗名鬼螺蛳，形如海蛳而小，秋冬常在墙脚石隙中，夏月在湿地青苔上，取用洗去土。

治黄疸　《慈航活人书》：取石上螺蛳半碗，捣如泥，无灰白酒顿热冲服之。

疔　《济世良方》黄风膏治疔疮，及头面热毒疮：雄黄一两，钉锈、白梅肉各五钱，消风散一两，夏月加鬼螺蛳二十个，共研细末，苦盐卤调匀，贮瓷罐内。凡患疔肿毒疮，用银针挑破毒顶，敷上此药，以绵纸盖定，其毒收敛不走，三日后即愈。

《黄氏医抄》：取细长小鬼螺蛳捣烂，连壳敷患处，露头出脓，次日即可消。

拔疔　《保合堂秘方》：鬼螺蛳一个，荔枝核三个，煅存性，白梅肉六个，共捣烂成膏，贴之。取出疔根后用八宝丹收功。

鼻疔　《慈航活人书》：花盆中青螺二三个，同盐捣涂，立效。

白火丹　《集听》：丹有五种，青、黄、赤、白、黑，黄白易治，黑丹莫救，青丹十日内可治，赤丹亦然，俱不可见灯火、食盐物。治法：取溪涧中鬼螺蛳酒煮食，即消。胀肿气闷者，食数次愈。

三漏丸　《活人书》治穿屁漏、通肠漏、瓜藤漏，皆湿热之邪毒，杀虫退管稳当之剂：土蜂窝煅、鬼螺蛳煅、蝉蜕煅各七钱，乳香、没药、川萆薢酥炙、陈棕煅、贯众煅各五钱，猪悬蹄甲煅十个，刺猬皮炙一个，雷丸三钱，黄蜡四两化开，加麻油六七匙，入药为丸桐子大，每服六七十丸，空心白汤下。

通经　《周氏家宝》：鬼螺蛳十四个研[1]碎，油纸摊贴脐上，缚定周时。此螺生在阴处。

虫　部 四十种 附四种

雪虾蟆

《忆旧游诗话》：巴里坤雪山中有之，医家取作性命根源之药，军中人争买之，一枚价至数十金，且不易得也。

朱退谷曾于吴门见之，云遍身有金线纹，其形绝似虾蟆。

性大热，补命门，益丹田，能回已绝之阳，功兼参、附，火盛者不可服。

内造伏虎丹　《秘方集腋》：兴阳种子，强肾助神，用真川贝母四两，须四制：第一次用大附子一个，童便一汤碗蒸，切细，干，烧酒三汤碗，韭菜汁三汤碗，同入砂锅，将贝母煮干，去附子不用；第二次用雪虾蟆一两，无则以大蛤蚧一对代之，用石敲碎，亦用烧酒、韭汁各三碗，同贝母煮干，去蛤蚧不用；第三次用吴茱萸一两，亦用酒、韭汁各三碗，同贝母煮干，去茱萸不用；第四次用公丁香五钱，亦用酒、韭汁各三碗，同贝母煮干，去丁香不用，制完，其贝母烂如泥，置石臼中舂，再入真阿芙蓉二钱，乳制蟾酥三钱，麝香五分，拌匀作条，焙干收贮，用时唾津磨搽。

雪里虾蟆，性热微辛，壮阳却冷，痿弱能兴。《药性考》

海　参

《闽小记》云：闽中海参色独白，类撑以竹签，大如掌，与

---

① 研（yà，音讶）：碾压。

胶州辽海所出异，味亦淡劣。入药以产辽海者良，红旗街出者更胜于绿旗街。有刺者名刺参，无刺者名光参，入药用大而有刺者佳。一名海男子，有粳、糯二种，而黑腻者尤佳。人以肾为海，此种生北海咸水中，色又黑，以滋肾水，求其类也。

《百草镜》云：南海泥涂亦产海参，色黄而大，无刺，肉亦硬，不中食品，土人名曰海瓜皮，言其如瓜皮之粗韧也。以其充庖烰熄猪肉食，可健脾。入滋补阴分药，必须用辽东产者，亦可熬膏作胶用。

《药鉴》：海参出盛京奉天等处者第一，色黑肉糯多刺，名辽参刺参；出广海者名广参，色黄；出福建者皮白肉粳，糙厚无刺，名肥皂参；光参出浙江宁波者，大而软无刺，名瓜皮参，品更劣矣。

关东韩子雅言：海参生东海中，大小不一，体滑如蜒蚰，能伸缩，群居海底，游行迅疾。取参者用海狗油滴水，海水乃清见底，见有海参，即入水取之。此物沾人气便不动，先以两手探握，置颈两旁，再取置肋下，次及两腿胯下膝，皆可夹取。此物一沾人气即不动，然后出水，以刀刳去肠胃，石灰腌去腥涎，令体肉紧密，干之乃缩至寸许。其实生者大如瓜，长尺许也。若干者寸外，生时体更大可知。

蓬莱李金什言：海参亦出登州海中，与辽东接壤，所产海参亦佳。彼土人言海参多伏海中大石上，水深不可见，取参者必用海狗油滴入水中，则有一晕散开，清澈见底，然后入水取之。每每遭鲨鱼毒害，故其价亦不廉。其体生者身多滑涎，去肠胃，以灰腌去腥涎，干之出售，每多灰咸气也。

福山陈良翰云：海参生北海者佳，为天下第一。其参潜伏海底，至二三月东风解冻时，多浮出水面，在海涂浅沙中孳乳，入水易取；然腹中出子后，惟有空皮，皮薄体松，味不甚美，价亦廉，识者贱之，名曰春皮。四五月则入大海深水抱石而处，取之稍难，体略肥厚；至伏月则潜伏海中极深处石底，或泥穴中，不易取，其质肥厚，皮刺光泽，味最美，此为第一，名曰伏皮，价颇昂，入药以此种为上。若秋冬时，则又蛰入海底不可得矣。

《五杂俎》：海参辽东海滨有之，一名海男子，其状如男子势然，淡菜之对也，其性温补，足敌人参，故名曰海参。

《药性考》：海参辽产者佳，吴、浙、闽、粤者肥大无味。虚火燥结，同木耳切烂，入猪大肠煮食。歌云："海参咸寒，降火滋肾，通肠润燥，除劳怯症。辽产小佳，刺密脆硬，南产厚大，肉味稍逊。"

甘温　《食物宜忌》：味甘咸，补肾经，益精髓，消痰涎，摄小便，壮阳疗痿，杀疮虫。

生百脉血　临安儒医盛天然语予云：曾往青山里视一妇人病，眼、鼻、口、耳、发根皆出血，下部亦然，其人已昏不知人。询其夫得症之由，数日前受惊而起。时天酷暑大旱，又中燥烈之气，致血溢奔腾，上下散出，即不救矣。诸医皆敛手无策。盛有叔曾于都中得一方，专治此症，幸尚记忆。遂急唤人取山泉一桶，烧酒一斤，挟妇起坐，裸其小腿，先以烧酒淋之，俾酒从踝下即滴入水桶内；淋讫，然后将腿置水中一饭顷，其上下血即止，妇亦苏，面色如粉；急叫人觅壮年乳妇，以乳哺之；再用海参半斤，切片焙为末，每次调服三钱，日三服。盖海参能生百脉之血，若失血过多，必须以此补之，其生血之功，捷于归芍也。

治休息痢　宋春晖云：余姚有孝子某，其父患休息痢，经年垂危，孝子日走神庙，祈求医药，如是月余。一日，途遇老人，教以用海参，每日煎汤服，不数日，痊愈。

治溃疡生蛆　慈溪杨静山云：曾有人患痈破烂，内生虫蛆，累累千百计，治以杀虫药无效。一老医以海参片焙末敷之，蛆皆化黄水，然后以生肌膏贴之，愈。据言，凡一切金创及疽毒破烂，交暑内溃生蛆，惟海参末可疗。

《不药良方》：夏月溃疡生蛆，系阴湿所化，海参为末掺之，或皂矾飞过为末掺之，皆化为水。

队 队

《游宦余谈》：队队形如壁虱，生有定偶，缅甸有之。夷妇有不得于夫者，饲于枕中，则其情自合，故不惜金珠以易。

詹景凤《小辨》：同年苏侍御民杰。按云南还，语予：云南有小虫，名曰队队，状如虱，出必雌雄随。人偶得之，以卖富贵家，价至四五金。富贵家贮以银匣，置于枕头内，则夫妻和好无反目，此则物气之正人也。

入媚药，治夫妇不和。

风 蛤

《职方考》：闽邵武府出风蛤，类虾蟆。峨嵋峰麓之数村，每春初东南风起，则此物满床厨间，土人取而脯之。

性温暖，治风及手足拘挛折伤。

饭苍蝇

谢天士云：虫中各种俱入药用，惟饭苍蝇无用，故本草不载其主治。予精思十年，求其主治不可得。嘉庆庚申，偶在东江晤柴又升先生云：昔在台州患面疔，初起即麻木，痒几入骨，不可忍。山中仓卒无药，有教以用饭蝇七个，冰片一二厘，同研烂敷之，即不走黄。如言，果痒定，次日渐痊，旬日而愈。

束疔根，不走黄；涂疮疤，即生发。

吴秀峰用以涂小儿疖，愈后脱疤。不长发，用此捣涂立生。

塞鼻，治拳毛倒睫。《药性考》

蛖[1] 蜂

《粤志》：阳春有蛖蜂，尝附橄榄树而生，虽有首足，与木叶无别，须木叶凋落乃得之。土人以置箧笥，每遇蛊毒必鸣，鸣则自呼。又以其声之清浊卜祸福，佩之辟蛊。

蜜 蜂

《纲目》只用子，云入足阳明、太阴，而无用蜂者。《赤水玄珠》有治瘰疬方用之，为补于后。

《赤水玄珠》云：蜜蜂同杏仁叶、蝙蝠、蛇蜕，治瘰疬神效。

苦 蜜

出处州。刘基《苦斋记》：匡山之巅，四面峭壁，风从北来，大率不能甘而善苦，故植物中性之苦者，莫不布族而罗生焉。野蜂巢其间，采花髓作蜜，味亦苦，山中方言谓之黄杜，初食颇难，久则弥觉其甘。按：《纲目》言蜜有黄连蜜，味苦，不知更有天成自然之苦蜜，故补之。

除积热，已烦渴，解热痢暑积，驱风，丸药中用之，更佳。老人肠燥，以一盏和酒食，尤宜。

蜜 虎

似蜂而大，首尖身圆，状如橄榄形。有两翼，亦如蜂翅。遍身生毛，花斑色。尾有短毫，铺张如鹅尾。鼻上有须二根，喜入花心中，以须钩取花蕊而出，其须能伸缩屈曲，如象鼻然以卷物，登州人呼古路哥子，安徽人呼为蜜虎，养蜜者最忌之。

---

① 蛖（lóng，音龙）：蛖蜂，一种虫。

《台湾府志》：蜂虎虫属，状似灯蛾而大，头有斑点，入蜜蜂窠则尽食其蜂。

汪杭苇言：蜜虎多喜人凤仙花丛中，散子于叶背，日久生小灰色虫，如青蠖，体上有黑白斑晕，食其花叶长大；及老则下根底，变为蛹，头粗尾尖，如海蛳状，作老黄色。久则蛹出为蛾，即成蜜虎。如此循环，生生不已。

治咽喉肿痛生蛾　陈良翰云：蜜虎登州最多，人捕得装入布袋，悬挂檐下阴干，遇有咽喉肿痛或生单蛾、双蛾，取一枚瓦上火焙去其周身绒毛，剪去头足尾翅，再用火焙为末，加冰片少许，吹入喉中即愈，此神方也。又入壮药用。

治心痛　鞠子静方：用咽噜哥，即蜜虎，五六月飞行墙壁，山东甚多，取置竹筒中，此物难死，必待二十日，方干死在筒中，自能扑打，体上绒毛尽落，有患心痛者及腹痛者，瓦焙研末，酒服一二枚即止。

诸城王逊亭云：古路哥有雌雄，雄者身瘦小，雄者腹大，入药用雄者，以线穿阴干，可合房术药用。其老仆王三云：此虫山东极多，能食蜂，养蜂家最忌之。其虫口中有黑丝，常卷，若入蜂窝，即吐直其丝以刺蜂，蜂即毙，然后食之。盖蜂针在尾，而此虫之针在首，想亦有毒。针在尾者阴，在首者阳，以阳克阴，故蜂为所刺，无不立毙。其虫于初秋散子，在豆荚中，则为豆虫，如青蠖状，食豆；在黍穰上，则为朝天猴，如刺蝥状，后黍叶自下食而上，最为庄田之患。然可食，庄人候日未出时，此虫着露，体重翅轻不能飞，易于扑取。人捕得，去其翅，群置瓦罐内，令其自相扑掷，其体上细毛自落，然后以油盐椒姜炒食之，味胜蚕蛹。但其体上毛不可着人眼，着眼即损目。

蟾　皮舌

此乃癞虾蟆皮也，能拔大毒外出，又能回毒，功效不可殚述。《纲目》蟾蜍条“主治”，皆全用，无单用其皮者，惟附方引孙真人《千金方》中治肠头推出，用蟾皮一片，烧熏并敷，仅录其些小功用，反遗其大者，故特著明补之。

贴大毒，能拔毒、收毒　黄汝良《行箧检秘方》载：指头红肿生毒，用活蟾一只，生剥皮，将皮外面向患处包好，明日，其毒一齐拔出；或发背、对口等症，毒忽收内，如又起再贴。切记不可将其皮里面着肉，即咬牢难揭。凡痘疹后回毒，亦可用此治。

瘰疬敛口膏药　治瘰疬脓已尽，肿已平，疮口未敛，以此贴之：虾蟆皮二个，要活剥者，鼠皮二张，蛇蜕二条，蜂房大者一个。上四味，俱煅灰；将水胶一两，用井华水一酒钟化开后加蜜一两，蜈蚣煎麻油一小钟，搅匀；前四味灰临起，入麝香一分，将绢摊来，不湿为度。

《灵秘丹药》云：凡患痈疽疮毒者，用土中大虾蟆一个，剥全身癞皮，盖贴疮口。于蟆皮上，用针将皮刺数孔，以出毒气，自觉安静；且能爬住疮口，不令长大。又可免蜈蚣闻气来侵，神妙神妙。

舌

拔疔　《外科全书》：夏月患疔，用虾蟆舌一个，研烂，蟾肚皮盖贴，其根自出。

土槟榔

《粤西丛载》：状如槟榔，在孔穴间，得之新者犹软，相传蟾蜍矢也，不常有之。

主治恶疮。

蛥[1]螯黄

《物理小识》：余岸少养蜘蛛，以小者饲大者，久之以朱砂饲大者，数十日满身皆赤，其腹有黄，入药用。

去翳开瞽。

药蜂针

《物理小识》：取黄蜂尾针，合硫炼，加冰、麝为药，置疮疡之头，以火点之，灸疮上。本草未载此法。须先以湿纸覆疮，先干者即疮头，灸之。

驴 龙

《物理小识》：驴腹中蛔也，方体方目，有足，可以小使。

入房术用，与皋厌、黑兜虫、瓦雀卵、卫子茎、堕蛤蚧、吉吊脂同功。

龙 虱

《闽小记》云：龙虱形如小蟑螂，又似金龟而黑色，每八月十三至十五日，飞堕漳州海口，余日绝无。

除面上黝黗赤气，食之良；兼美男女颜色，活血。

《物理小识》：智少随老父福宁，曾见龙虱，后在姚有仆署中食此，云自濠镜来，则他处亦出此，何漳独异也？盖是甲虫，大如指顶，甲下有翅，熏干油润，去甲翅啖，似火鱼之变味。

洋 虫

一名九龙虫，出外洋，明末年始传入中国。或云，出大西

---

① 蛥：（dì，音地）。

洋，康熙初年始有此物。形如米蛘子，初生蚁如小蚕，久则变黑如豆瓣，有雌雄，今人用竹筒置谷花饲之。性极畏寒，天冷须藏之怀袖中，夜则置衾褥间，否则冻死，得人气则生。极蕃衍，有饲以茯苓屑、红花、交桂末者，则色红而光泽可爱，入药尤良。

性温，行血分，暖脾胃，和五脏，健筋骨，去湿搜风，壮阳道，治怯弱。

附治各症兼引：

老人不寐，茯苓引；小儿夜啼，朱砂引；女童夜溺，枸杞引；少妇阴寒，附子引；痈疽发背，沉香末引；舌燥作渴，麦冬引；眼目闭痛，甘草引；耳鸣耳聋，当归引；感冒风寒，防风引；中湿瘟毒，苍术引；跌打损伤，全蝎引；酒醉伤人，葛花引；怒气伤人，沉香引；绞肠痧痛，青蒿引。

以上十四症，俱用虫十四个，好陈酒冲服。

治刀斧伤　用虫捣敷即愈。

疯瘫　用虫九个，木香汤送。

打伤　用九个，黑枣、薄荷汤送。

黄疸痧　用十二个，薄荷灯心汤送。

哮喘　用九个，薄荷汤送。

眼胀　用七个，薄荷汤送。

伤食　用九个，姜汤送。

水毒　用九个，薄荷、灯心汤送。

与癌　田九个，槟榔汤送。

中风不语　用二十四个，薄荷、灯心汤送。

小肚痛　用九个，姜汤送。

急慢惊风　用九个，薄荷、杏仁汤送。

喉痛　用二十四个，薄荷、银花汤送。

脾风　用二十四个，酒送。

胃痛心疼　用七个，木香末冲酒服。

无名肿毒　用十六个，陈酒送，五更服。

痘疹　用七个，米汤冲服。

膨胀　用二十四个，薄荷、陈皮汤送。

呕吐痰火　用七个，淡姜汤送。

乍寒乍热，口干舌燥　用七个，陈皮、半夏煎酒冲服。

五劳七伤　白茯苓三钱，用七个，捣烂，每日空心酒冲服，以复元为止。

疟后寒热不调　用七个，以未发之先冲酒服，三次即止。

梦遗，白浊，血淋，白带　以芡实三钱微炒研末，白果五枚去皮心，先将药捣烂，再加淫羊藿二钱去边，广皮二钱，韭子三钱，同煎，用虫七个，酒冲服。

赤白带及产后等症　以香附、炙芪、乌鲗[①]骨各八分，酒煎，用虫七个，冲服即愈。

气急咳嗽　以川贝母二钱，牛蒡子、当归、陈皮、淮牛膝各八分，水煎服；如妇人，去牛蒡，加益母、炒香附各三钱，水煎冲服三次，神效。

腰痛　以破故纸二钱，雄猪腰一对，竹刀剖开去衣，将破故纸纳入，酒蒸熟烂，加桔梗二钱为末，用七个，捣冲酒服，神效。

痢疾　白痢用红糖，红痢用白糖，陈酒冲虫七个服。

水泻不止　猪苓、白术各一钱，陈酒煎冲七个服之，忌油腻、鱼腥等物。

偏正头风　以川芎、防风、荆芥、蝉蜕各一钱，细辛八分，陈酒煎冲七个服之，忌生冷、葱、韭等物。

骨节酸痛、胃寒等症　以川芎、白术各八分，酒煎冲虫七个服，三次即愈。

---

① 鲗（zéi，音贼）：乌贼，墨鱼。

吐血不止、喘息燥热等症　以古墨研浓，贝母三分研末，虫七个，陈酒冲服，七次愈。

小便不通　以灯心、车前各七根，虫七个，陈酒冲服。

饱闷成痞　肚腹肿胀，用酒冲七个服，三次。

翻胃膈食　以生姜七片，装布袋内，入粪坑浸七日，取起，清水洗净埋土中，一层姜一层土，七日取起，用阴阳瓦焙干研末，每次一分，用虫七个冲酒服，三次愈。

吐血　以藕节、茅草根洗净酒煎，用人乳、酒各半，冲七个服，三次愈。

筋骨疼痛　以核桃肉三钱，陈酒冲虫七个服。

劳嗽　以牛骨髓三钱，核桃肉三钱，共为末，入虫七个，再捣为丸，每丸三钱；每日五更衔化一丸，九日见效。

痿症　蛇床子三钱，煎汤冲虫九个服，三次即愈；久服延年种子。

经水不调　以香附、陈皮、益母草、当归、元胡索各八分，水煎和酒冲虫七个，服之即愈；久远者连服数次，其效如神。

产后崩症　以香附、白芍、益母草、当归、陈皮、茯苓、白果、苏木各八分，酒冲虫七个服，三次即愈。

《药性考》：洋虫色黑，形如壁虱，活吞数枚，止血劳怯。

粪　如蚕砂状。金御乘云：研末敷金刃伤，立结痂止血，最效。

蟋　蟀

《纲目》于灶马下附促织，仅列其名，云古方未用。附此以俟考。

性通利，治小便闭。

《药性考》：蟋蟀辛咸温，能发痘，胜于桑虫。

治跌扑伤小肚，尿闭不出　《养素园集验方》：用蟋蟀一枚，煎服，立验。

小儿遗尿　《慈航活人书》：取全蟋蟀一个焙末，滚水下，照岁服，如儿十一岁者，每次服一个，服至十一个为止。

治男妇小水不通，痛胀不止　《集听》：用蟋蟀一个，阴阳瓦焙干为末，白滚汤下，小儿半个即通。

催生　赵际昌云：斗虫之戏，蟋蟀最盛，其百战百胜者，俗呼为将军。其虫至冬必死，勿轻弃去，留以救产厄，神验。凡产不下，用于者一枚，煎汤服即生，并无横倒之患。许景尼云：斗蟋蟀家，冬则封盆，待其自死，成对干之，留为产科、痘科用。须成对者入药。

治水蛊　朱浪斋《任城日钞》云：促织可治水蛊，昔有人患水蛊百治不效，一日偶饮开水，水中先有促织一对在内，其人仓卒一并吞之，越数日，其病渐消，方知促织可治此症。后传此方数人，无不验者。一对不足，连服二三对自效。

蚱蜢

《纲目》蛗[①]螽仅引《拾遗》佩药一条，并无主治。

按：蚱蜢初夏大火始有，得秋金之气而繁，性窜烈，能开关透窍。一种灰色而小者，各土磔，不入药用；大而青黄色者入药，有尖头、方头二种。《救生苦海》五虎丹中用之，治暴疾气闭，大抵取其窜捷之功为引也。

味辛平微毒，性窜而不守，治咳嗽、惊风、破伤，疗折损、冻疮，斑疹不出。

治鸬鹚瘟　《王氏效方》：鸬鹚瘟，其症咳嗽不已，连作数十声，类哮非哮，似喘非喘，小儿多患此，取谷田内蚱蜢十个，煎汤服，三剂愈。

---

① 蛗（fù，音父）：蛗螽，蚱蜢的一种。

《百草镜》云：鸬鹚郁小儿有之，其症如物哽咽，欲吐难出之状，久之出痰少许，日久必死。治以干蚱蜢煎汤服。

破伤风　《救生苦海》治破伤风，用霜降后稻田内收方头灰色蚱蜢，同谷装入布袋内，晒干，勿令受湿致生虫蛀坏，常晒为要。遇此症，用十数个瓦上煅存性，酒下，立愈。

痧胀　《养素园集验方》：用蚱蜢五六个，煎汤温服。

冻疮　《养素园待[1]验方》：用方头黄色蚱蜢风干煅研，香油和搽，掺亦可。

小儿惊风　《李氏表方》：用蚱蜢不拘多少，煅存性，砂糖和服，立愈。

一方，治急慢惊，量大小人多寡用之，煎服。

王立人《易简方》：用蚂蜡焙干为末，姜汤调服少许，立愈。

急慢惊风　《百草镜》：霜降后，稻田中取方头黄身蚱蜢，不拘多少，与谷共人布袋内风干，常晒勿令受湿虫蛀；遇此症，用十个或七个，加钩藤钩、薄荷叶各一撮，煎汤灌下，渣再煎服，重者三剂愈。李东来常施此药。据云山东王虫尤妙，每服只须二个。

王站柱《不药良方》：急慢惊风，先用白风仙花根汁半盏服下，即用方头蚱蜢焙干研末，滚水调下，即愈。

产后冒风　王良生《救急方》：干蚱蜢数十个，瓦上煅存性，好酒调服。

淮东子

今名跳虾虫，生湿土中，形如跳蚤，而大逾倍，色如虾青，腹下多足如虾，善跳跃。儿童以器置于水中，捕得辄投入，便不

---

① 待：据文义应为“集”。

能跃出，秋时斗蟋蟀家多畜之。凡蛩遇斗伤及虚羸，必每日以此饲之，云能益蛩力也。其性最窜捷，能达透经络，皮里膜外，无不行到。

治风痹，去湿肿。

灯　蛾

今古方无入药者。《祝氏效方》有治痔管法：用蜣螂一个，同扑灯蛾十个，放罐内一宿，加麝香一钱，阴干为末，吹入管内，自能出水，水干即愈。

蝇　虎

《古今注》：蝇虎，蝇狐也，形似蜘蛛，而色灰白，善捕蝇，一名蝇虎子。《潜确居类书》：一名蝇豹，身黑，嘴有双肉爪，攫蝇而食，两目似虎，炯然生光。《易》曰：“震来虩虩[①]。”《雅俗稽言》曰：虩，蝇虎也。尝若多惧，故取象焉。

按：蝇虎亦蜘蛛之属，腹亦有丝，而不能结网，惟居墙壁，捕蝇食。其体灰褐色，身上有微毛，嘴有两钳，翕吸频动，跳跃如虎，亦有纯白色，两目朱色，绝可爱。儿童捕置器中，捉蝇以饲之，视其搏跃为戏。此物未闻入药，故濒湖《纲目》壁钱、螲蛸[②]皆列入，而此独遗之。今《徐氏验方》云：其性频动而不静，取以调血脉，治跌打，因录其方以备品云。

治跌打损伤　《徐顺之验方》：取蝇虎数个，研烂，好酒下。

---

① 虩（xì，音细）：恐惧的样子。

② 螲蛸（diédàng，音蝶荡）：一种生活在地下的蜘蛛。

灶马

今之灶马，俗呼贼郎，又作蟑螂，《纲目》所谓蜚蠊也。《纲目》虫部亦有灶马，形如蟋蟀，今人名灶壁鸡，又与蟑螂别。濒湖于蜚蠊条下无治疗疳诸法，今备录之。

拔疔　《集听》：灶上蟑螂不拘多少，捣烂敷之，其疔根自出。

卿子《妙方》：蟑螂虫其黄紫色甚臭者，取数个，用患者自吐唾沫几口，研烂敷疮四围，顶上露孔，使毒气从孔出，一日愈矣。

邵仲达方：治疔疮，取蟑螂大者七个，去头足壳，将砂糖少许同捣烂，敷疔四围，露出头，昼夜即愈。

《药性考》：灶马拔刺，捣涂有效。

解诸疔毒　《传信方》：灶上红蟑螂五个，研烂，热酒冲服，取汗为度。

红丝疔　《传信方》：蟑螂一个去头，和青糖捣烂搽上，即效。

白火丹　《叶氏方》：用蟑螂瓦上焙干为末，白滚汤服一二个立效，兼治疔疮。

对口　《活人书》：桂州荔枝肉二三枚，蟑螂二三个，同捣如泥敷，露头，数次即散。

无名肿毒　《慈航活人书》：蟑螂十个，盐一撮，同捣烂敷之，留头。

治诸毒恶疮　《严氏家用方》：蟑螂捣石灰，敷之。

痧症　《周廷园方》：活蟑螂虫二三个，用纸包，灶上焙干，研细，冷水和灌，或吐或泻，即愈。

吐血　徐云生方：取蟑螂五个，只去翅净，在火盆净瓦上焙干为末，纸包安土上，存性，用湿腐皮包一个，滚汤吞下。每日如此，吞五日，不可间断。

气虚中满　《医宗汇编》：以蟑螂七个为末，用地骷髅煎汤送数服愈。

臌胀　《家宝方》：蟑螂一个焙干，萝卜子一撮，共炒为末，好酒吞十日，痊愈。

一切儿疳　《集听》云：凡小儿患疳疾，不拘何等疳，垂死者皆效。取灶上蟑螂焙干，与之食，患者但闻其香，不知有腥臭之气，犹中蛊者，食豆无辛，含矾不苦也。有患此症，治之无不效，只须食一二次即愈。愈后体更肥白，且屡试屡验。

《百草镜》云：儿疳初起，用蟑螂去头足翅，新瓦焙干，常与食之百个，病愈。

水　马

《纲目》名水黾[①]，于"主治"下云：令人不渴，杀鸡犬，不知有治痔之功，更为补之。按：水马四五月内出浮水面，身硬脚长，池沼中甚多，性喜食蝇。予在瓯亲见小儿捕之嬉戏，用钓竿系绳，绳头穿一蝇，掷水面，诱之即来，以四足抱蝇不放，因而获之。

治痔　《东医宝鉴》有水马散：夏月三伏内，于止水中采婆子，一名水马儿，高脚水面跳走是也。采取三十个，用三个纸包，每包十个，于背阴处悬挂阴干。每包作一服，研烂，空心酒调下，良久乃吃饭，三日连三服，十日内效，久痔脓血者，二三十服绝根。

壁　虱

俗呼臭虫，以其气腥秽触鼻，故名。行必南向，为南方秽湿

① 黾（měng，音猛）：蛙的一种。

所产。今江南北人家多有之，稍不洁即生此物，亦有远行于旅店驿舍中带人衣被，归家即生。极易蕃育，一日夜生九十九子，与螽斯同。其形俨如半粒豌豆，老则黑，次则枣皮红，初生者色黄而细小。其子如蚁子，白色，卵生与虱同。初生便啮人，生一二日即能褪壳，愈褪愈大，渐渐而老，色转红而黑，老者啮人愈毒。多藏藁荐中及壁内，或桌凳床缝间，其身扁而易人。至冬则入蛰，多藏泥沙山穴中，及古树根下，交春皆启蛰，而出入人家壁木内藏。性畏蚁，山中有一种红蚁，喜食之，故近山及山寺僧舍此物甚少；有带入者，辄为山蚁衔去。其啮人尤狡黠，不与蚤、虱同。昔人谓暑时有五大害，乃蝇、蚊、虱、蚤、臭虫也。然蝇、蚊迭为昼夜，蝇可挥拂，蚊可设帐，虱则暑时裸浴，生者绝少，蚤则因土湿而生，夏时土干，亦不甚患。惟此最可憎，五分昼夜，潜身床蓐及几闼间，善识人气，伺人一徙倚，即噆①其膏血，肿块累累，如贯珠然，愈爬搔则愈大，痛痒难禁，小儿肉嫩，尤遭其苦，辄叫②号不已。或云其物口有白气一二寸，啮人能隔席穿肤吮血，索之不可得。在床褥辄夜聚晓散，率其丑类，待人倦睡而恣啖焉。古方辟除之法甚多，无一验者，惟席下铺零陵香草及樟脑，可稍杀其势，然隔一二日，药气减则横虐愈甚；惟用真扬州安息香，涂上好银朱为衣，燃床下，周围以席护，令烟熏透，则壁虱尽死，子亦不能复生。第香气恶烈，触鼻令头痛，须熏后停一二日方可卧宿。贫家何能办理？古云：南方淫气生短狐。此亦淫湿腥秽之气所感而生，凡勤洁之家鲜有之。闽人云：此虫滚水泡死者能复生，惟以冷水浸死不能复生。《山堂肆考》：壁虱身扁而臭，不能跳，善啮人，名曰茭蚤，又名扁虱。《五杂俎》：壁虱，闽人谓之木虱，多杉木所生。治者以荞麦藁

---

① 噆（zǎn，音攒）：叮咬。

② 叫：光绪本作“虬”，形误。

烧灰水淋之。江南壁虱多生水中，惟延绥生土中，遍地皆是，入夜则缘床入幕，嗜人遍体成疮，虽徙至广厦，悬床空中，亦自空飞至。《事物绀珠》：壁虱一名壁驼，扁小褐色，臭而啮人。《六书故》：扁虱着牛马食其血，产荐蓐间差小，嗜人肤，俗谓荐螕[①]，又名茭虱，今人讹为壁矣。是古人虽有其名，从无入药者。《纲目》并不列其品，近来治疗有用此者，故录之，见天下无弃物也。

气腥，味微咸，性平，在土者有毒。凡用壁虱，须置温水中令其臭气泄尽，入药。

治咽膈　《集听方》：用壁虱十枚，滴花，烧酒浸服。

饭饎[②]《百草镜》云：用臭虫研涂。

臁疮臭烂　西亭《药镜》：用臭虫同水龙骨捣和，麻油调敷，出尽黄水，立愈。

眼生偷针　臭虫血点之，即散。

《海上方》有用壁虱治小儿惊风。用壁虱于净水中漂去臭气，焙干入药。

拔疔　《杨氏经验方》：臭虫同米饭捣匀，搽疔上，能立拔疔根外出。

鲊[③]鱼刺戳　《医宗汇编》：凹谷茴香叶，使盐花烧酒捣糊疮上；如口久烂，用臭虫劗[④]去头敷之。

叩头虫

形黑如大豆，以手按其身，其头能俯屈，剥剥有声，出南方者小而微，北土者大而力厚，小儿捕之为戏。入药用大者，试

---

① 螕（bì，音闭）：寄生在牲畜、禽鸟身上的虱子。

② 饎（chì 音去）：即食物等堵塞喉咙。

③ 鲊（hù，音户）：一种鱼。

④ 劗（zuān，音钻）：剪。

法：取虫置桌，翻其背令仰，少顷便跳起三四寸，有跳起过五六寸及尺许者，力更大。《纲目》以之附畠螽后，亦不言主治之功。此虫北人谓之跳百丈。

治腰脚无力，与山蚂蚁子并入壮药用。

《百草镜》云：外用可绝疟，叩头虫一个，安眉心，虫头向上，膏药盖住，过时自愈。

大力丸　《汇集》：此冯嘉宝方，蒺藜酒洗炒去刺，白茯苓、白芍、苁蓉酒洗、杜仲酥油炒、菟丝子酒煮、续断、当归、覆盆子、威灵仙、破故纸、薏苡仁各一两五钱，牛膝酒洗、无名异、自然铜醋煅七次各一两，乳香、没药、朱砂飞过、血竭、青盐各五钱，天雄二两童便浸五日，象鳖一个去头足翅，如无，用土鳖代之，跳百丈十个去足，虎骨二两酥油炙，上药俱为细末，炼蜜丸，二钱半重，早晚盐汤或黄酒送下。少时用力行功，散于四肢。

沙鸡母

《物理小识》：土鳖是象房屎中所生，或以旋土成窝者充之，不知旋土窝者乃沙鸡母，非土鳖也。

同金[①]墨磨，涂口疮。

禾　虫

闽广浙沿海滨多有之，形如蚯蚓。闽人以蒸蛋食，或作膏食，饷客为馐，云食之补脾健胃。《广志》：夏暑雨禾中蒸郁而生虫，或稻根腐而生虫，稻根色黄，虫乃稻根所化，故色亦黄。大者如箸许，长至丈，节节有口，生青熟红黄，霜降前禾熟则虫亦熟。以初一二及十五六乘大潮断节而出，浮游田上，网取之。

① 金：据文义应为“京”。

得醋则白浆自出，以白米泔滤过，蒸为膏，甘美益人，得稻之精华者也。其腌为脯作醢酱，则贫者之食。

吴震方《岭南杂记》：禾虫绝类蚂蝗，青黄色，状绝可恶厌。潮所淹没淡水田禾根内出，数尺长至丈余，寸寸断皆活，能游泳，午后即败不可食。滴盐醋一小杯，裂出白浆，蒸鸡鸭蛋、牛乳最鲜。

《粤录》：禾虫状如蚕，长一二寸，无种类。夏秋间早、晚稻将熟，禾虫自稻根出，潮长浸田，因乘潮人海，日浮夜沉，浮则水面皆紫。采者以巨口狭尾之网系于杙①，逆流迎之，网尻有囊，重则倾泻于舟。

补脾胃，生血利湿，行小便；疮疡勿食，能作脓。

茄稞虫

此虫生茄稞内，梗上有蛀眼，内即有虫。其虫带绿色黑嘴者是。

治男女童痨　《刘羽仪经验方》云：男女童痨，其症不必如大人咳嗽吐血泄精，只是身体瘦弱，皮毛焦枯，肌肤微热，急宜早治。用野茄稞内虫，取数十条，私和在食物之内，与病者吃，数次即愈。

棕　虫

滇南各甸土司记：棕虫产腾越州外各土司中，穴居棕榈木中，食其根脂汁，状如海参，粗如臂，色黑。土人以为珍馔，土司饷贵客，必向各峒丁索取此虫作供，连棕木数尺解送，剖木取之，作羹味绝鲜美，肉亦坚韧而腴，绝似辽东海参。云食之增髓益血，尤治带下。彼土妇人无患带者，以食此虫也。

---

① 杙（yì，音义）：小木桩。

治赤白带，肠红血痢。其行血而又能补血，功同当归。

蔗　蛄

漳泉种蔗田中，出一种虫如蚕，食蔗根，名蔗蛄。土人食之，味甚甘美。

发痘行浆，托痈清毒，化痰醒酒，和中，利小便。

桃丝竹虱

此桃丝竹上所生竹虱。李氏《草秘》云：罨疔疮痘疔最妙。

牙皂树虫

《救生苦海》云：此树大如钱，粗者方得有虫。但取之有法，以利刀速砍其树，迟则虫即下行人根，不可得。其虫子时下行，过午则上行，须午后伐取。

治一切肿毒初起。其虫有大小，大者用一条，小者用二条；证轻者用一条，证重者用二条或三条，擂烂酒调服。已脓者不治。

黄麻梗虫

须秋时先收取，以葱管藏之。

《百草镜》：麻虫生麻梗近根上一节中，二月化为飞虫，穿穴去。山左人每于刈麻时，将虫连麻梗寸断，布袋装盛，带至南方，货与养禽鸟家，饲画眉、百翎之用。云其虫性暖，去风行血，鸟食之可以御寒。虫形如小蚕，细长明净。入药须连麻梗蒸焙用；如用生者，须以葱藏。

治疗　程林即得方：用黄麻梗内虫，以葱叶包贮，挂风头令干，将疔疮挑破，以麻虫少许，入于所挑之处，疮即化为水愈。

陶节庵治疔蜣螂膏：用蜣螂三个，肚白者佳，黄麻虫十个，二味捣匀，拨破患处贴之；如患在手足，有红丝上臂，丝尽处，将针挑断出血，仍用前药。毒重者更服败毒药。

《叶氏方》：用黄麻梗中虫一条，焙干为末，酒调服下，疔化为水。

芝麻虫

生芝麻梗中，三更辄从下而上，至顶食露，五更辄下，取之以夜。性热助阳，入帏箔用。

去痔管　用芝麻虫，如蚕绿色，取焙干为末，开水送下，每日一钱。服七日，其管自出。

桐　蛀

李氏《草秘》：生桐油树中，即木蠹也。最治恶肿毒，取七根焙末冲酒服，即愈。

牛膝蛀

李氏《草秘》：虫生牛膝草节中，香油浸制。

山蚂蚁窠子附

朱乐只云：山草中有之，系草树之叶结成，大者如斗，冬月取之，蚁入土而不在窠矣。

《救生苦海》：山蚁窠深山内大树根中有之，十一月或正月草枯时寻取。有二种，一种大如升斗，色黄柔软，形如干黄烂叶，又若柔皮纸，窠皮上层层有刷纹成晕，若虎头，俗呼虎头蚂蚁窠，不知何物所造，惟内中多筋，其筋系松毛草茎之类也，抽去内中筋及泥土用之；一种色白，系是泥土所为，其形有类松皮，研用入药。

久不收口烂疮，贴之即收口。

治刀伤出血　《救生苦海》：用山蚁窠，抽去内中筋及泥土，包裹伤处，再用布缚，即血止收口。沈氏传云：冬月用之，有验如神。

秃疮　《周氏传方》：山蚂蚁窠中土，盐卤调敷，数日即愈。

生皮结靥　凡疮脓腐已尽，新肉已生，不肯收口，用山蚁窠搓去草泥等物，扯开贴之，即结靥生肉。

张圣来云：山蚁生深山穷谷中，头如虎，有牙钳甚钴利，有翼能飞。凡虎食人过饱则醉，醉后即吐，蚁食其唾余，则形变虎头而生翼；即以其所吐涎啮树汁草浆，和山土酿如泥，缘树枝成窠。其窠重叠如蜂窝，内有台，外则黄白纹，大如斗，挂树枝上。山人见其窠，以烟熏去蚁，采之入药。

窠敷金刃伤，止血定痛，生肌收口。

窠中台，治发背、百鸟朝王毒。

窠上缘枝，治蛀脊。

山蚂蚁子

白如粞米，俗呼状元子，大力丸用之。然微有毒，食之作胀。《纲目》蚁下仅存其名，无主治。近行伍中营医以此合壮药，颇效。

益气力，泽颜色。

敏按：蚁有各种，入药用窠，则取山蚁窠。盖山蚁形大，在草中或树根内作窠。其子粗如粒米，入药力太猛。用子以黄色细蚁所生子为佳，盖此蚁力最大，能举等身铁，故人食其子，亦力大也。

《宦游笔记》：广人美味有蚁子酱，于山间收蚁卵，淘净滓垢，卤以为酱。诧为珍品，则其子亦无毒矣。

治指头毒，昼夜痛不可忍者，敷上即愈。

蛆窠

王安《采药录》：大窖坑内有蛆虫窠，如白茧子样，挂在蓬堁[①]内者，取来净去泥灰，晒燥焙用。

治臁疮痔蛀，一切虫蛀烂孔，外科收口药用。

痔疮蛀梗　柴氏《独妙方》：用粪坑内蛆虫窠，在蓬尘内者，形如白茧子而小，取来不拘多少，放在罐中，焙燥为细末，贮小口瓶内，瓶口以细絺纱包扎覆转，轻轻敲弹少许药末于疮口内；如有小蛀眼，药末不能人，用麦草秆吹药入细孔内，每日三五次。其蛀烂者，肉孔自能长平，神效无比。

死人蛀虫人蚜

此检尸场中棺内死蛆也。唐怡士云：凡人死后魂魄散尽，其生气有未尽者，肉烂后悉腐而为蛆，攒啮筋骨，久之蛆亦随死。故强死者，棺中无不有黑蛆。凡用须问仵作于尸场收之。

治大麻风癞疾　《赤水玄珠》：治大麻风癞疾秘方：用死人蛆虫，洗净，钢片上焙干为末，每用一二钱，皂角刺煎浓汤调下；若肿而有疙瘩者，乃阳明经湿热壅盛，先以防风通圣散服二三帖，然后再服此药，有补功。以皂针为引，故能达表。能久服之，极有神效，非泛常草木可比也。

《医学指南》有治大麻风秘方：用人蛆一升，细布袋盛之，放在急水内流之，干净取起，以麻黄煎汤，将蛆连布袋浸之，良久取起晒干，再用甘草煎汤浸晒干，又用苦参煎汤浸晒干，又用童便浸晒干，又用葱、姜煎汤，投蛆入内，不必取起，就放锅内煮干，焙为末，每一两加麝二钱、蟾酥三钱，共为一处，入瓷器内。每服一钱，石藓花煎汤下，花即山中石上生白藓如钱样。用

---

① 堁：据文义应为“颗”。蓬颗，长有蓬草的土块。

苍耳草煎汤洗浴，然后服药。七日见效。体壮者一日一服，体弱者二日一服，即愈。

治劳瘵，能驱尸虫，以贼攻贼之义。跌扑；绝邪疟、尸疰、石疣。

驱痨虫　吴秀峰《虚劳论》云：痨有虫，为湿郁所化，在外为虱，在脏腑为虫。用死人身上蛆虫，制令洁净，焙干和药服之，则痨虫化为水下。

人　蚜

陈所安《今见录》：近有一种不肖奸徒，辄于攒殡左右，勾贿寄户。寄户者，以产赁人厝棺，杭人呼为开寄场。每有七日内之出厝棺木，到场即被昏夜启棺，窍取人蚜，货与方术家及走医，为夹棍药，并治跌打，绝邪疟等用。予初不解人蚜为何物，后询唐博士与宜。博士家有老仆来升曾见之，云：凡人死七日外，遍身肌肉腐如浆，心气散漫，蒸为人蚜，形如九龙虫而小，色赤如血，光滑异常，男女皆有，入药男棺者佳，其取之法：用大钻于棺和头前钻一大孔，以香糟涂孔外，内虫闻糟气，皆从孔出，其虫虽有甲而不能飞，用手搦投入小瓶中，烧酒浸，阴阳瓦上焙干用。

按：人死血肉腐为虫，或为蛆，或为蚜，形各不一，或云二物并生，或云一物先后互化；又有云，贫穷者多蛆少蚜，富厚者多蚜少蛆，第勿深考，并存其说，以俟博雅君子折衷焉。

虹　虫

《物理小识》：虹为淫气。方士于东海见虹处掘地得虫，红色，得之入房术用。

媚药，益帏箔，同紫稍花，功力更大。

本草纲目拾遗跋（一）

《本草纲目拾遗》十卷，乾隆间吾杭赵恕轩先生所著《利济十二种》之一也。十二种者：《医林集腋》、《养素园传信方》、《祝由录验》、《囊露集》、《本草话》、《串雅》、《花药小名录》、《升降秘要》、《摄生闲览》、《药性元解》、《奇药备考》及是编也。全目及总序，备载于是编卷首。鲍氏汇刻书目，亦载十二种之目。但有传钞本，皆未刻。至嘉庆末年，传钞本则只有是编与串雅二种，其十种已不传；且是编每药品下论列各条，颠倒错乱，眉目不晰。余因访知杭医连翁楚珍藏其稿本，假阅，乃先生手辑未缮清本者，初稿纸短，续补之条，皆粘于上方，粘条殆满，而未注所排序次，故传钞错乱耳。余乃按其体例，以稿本校正排比传钞本之误，然后各条朗若列眉，还其旧观。原稿本仍归返连翁。迨庚申寇乱，翁家原稿本亡失，串雅亦佚，余编缮此本，幸携带仅存，得存先生遗著之一，亦足宝重矣。余又闻雍乾间杭人汪君怀著有《草药纲目》一书，裒然大部，与濒湖《纲目》等，其稿未传钞，访诸其族人，皆未见，想已湮没失传，恨未得其书，与李氏、赵氏鼎峙，为本草之大全也，惜哉。

同治甲子秋日钱唐张应昌仲甫氏撰

本草纲目拾遗跋（二）

家大人校刊濒湖本草毕，又命仲兄瑾卿先生、假中表李新吾枢部所藏赵氏《本草纲目拾遗》原刻抚刊附行，冀便儒医者流检讨，校字为同邑范静存锡尧、旌德王镜堂汝谦、上元朱藻臣铭华、旌德戴佑臣良弼，咸勤其事，例得备书。

光绪丁刻孟秋合肥张士珩记于冶山竹居

出版说明

中医古籍文献是中医药学继承、发展、创新的源泉，然而，中医古籍文献的整理研究工作，特别是对珍本古医籍全面系统的挖掘、整理研究工作一直较为薄弱。所以，《中医药事业发展“十一五”规划》明确提出：“系统开展文献整理研究，重点对500种中医药古籍文献进行整理与研究。”基于此，我社策划了“100种珍本古医籍校注集成”项目，重点筛选出学术价值、文献价值、版本价值较高的100种亟待抢救的濒危版本，珍稀版本以及中医古籍中未经整理排印的有价值的，或者有过流传但未经整理或现在已难买到的版本，进行点、校、注的工作，进而集成出版。

珍本古医籍整理出版是中医药继承创新的基础，是行业发展的必需。对中医古籍文献的整理出版工作既可以保存珍贵的中医典籍，又可以使前人丰富的知识财富得以充分的研究与利用，广泛流传，服务于现代临床、科研及教学工作。为了给读者呈献最优秀的中医古籍整理作品，我社组织权威的中医文献专家组成专家委员会，选编拟定出版书目；遴选文献整理者对所选古籍进行精心校勘注释；成立编辑委员会对书稿认真编辑加工、校对。希望我们辛勤的工作能够给您带来满意的古籍整理作品。

“100种珍本古医籍校注集成”项目得到了国家中医药管理局、中国中医科学院有关领导和全国各地的古籍文献整理者的大力支持，并被列入“十二五”国家重点图书出版规划项目。该项目历时两年，所整理古医籍即将陆续与读者见面。在这套集成付梓之际，我社全体工作人员对给予项目关心、支持和帮助的所有领导、专家、学者表示最真诚的谢意。

中医古籍出版社

2012年3月